これだけは知っておきたい実践診療のコツ

小児科疾患
漢方治療マニュアル

日本東洋医学会評議員・広瀬クリニック院長

広瀬　滋之

はじめに

　本文でも述べているが，著者が初めて子供に漢方を処方したのは，1972年に最初に赴任した病院だった。偶然にも2代前の小児科部長が漢方に造詣が深く，既に1960年代前半にその病院で漢方治療をしていたようだった。そのT先生はもう亡くなられたが，著者が京都の細野先生のところで漢方研修をしていた頃（1976年～1978年），そのT先生の話題を診療所内でもよく耳にしていた。また，小児科外来の婦長が再生不良性貧血でT先生の治療を受けた縁もあり，当時健康保険に採用されていないにも関わらず，病院の薬局長，副薬局長にも著者が漢方治療をすることを快諾して戴き，薬局に漢方エキス剤コーナーを設置することも比較的スムーズに事が運んだ。一般に，公立の病院内で新しくユニークな診療を行うには大変大きな障害が生じるが，著者の場合はその後勤務した病院も含め，薬剤師や看護師などのコメディカルの理解ある協力と上司のサポートという大きな支えがあって，それほど苦労もなく漢方診療が出来たことは大変幸せであった。漢方に限らないが，何といっても臨床経験を数多く積むことは，良医となる第一の条件である。著者はその点，大変恵まれていた。また，その後，細野・坂口両先生という大師匠の下で漢方の基礎研鑽ができたことも大変大きな財産になっているが，これは不思議なご縁としか言いようがない。

　さて，今回，本書の執筆に当たっては，次のようなことを心がけたつもりである。

　(1)　西洋医学しか知らない人でも，漢方の初心者であっても，医師・薬剤師であれば共通の認識の下にスムーズに診療を行うことができるように，できるだけ内容を簡易化した。

　(2)　小児科医だけでなく，内科医，皮膚科医などの他科の医師や薬剤師でも，バリアフリーの状態で漢方診療にタッチできるように考えた。

　(3)　煎じ薬を避けて，大半を漢方エキス剤に焦点を絞った。現在，医師・薬剤師で生薬治療をしている専門家は，我が国ではごく少数である。大半が漢方エキス剤を使用している現状を踏まえて本書を執筆してある。

　(4)　症例の中には昭和50年代のものも含まれているが，著者の病院勤務医時代に講演をした際まとめたものや，専門誌に投稿したものも多く含まれている。また，難病からプライマリー・ケア的な疾患まで，幅広い種々の疾患が混在している。

　(5)　本書はあくまで小児漢方医療の実践の書である。できるだけ文献を少なくし，著者が自分で考え，経験し，これまでに発表したものをベースとしているので，読者の先生方がかつて目にしたものも多く含まれているかもしれないが，この点はお許し願いたい。

　(6)　症例に関しては，他の先生の著書に比べると漢方的な考察が少ない。著者の普段の診察そのものがあまり考察をしていないことや，大人のような十分な弁証をしていないことも起因している。その点は物足りないかもしれないが，その分，経過を重点的に述べてみた。また，古い症例も多い。しかし，記憶が曖昧なこと，手元にカルテがないこともあって，記述が簡略であることもお許し願いたい。

本書のスタイルは，平成15年発行の日本医師会雑誌特別号「実践小児診療」に準じている。この号は小児医療に携わる医師にとっては大変分かりやすく，実践的な書であったので，敢えてそのスタイルを踏襲させてもらった。

　話は変わるが，2003年3月号の「日本小児科学会雑誌」（Vol. 107）の総説に，「これからの小児医療の在り方—伝統医学の視点から—」の一文を載せた。著者はその中で，「……小児科医はこれからの小児の健康の在り方をどのように捉え，これを推し進めるべきか。単に技術の問題だけでなく，生命観，自然観，生活観などをもっと掘り下げて対応すべきであろう。『医も亦自然に従う』は，これからの医療の在り方を考える時，必ず思い起こして戴きたい古人の言葉である。……中略……医療の選択肢は幾つあっても良い。物の見方，考え方も同様，自らの門戸を閉ざす必要は全くなく，あらゆるチャンネルを用意しておくべきだ。欧米の国々から我々の伝統医学が逆輸入されるような愚かな事態だけは何としても避けたいと念じている。」と記した。著者はこの言葉を常に忘れず，これからも診療に臨んでいきたいと思っている。

　最後に，本書の出版に当たって，多大なご尽力を戴いた現代出版プランニングの高橋久孝社長と，資料集めから校正にまで終始協力してくれた妻，著者の秘書である門田千穂さんに心から感謝したい。

　　　2005年12月

　　　　　　　　　　　　　　　　　　　　　　　　　広瀬　滋之

これだけは知っておきたい実践診療のコツ

小児科疾患
漢方治療マニュアル

目　次

はじめに………………… 1

第Ⅰ章　小児の特性と診療の進め方

1．小児の特性―成長と発達― ………………10
1）人間の一生について………………10
2）小児の特性―腎の発達― ………………10
3）小児の生理的特徴と病理的特徴………………13
4）五臓の考え方―腎・脾・肺・肝・心― ………………14
5）小児の陰・陽・虚・実について………………17
6）小児の気血水について………………20
7）小児における陰陽虚実の考え方………………21

2．小児診療の進め方………………23
1）小児診療の心構えとコツ……………… 23
2）小児漢方治療を始めるに当たって………………24
3）小児漢方治療のポイント………………25
4）小児の訴えと漢方病理………………25
5）小児の四診………………26
6）小児の腹診，腹証………………33
7）小児の脈診，その他の切診………………34

3．小児の薬物治療………………36
1）小児の薬物治療の特殊性………………36
2）漢方薬の反応―小児と高齢者の違い― ………………37
3）小児の服薬指導………………38
4）薬を飲まなくなった場合の対応………………39
5）漢方薬の飲み方………………40
6）子供に漢方エキス剤をどうやって飲ませるか………………41

7）エキス剤と煎じ薬……………………………………41

8）エキス剤の合方の方法………………………………42

9）西洋薬と漢方薬の併用療法について………………43

10）診察室に常に備えておくとよい漢方処方…………44

4．副作用（副反応）が出た場合の対応……………………45

1）解説と対応方法………………………………………46

2）副作用の症例検討……………………………………45

3）証が合っているか合っていないか…………………46

4）証によらなくても効く漢方治療……………………46

5）漢方薬の止め時―いつまで漢方薬を飲む必要があるか―…50

5．まとめ…………………………………………………………51

第Ⅱ章　訴え・症状から考える漢方診断と治療方針

1．診断と治療方針を決めるコツ…………………………60

2．発　熱…………………………………………………………61

1）発熱患者が来院したら①……………………………62

2）発熱患者が来院したら②……………………………61

3．発　疹…………………………………………………………63

4．はなみず（鼻水，鼻汁），鼻閉……………………………65

1）はなみず（鼻水，鼻汁）……………………………65

2）鼻　閉………………………………………………66

5．鼻出血…………………………………………………………67

6．咳と痰と喘鳴…………………………………………………68

1）小児の咳の特徴………………………………………68

2）副鼻腔炎の後鼻漏咳…………………………………70

7．嘔気，嘔吐……………………………………………………71

8．下　痢…………………………………………………………73

9．便　秘…………………………………………………………75

10．腹　痛…………………………………………………………76

11．食欲不振と食欲過多…………………………………………79

12．頭　痛…………………………………………………………80

13．痙　攣…………………………………………………………83

1）憤怒痙攣（息止め発作）……………………………83

2）熱性痙攣………………………………………………84

3）癲　癇（てんかん）…………………………………84

14．血　尿…………………………………………………………85

15. 疲　労 ……………………………………………………………… 86
　1）疲れた小児が持つ諸症状………………………………………86
　2）小児の疲労の漢方病理………………………………………88
　3）小児の疲労への対応について………………………………88

16. 四肢関節痛 ……………………………………………………… 90
　1）急性期………………………………………………………90
　2）慢性の疼痛…………………………………………………91

17. 発育の遅れ ……………………………………………………… 93

18. 発達障害 ………………………………………………………… 95
　1）発達障害とは………………………………………………95
　2）漢方の視点から見た発達障害……………………………95

第Ⅲ章　日常よく見る疾患と診療のポイント

1. 呼吸器・胸部疾患 ……………………………………………… 98
　1）急性上気道炎（かぜ症候群）……………………………98
　　(1)現代医学における考え方…………………………………98
　　(2)漢方医学における考え方と治療………………………99
　2）インフルエンザ ………………………………………… 105
　3）急性気管支炎 …………………………………………… 106
　4）喘息性気管支炎 ………………………………………… 106
　5）先天性喘鳴 ……………………………………………… 107

2. 消化器疾患………………………………………………………107
　1）口腔内疾患 ………………………………………………107
　　(1)病態と治療法 ……………………………………………107
　　(2)反復性アフタ性口内炎 …………………………………108
　　(3)原因不明の口臭 …………………………………………108
　　(4)口内炎，歯肉炎の痛み …………………………………108
　　(5)反復性耳下腺炎 …………………………………………109
　　(6)その他 ……………………………………………………109
　2）急性乳幼児下痢症 ………………………………………109
　3）周期性嘔吐症 ……………………………………………111
　4）反復性臍疝痛 ……………………………………………112
　5）過敏性腸症候群 …………………………………………113
　6）肝　炎 ……………………………………………………115

3. 循環器疾患………………………………………………………116
　1）起立性調節障害（ＯＤ） ………………………………116

2）不整脈（心室性期外収縮，上室性期外収縮）……………………… 118

4．ウイルス性疾患 ………………………………………………………… 119

　1）麻　疹………………………………………………………………… 119

　2）風疹，突発性発疹症，伝染性紅斑………………………………… 121

　3）水痘，帯状疱疹……………………………………………………… 121

　4）手足口病……………………………………………………………… 122

　5）プール熱……………………………………………………………… 122

　6）流行性耳下腺炎……………………………………………………… 122

5．細菌感染症 ……………………………………………………………… 123

　1）百日咳………………………………………………………………… 123

　2）溶連菌感染症………………………………………………………… 125

6．免疫・アレルギー疾患・リウマチ性疾患 ………………………… 126

　1）アレルギー疾患総論………………………………………………… 126

　　⑴小児を診る視点のシフト ……………………………………… 126

　　⑵虚弱性の把握 …………………………………………………… 126

　　⑶五臓の関係 ……………………………………………………… 126

　　⑷具体的な虚弱性の捉え方 ……………………………………… 127

　　⑸小児のアレルギー疾患をみた時に何を指標として漢方処方をするか…… 127

　2）小児気管支喘息……………………………………………………… 128

　3）蕁麻疹………………………………………………………………… 134

　4）食物アレルギー……………………………………………………… 135

　5）薬剤アレルギー……………………………………………………… 136

　6）アレルギー性紫斑病………………………………………………… 136

　7）川崎病………………………………………………………………… 137

　8）全身性エリテマトーデス…………………………………………… 137

　9）若年性特発性関節炎………………………………………………… 139

7．腎・尿路系疾患 ………………………………………………………… 140

　1）尿路感染症…………………………………………………………… 140

　2）慢性腎炎（IgA腎症・紫斑病性腎炎）…………………………… 142

　3）ネフローゼ症候群…………………………………………………… 143

8．血液疾患・悪性腫瘍 …………………………………………………… 147

　1）出血傾向……………………………………………………………… 147

　2）悪性腫瘍……………………………………………………………… 149

9．神経系疾患 ……………………………………………………………… 150

　1）熱性痙攣……………………………………………………………… 150

　2）癲　癇（てんかん）………………………………………………… 152

(1)病態と治療法 ……………………………………………152	
(2)漢方治療の順序 ………………………………………153	

10. 代謝・内分泌疾患 ……………………………………154
1）肥満と小児の生活習慣病 …………………………… 154
(1)小児の生活習慣病に対する薬物療法 …………………155
(2)小児の生活習慣病を漢方ではどう考えるか …………156
(3)漢方治療の実際 …………………………………………156
2）甲状腺疾患 ………………………………………………158

11. 社会心理的疾患 …………………………………………159
1）夜尿症 ……………………………………………………159
2）憤怒痙攣（息止め発作） ……………………………… 162
3）夜泣き，夜驚症 …………………………………………165
4）チック ……………………………………………………168
5）不登校 ……………………………………………………171
6）摂食障害 …………………………………………………173
7）自閉症 ……………………………………………………175
8）心身症 ……………………………………………………178
(1)心身症の増加 ……………………………………………178
(2)心身症とは ………………………………………………178
(3)小児心身症の特徴と漢方治療の基本 …………………179
(4)心から起こりやすい問題とその年齢別誘因 …………179
(5)小児に多い病態の漢方医学的分類 ……………………180
(6)漢方からみた子供の心と体―医師として心掛けること― …………180
(7)困った時は柴胡桂枝湯で …………………………………181

12. 虚弱体質児 ………………………………………………185
13. 皮膚疾患 …………………………………………………190
1）アトピー性皮膚炎 ………………………………………190
(1)はじめに …………………………………………………190
(2)アトピー性皮膚炎と漢方治療 …………………………191
2）尋常性痤瘡（ニキビ） …………………………………200
3）伝染性膿痂疹（とびひ） ………………………………201
4）伝染性軟属腫（水イボ） ………………………………201
5）尋常性疣贅（イボ） ……………………………………202
6）脱毛症 ……………………………………………………203
(1)円形脱毛症 ………………………………………………203
(2)抜毛症 ……………………………………………………203

14. 耳鼻咽喉疾患 ……………………………………………………………205

　　1）鼻出血 …………………………………………………………………205

　　2）アレルギー性鼻炎 …………………………………………………206

　　3）副鼻腔炎 ………………………………………………………………208

　　4）中耳炎 …………………………………………………………………210

　　5）めまい，立ちくらみ ………………………………………………212

15. 小児科領域における鍼の応用 ………………………………………… 212

　　1）小児鍼の方法 …………………………………………………………212

　　2）皮内鍼 …………………………………………………………………213

　　3）小児の刺絡 ……………………………………………………………213

　　4）鍼の適応と治療の実際 ……………………………………………215

　　　⑴反復性（習慣性）扁桃炎 …………………………………………215

　　　⑵気管支喘息 …………………………………………………………216

　　　⑶筋収縮性頭痛……………………………………………………………216

　　　⑷夜尿症 ………………………………………………………………216

　　　⑸小児神経症，憤怒痙攣，チック，いわゆる「疳の虫」＝夜泣き，わめき，

　　　　キーキー，人嚙み……………………………………………………… 217

第Ⅳ章　漢方処方解説

　　〔小児科の漢方的視点からみた適応症〕全90処方…………………………219

　　出典・構成・目標・適応症・注意・小児科医の眼

第1章

小児の特性と診療の
進め方

1．小児の特性—成長と発達—

1）人間の一生について

　漢方医学（日本漢方）（以下漢方と略す），中医学では一人の人間を一つの小宇宙として見ており，自然界や大宇宙の支配下にあって，その条件の下で人の小宇宙が変化，発展していると見ている。五臓六腑の各臓器も一つの小宇宙であり，その部分，組織，細胞……というふうに小宇宙は無限小に広がってゆく。これは，現在もなお宇宙がどんどん広がって発達していることと無関係ではないと著者は考えている。しかもそれぞれが有機的に関連，影響しながら，瞬時も休まず陰陽五行の道理で変化し続けていくといった，極めて複雑な関係で人間の生命現象が成り立っている。

　人間の一生について古人は，男女別に，その生命過程を論じている。書かれたものは数千年も前のものであるが，現代に当てはめてみても納得のいくところであり，古人の観察の英明さに感嘆させられる。

小児科医の眼　人間は大宇宙の中の小宇宙，大自然の中の小さな自然という存在感を持って望むことが大切だ。また，自然は留まることがなく，常に流転しているという認識も大切だ。

2）小児の特性—腎の発達

　小児の特性を一言で言えば，「成長」と「発達」ということになる。小児が乳児期から学童期にかけて様々な発達を遂げる中で，小児科医はその段階に応じて種々な対応をしなければならない。図1や表1に示されるように，男と女はそれぞれ独自の発達をしながら成人になる。また，ホルモン，免疫，神経もそれぞれの時期に図1のように発達していることもよく知られている。

　一方，東洋医学，漢方では，こういった傾向をどのように見ていたのであろうか。それを知る意味では『素問』の上古天真論篇第一の中で「腎」の働きとして次のように書かれているので，これが最も参考になる。原文の訓読，解釈は，著者である原田康治先生の了解を得て，先生の著書から以下にそのまま引用させて頂いた。

(1)　『素問』上古天真論篇第一

〔原　文〕

　女子七歳，腎氣盛，齒更髮長。二七而天癸至，任脈通，太衝脈盛，月事以時下，故有子。三七，腎氣平均，故眞牙生而長極。四七，筋骨堅，髮長極，身體盛壯。五七，陽明脈衰，面始焦，髮始墮。六七，三陽脈衰於上，面皆焦，髮始白。七七，任脈虛，太衝脈衰少，天癸竭，地道不通，故形壞而無子也。丈夫八歳，腎氣實，髮長齒更。二八，腎氣盛，天癸至，精氣溢寫，陰陽和，故能有子。三八，腎氣平均，筋骨勁強，故眞牙生而長極。四八，筋骨隆盛，肌肉滿壯。五八，腎氣衰，髮墮齒槁。

六八，陽氣衰竭於上，面焦，髮鬢頒白。七八，肝氣衰，筋不能動，天癸竭，精少，腎藏衰，形體皆極。八八，則齒髮去。

〔訓　読〕

女子は七歳にして，腎気盛んにして，歯更り髪長ず。二七にして天癸至る，任脈通じ，太衝の脈盛んにして，月事時を以て下る，故に子有り。三七にして，腎気平均なり，故に真牙生じて長く極まる。四七にして，筋骨堅し，髪長く極まり，身体盛壮なり。五七にして，陽明の脈衰う，面始めて焦し，髪始めて堕つ。六七にして，三陽の脈上に衰う，面皆焦し，髪始めて白し。七七にして，任脈虚し，太衝の脈衰少し，天癸竭きて，地道通ぜず，故に形壊れて子無きなり。丈夫は八歳にして，腎気実し，髪長く歯更る。二八にして，腎気盛んにして，天癸至る，精気溢れ寫ぎ，陰陽和す，故に能く子有り。三八にして，腎気平均にして，筋骨勁強なり，故に真牙生じて長く極まる。四八にして，筋骨隆盛にして，肌肉満壮なり。五八にして，腎気衰え，髪堕ち歯槁る。六八にして，陽気上に衰竭し，面焦し，髪鬢頒白なり。七八にして，肝気衰え，筋動く能わず，天癸竭き，精少なく，腎藏衰う，形体皆極まり。八八にして，則ち歯髮去る。

〔注　釈〕

以上は，男性，女性の発育，成長，老衰の過程が，腎気の盛衰によって定まることを述べている。女性は七歳で，男性は八歳で腎気盛んになり始め，身体の発育，成長が促進されて成熟する。これより男女が成人した時は腎気平均するともいう。この時期を過ぎると，次第に老衰に向かい，女性は四十九歳で，男性は六十四歳で，腎気が衰えて老衰の現象が現れる。このように人体の生長，発育，老衰の過程において，腎は重要な役割をなしている。

（原田康治著『臨床応用　素問・霊枢』）

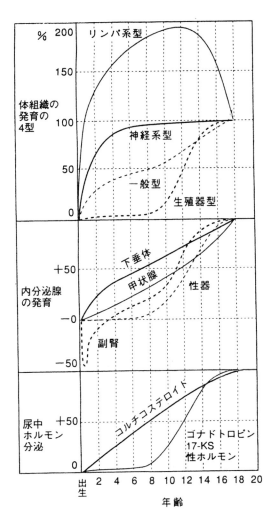

図には出生時から18歳（成熟時）までの発育増加量を100として各年齢時の値をその100分比で示した．

〔体組織の発育の4型（Scammon）〕
リンパ系型：胸腺，リンパ節，間質性リンパ組織．
神経系型：脳，脊髄，視覚器，頭径．
一般型：身長，体重，体表面積，外形計測値（頭径を除く），呼吸器，消化器，腎，大動脈，脾，筋全体，骨全体，血液量．
生殖器型：精巣，卵巣，精巣上体，子宮，前立腺等

（Scammon, in Harris：The Measurement of Man. The University of Minnesota Press, 1930を改変）（鴨下重彦「小児の特性―成長と発達―」実践小児医療　Vol,129, No.12, 日本医師会雑誌　S 29〜34から引用）

図1　体組織，内分泌腺の発達
（Prader, Scammonに準拠）

表1　発育の男女差

年齢	男　児	女　児
8〜9歳		子宮発育の開始
10〜11歳	睾丸・陰茎発育の開始	乳房発育の開始(thelarche), 骨盤発育の開始
11〜12歳	前立腺発育の開始	恥毛の発生(pubarche), 身長増加の促進, 母指種子骨の出現, 乳頭・乳頭輪の突出, 内・外性器の発育, 膣粘膜の成熟
12〜13歳	恥毛の発生(pubarche), 身長増加の促進, 母指種子骨の出現	乳房の成熟, 乳頭の着色, 腋毛の発生
13〜14歳	睾丸・陰茎発育の大きな促進, 乳腺が大きくなる	初経(menarche), 初めは排卵を伴わない出血
14〜15歳	声変わり, 腋毛の発生, 鼻の下に柔らかい髭が発生する	周期性・排卵性月経, 妊娠能力の出現
15〜16歳	精子の成熟	acne（にきび）
16〜17歳	顔・体の発生, 恥毛の分布が男性型となる, acne	骨端線の融合, 成長の停止
18〜20歳	骨端線の融合, 成長の停止	

（Bierichによる）

（鴨下重彦「小児の特性―成長と発達―」, 実践小児診療　Vol.129, No.12, 日本医師会雑誌S30から引用）

　このような現象を現代小児科学の面からはどのように考えればよいのであろうか。

　生理的には卵巣ホルモンや男性ホルモンの変化と関連していることはよく理解できる。また, 難治性のネフローゼ症候群や気管支喘息に罹患している小児も, 種々の治療を経ながら, やがて高校生になって, 知らず知らずのうちに再発をしなくなってくることも, 腎の発達と密接に関連していると考えられる。

　著者の患者でも, かつてネフローゼ症候群の頻回再発をして治療に大変苦労した患児がいるが, 現在, 一般の健康な大人として日常生活を営んでいる人が数名いる。同じような経過を辿った気管支喘息児はもっと多い。直接, 腎の働きとこれらの現象を結び付けることは早計かも知れないが, 2000年も昔から小児を, しかも男女をしっかり区別して彼らの成長, 発達過程をつぶさに観察していた古代中国人の慧眼に驚かざるを得ない。

小児科医の眼　小児の発達を「腎」の成長の眼で観察した古人の観察力は素晴らしいが, 乳児期から幼児期への転換期を漢方ではどのように考えればよいか。リンパ球と好中球の比率が逆転する3〜4歳までと, それ以降についての詳細な観察は漢方ではこれまでにない。現代中国でも, その点については殆ど触れられていない。今後の研究課題でもある。

3）小児の生理的特徴と病理的特徴

　小児科医なら日常の診療の中で誰しも感じているが，小児は病気の進展がスピーディであり，回復も同様に早い。一方，高齢者の医療に携わっている者の目から見れば，両者はある意味で対極的にあるようにも思える。これらの様々な現象を，中医学では簡潔な言葉で表2のように表現している。

表2　中医学から見た小児の生理的，病理的特性

「臓腑嬌嫩」「形気未充」	「正気旺盛」「発育迅速」	
「発病容易」「伝変迅速」	「臓気旺盛」「回復容易」	
純　陽	稚陰稚陽	
肝常有余	陰常不足	脾常不足
二（心・肝）余，三（肺・脾・腎）不足		

（『中医臨床体系：小児科学』人民衛生出版社編集，雄渾社出版：1984を参考にした）

(1)　「発病容易」「伝変迅速」

　小児は発病しやすく，その変化も急激である。悪化するのも早いが，病気が好転するのも早い。また，熱しやすく冷たくなりやすいが，これは常に陰液が不足気味のためと言われている。元々内臓の活力は充分なので，回復も容易であると言われている。

(2)　「正気旺盛」「発育迅速」

　成長・発達が盛んなこれらの現象を「純陽」と呼んでいる。小児の成長の原動力は陽気なので，それに対応する陰液が不足気味となって「陰常不足（陰が常に不足している）」に陥りやすいと言われている。

(3)　「臓腑嬌嫩」「形気未充（臓器は華奢で若く軟らかく，身体の正気も充実していない）」

　臓腑が未熟で，しかも肺は元々華奢な臓器と言われ，小児がすぐ肺炎を起こしやすいのもそのためだと言われている。

(4)　「陰　液」

　一般に体内の精・血と津液などの物質を指す。

(5)　「陽　気」

　体内臓器の各種の生理機能を指す。

(6)　「稚陰稚陽」

　臓器の基本物質（陰）と生理機能（陽）がいずれも幼弱であることを指す。

(7)　「純　陽」

　陽だけあって陰がないことを指す。

表3 著者の考える小児の漢方的特徴

1. 小児は常に成長・発達しているので，漢方の診断・治療においても，常にその視点を忘れてはならない.
2. あらゆる面でスピーディに変化するので，臨機応変に対応する必要がある.
3. 生理的，病理的に複雑化していないので，成人に比べて極めてシンプルである.
4. 小児は成人の縮図ではない. また高齢者と比較すると，乳幼児は生理的にも病理的にも対極的である.
5. 小児期は生命力，自然治癒力の旺盛さに溢れているので，治療が極めて容易となる.
6. 成人に比べて，漢方薬の副作用が現れにくい.

小児が生理機能（陽）の旺盛な時期にあることを指している。

古来言われているこれらの小児の生理的，病理的な特徴を踏まえて，著者は小児の特徴を表3のように考えている。

小児科医の眼 小児科医であれば，実感でこれらの特徴が分かるはずなので，敢えてこれ以上の言葉を必要としない。

4）五臓の考え方─腎・脾・肺・肝・心─

小児では，腎・脾・肺が常に不足がちで，肝・心が余りがちと言われているので，それについてもう少し詳しく述べてみよう。

(1) 腎

「腎は骨を主る」という。五行説では腎の色は黒であると言われている。腎炎を長く患って腎不全になったり，血液透析をしていると骨代謝がうまくいかず，リンとカルシウムのバランスが崩れ，骨折の原因となる。そのような人の皮膚の色は独特の色（黒）となる。また，高齢者になると腎虚の状態となり，腰痛や歯がもろくなる現象が真っ先に見られる。生殖器系の働きも衰えてくる。

「腎は先天の原気を主る」という。これは，先天的な体力というか生命力というか，生まれつきのパワーである。当然のことながら，両親のDNAの影響も強い。腎の力が強いと生きる力が強いとされている。これに対して「脾は後天の原気」といわれ，後天的な要素もあると考えられている。

虚弱児，特に過敏性体質児をよく観察していると，先天的な要素によるものとしか考えられないことも多い。腎が骨と関係するとすれば，過敏性体質児に見られる鳩胸や漏斗胸などの胸郭の変形

表4 漢方の五臓の病理から見た小児の体質の特徴

二 余		三 不 足
「心」	「心火」	「肺」「嬌臓（きゃしゃな臓器）」 　　呼吸器疾患に罹患しやすい.
↑		「脾」「小児脾常不足」 　　嘔吐，下痢を伴う消化器疾患に罹患しやすい.
「肝」「肝常有余」「肝風内動」		「腎」「丈夫八歳腎気実，髪長歯更. 二八腎気盛，天 　　癸至精気溢瀉陰陽和」（『素問』）
発　熱，痙　攣		発育不全，ネフローゼ症候群，気管支喘息の自然経過

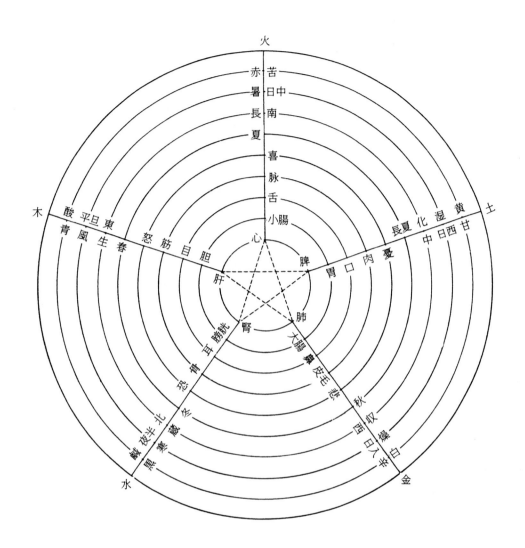

図2　五行と人体・自然との関係

は骨の変化であるから，腎の力がないと考えてよい。また，歯の発達は下肢の発達とも関連していると考えられる。一般に，腎はどうしても腎臓と考えがちであるが，漢方で言う腎はもっと大きなものを指しているようで，副腎，泌尿器系は勿論，先天的な一種のパワーも含んでいるのであろう。『素問』によれば，腎の働きは7歳や8歳毎に変化を続け，20代でピークに達し，また50代で最低となる。男性・女性ホルモンの分泌曲線ともかなり相関する。ネフローゼ症候群の小児が思春期に一気に治っていくのは，腎の成長・発達と関係しているのかも知れないが，残念ながら現代の医学ではこれを充分に証明するものはなく，いずれの日かこのことが明らかになることを望んでいる。

(2) 脾と肺

　脾は小児にとって最も大切な臓器である。現代医学で言う脾臓ではない。膵臓や肝臓，消化器を

大きく含む消化機能の全般的な機能を指している。しかし，単に消化作用を行うのではなく，栄養を吸収し，元気の源となるエネルギーを肺にも送り込むものである。漢方の基本的な概念である「気の力」，「肺気・脾気の力」を強める代表的な方剤である小建中湯や補中益気湯は，中焦（消化管）の力を補って元気を益々盛んにする意味で，事実，単に消化機能が良くなるだけでなく，朝早く目が覚めるようになり，疲れを感じなくなったり，風邪を引かなくなる。全体にパワーアップすることからも決して単一の臓器に関係している訳ではない。

気虚は肺と脾の気が虚している時になるので，肺の力と脾の力を付けるような方法をとる。五行でいう母子関係からも，脾の力が強くなるにつれて肺の力も強くなっていくと考えられる。しかし，肺は元々「肺為嬌臓・畏寒・畏熱（肺は華奢な臓器で，寒を怖がり熱も怖がる）」と言われ，小児の肺は元々弱い。このように，いずれの臓器とも相互に関連し合っているか，逆に相剋関係のように牽制し合っている臓器もある。

相生は母子の関係でお互いに助け合う関係であるが，相剋関係は一方の力が強くなると，それによってもう一方が抑制されるため力が弱くなることで，例えば肝の力が強くなると脾の力が弱くなる。これを具体的に言い表すと，疳（肝）が強くてイライラしたり，夜泣きをしたりすると，乳幼児はどうしても落ち着きがなく，食欲が落ちて大きくなれないし，食べても肥れない（脾の力が低下）。つまり，肝の働きが亢進し過ぎるために脾の力が抑制されて，脾虚になってしまう。このような場合，抑肝散加陳皮半夏のような肝の亢ぶりを抑えて脾の働きを強めるような方剤を使うとよく眠るようになる。

実際にこのようなことを経験すると，五行説での内容を無視する訳にはいかないことに気付く。また，「肺は皮毛を主る」とあるが，肺と皮膚の関係は近代医学では全く顧みられていなかった。現代になってアトピー性皮膚炎と気管支喘息が密接に関係しており，しかもアトピー性皮膚炎がよくなると気管支喘息が悪化したり，逆の現象が見られたりする事実からも，この両者（つまり，肺は気管支喘息で皮膚は湿疹であること）の関係が密接であることが分かってきた。また，重症の成人型アトピー性皮膚炎の大腸では，強い炎症が起こっていると言われているが，肺と大腸は臓腑の関係から，肺と皮膚はその関係（肺は皮毛を主る）からアトピー性大腸炎という病態も充分可能性があることが伺われる。古代の中国人がどのように事実を観察していたか知る由もないが，その観察の鋭さに正に脱帽である。

いずれにせよ，これらの五臓が相互に関係していることは間違いない事実である。

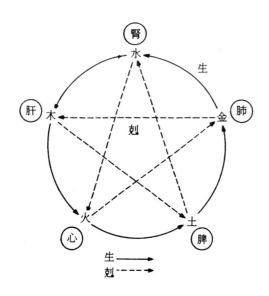

図3　五行の相生・相剋図

現代医学が余りにも細分化して臓器別医学となっている傾向は否定しがたく，もう一度原点に立ち帰る必要があるのではないだろうか。また，宋代の『小児薬証直訣』（銭乙，1035～1117年）にも，その序に，小児は「臓腑柔弱，易虚易実，易寒易熱」と書かれ，明代の『景岳全書』（張景岳，1563～1640年）にも同様の趣旨が述べられている。

(3) 肝

五臓の中で，小児の「肝」は「肝常有余」，「肝風内動」と言われている。肝の機能の内，①肝は蔵血する，②肝は疏泄を主る，③肝は筋を主り，運動を主る，が大きなものだが，この内，②と③が大切と考えられる。疏泄の疏は疏通，泄は発散，昇発のことである。肝は五行の木のように自由に成長し，押さえつけられることを嫌う。肝はすくすくと全身に気が通じ散じることを好むので，肝が余ると発散しやすくなり，興奮状態にもなりやすい。

肝風内動とは，肝と腎の陰液の消耗のために肝陽が過度に亢進し，肝風を生じた状態となって，頭痛，めまい，手足の痺れ・震え，小児で言えば熱性痙攣になりやすいことである。抑肝散や抑肝散加陳皮半夏は，これらの肝風内動の状態を鎮める働きがある。

(4) 心

心の機能は，狭義に捉えれば「現代医学の心血管の機能と精神神経作用」を指し，広義の意味では「人間の生命現象を主宰して内臓の司令部として各臓器を統括している」と言われる。

心の機能として，①心は血脈を主る，②心は神志を主る，と言われ，主な病変は循環器と精神活動の異常として現れる。心の陽気が著しく亢進して心火と化すと，不眠，口腔内や舌の乾き，舌の発赤などが出現するが，小児の場合，普段の生活からはこれらの現象は起こりにくいので，心の病変についてはそれほど考慮する必要がないのではないかと考えている。

小児科医の眼　現代小児医学には五臓六腑の視点が全く欠如している。当然のことながら，一般の小児科学書ではこのことについて全く触れられていない。
しかも，近年，内科と同じように小児科領域でも多くの分野が細分化して専門化し，日常の臨床でもややもすると「木を見て森を見ず」の小児科医が多くなっている。医学では，「分化と統合」をどのように捉えていくかは永遠の課題だが，常にこの視点を持って一人一人の人間を見ていく姿勢が大切ではなかろうか。

5）小児の陰・陽・虚・実について

先ほども陰・陽について若干触れたが，『素問』や中医学でいう陰・陽と，現代の（日本）漢方でいう陰・陽では言葉の解釈に差異があり，誤解を招く恐れもあるため，これから本書で使う「陰陽虚実」は，基本的には現代の漢方で言う陰陽，虚実と理解して戴きたい。このことをもう少しご理解戴くために，『入門漢方医学』（日本東洋医学会学術教育委員会編集，南江堂）から，伊藤隆，長坂和彦氏の論文を引用したのでご参考にされたい。

(1) 陰 陽

漢方では『傷寒論』における陰陽を基本的な概念として考えている。『黄帝内経』，中医学では陰陽の考え方として，人体の機能面を陽気，物質面を陰液と呼んでいる。

表5　『傷寒論』における陰陽の考え方

[哲学的概念]

	自然	日	昼夜	性	温度	左右	上下	生物	季節
陰	天	日陰	夜	女	寒	右	上	植物	冬
陽	地	日向	昼	男	熱	左	下	動物	夏

[医学的概念]

	病態	気血	闘病反応	顔色	体温	他覚的冷え	温熱器具	尿の色
陰証	寒性	不足	停滞	不良	低下	強	好む	透明
陽証	熱性	充分	活発	良	上昇	無〜弱	好まず	濃い

(伊藤　隆『入門漢方医学』日本東洋医学会編集，p.34〜35から引用)

(2) 虚 実

漢方では病邪に侵された時の闘病反応が弱いものを「虚」，強いものを「実」と定義している。生体の免疫力を中医学では「正気」，漢方では「体力」といっている。また，『黄帝内経』，『傷寒論』では「正気」と呼んでいる。

漢方では病気に罹患した時の闘病反応で虚実を決定する。しばしば痩せ型の人が虚証と診断され，虚証の漢方薬を処方されることがあるが，もしインフルエンザや麻疹で高熱を発していれば実証として対応する必要がある。図4はこのことをよく現していて理解しやすい。

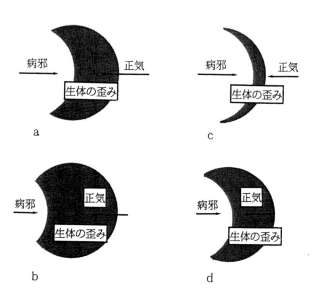

a．実の闘病反応：右向きの矢印は病邪を，左向きの矢印は正気を，三日月は病邪による生体の歪みを表す．
b．発病しない．
c．虚の闘病反応（稀に実）：多くは虚の闘病反応を示すが，胆石発作などでは実の闘病反応を示すことがある．
d．虚の闘病反応：正気が病邪を上回ると陽の反応を，病邪が正気を上回ると陰の反応を示す．

図4　病邪と正気の強弱による闘病反応
(長坂和彦『入門漢方医学』，南江堂，p.39から引用)

著者自身は，これらの抽象的な表現になりがちな陰陽を，寒熱あるいは陰を水，陽を火に例えてより具体的なものとして実際の臨床に応用している。一般には表6・7のような病態や治療方針があるが，その場合の治療法として図5・6のような考え方が存在する。また，著者は表8・9のような考えを小児に当てはめている。

表6　陰　陽

	病　態	治療方針
陽	"熱のある"状態，新陳代謝の亢進状態	"冷やす"薬物，黄連・石膏など
陰	"冷えている"状態，新陳代謝の低下状態	"温める"薬物，乾姜・附子など

(松田邦夫・稲木一元『臨床医のための漢方（基礎編）』p8，1987，カレントテラピから引用)

表7　虚　実

	病　態	治療方針
実	闘病反応の強い状態，体力・抵抗力の強いもの	攻撃的治療（発汗・瀉下），麻黄・桂枝・大黄など
虚	闘病反応の弱い状態，体力・抵抗力の弱いもの	体力を補う（免疫賦活など），人参・黄耆

(松田邦夫・稲木一元『臨床医のための漢方（基礎編）』p8，1987，カレントテラピから引用)

表8　小児の虚証，陰（寒）証

虚　　　　証	普段から何となく元気がない，活力に欠ける，顔色がさえない，普段の顔色が蒼白ないし蒼黒い，しばしば眼のくまどりが見られる，風邪を引きやすい，熱を出しやすい，熱が遷延する，体重の増加が悪い，食が細い，嘔吐しやすい，下痢しやすい，夏ばてしやすい，便秘がちになる，盗汗をかきやすい，運動発達遅延がある，過敏性体質傾向がある.
寒（陰）証	手足が冷たい，顔色が蒼白ないし蒼黒い，爪床及び周囲が暗赤色ないし暗紫色，凍瘡をつくりやすい，普段から体温が低い傾向にある，冷えるとあちこちの痛みを訴える，冬に弱い.

表9　小児の実証，陽（熱）証

実　　　　証	肥満（児）傾向がある，消化機能が強い，風邪に罹りにくい，便秘がち，疲れやすい.
熱（陽）証	暑がる，冷たい物を非常に欲しがる，熱が上がりやすい，普段から汗をよくかく，体温が高い，赤ら顔，常に行動的である.

小児科医の眼
　　　小児の陰・陽・虚・実を鑑別することは，本当の意味では至難である。しかし，小児を診るとき，常にその視点を持ち合わせておくことが大切だ。

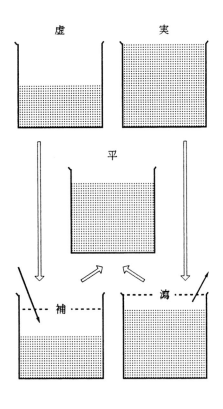

容器に八分目の内容があるのを標準とすれば，不足のとき（虚）は必要量を補足し，多過ぎるとき（実）は過剰分を取り去って調整しなければならない．

図5　虚実・補瀉模式図
（長濱善夫『東洋医学概説』，創元社から引用）

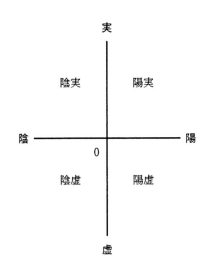

図6　陰陽・虚実の関係模式図
（長濱善夫『東洋医学概説』，創元社から引用）

6）小児の気血水について

　小児も成人も「気血水」の概念については基本的に異なるところはない。一般に，これらの病態については次のような気血水の変動がある。「気」に関していえば気虚・気滞・気逆，「血」については瘀血・血虚，「水」については水滞（水毒）・水逆など，小児も成人と同じような病態は存在するが，実際の問題として小児が心身の発達途上にあることから，気血水の中でも「血」の病態は臨床的な把握をすることが大変困難である。しかし，小児の中でも高学年の学童や思春期には月経困難症がみられることから，この場合は瘀血を考えて治療する必要があるが，血虚に関しては，小児ではまず皆無と考えてよいのではないだろうか。「気」の病態については，各論で述べる予定なので割愛する。

　「気血水」の概念の中で，小児の体質や病態と最も関連が深いのは「水滞」であろう。小児の体液に占める水分の比率は成人より多く，その変調は直ちに病的状態に陥る。僅かの嘔吐，下痢でもたちまち脱水状態になるし，逆に治療によって速やかに正常化する。小児の過敏性体質における滲

出性体質（乳～幼児期）も一連の水の変化と言えよう。しかし，成人における慢性的な非生理的水分過剰状態（水滞）は，小児では大変少ない。小児は基本的に陽状態であるために水分代謝が活発かつスピーディーで，成人のような慢性的な水滞現象が現れにくいのではなかろうか。これら気血水の病態のいずれをとってみても成人と明らかな違いがあるが，突き詰めていけば，小児の場合，これらの現象がいずれも一過性であることが特徴である。また，病的状態または非生理的状態が速やかに生理的状態に修復する点も同様であろう。確かに，気血水の病態を無視しては小児の漢方治療を理解することはできないが，それでも成人に比較すると圧倒的にその比率が低いと考えてよいのではないかと著者は考えている。

7）小児における陰陽虚実の考え方

(1) 二つの体質

人間の体質には大きく「陰証，陽証」の二つがあり，また別の概念である「虚証，実証」の体質があることは先に述べた。陰の概念は一般に消極的，女性的，寒冷的なものを総称する。典型的な陰証とはそのような傾向を持った体質であり，別の見方をすれば，副交感神経緊張型とも言える。熱産生，発汗，循環器官，消化器官，内分泌器官などの代謝，生理的機能の低下傾向があり，基礎代謝が低く，体温も低い傾向にある。発汗も少なく，収縮期血圧や拡張期血圧ともに低い傾向にあり，消化器官はアトニック（弛緩傾向）で体は冷えやすく，顔面は蒼白で下痢しやすく，温かい飲物や食事を好む傾向にある。舌は湿潤して唾液も多い。

このような体質傾向を持った人を普段からよく見かけるが，これは一般に男性よりも女性にその典型が見られる。エネルギーの産生が低く，そのため日常生活がやや非活動性に傾く。小児，特に小学校の高学年から中学校の低学年に見られる起立性調節障害（OD）児は一種の陰証で，かつ虚証である。甲状腺機能には低下と亢進があるが，機能低下症は正に陰証かつ虚証である。

典型的な陽証はその逆を考えればよい。熱産生，発汗，循環器官，消化器官，内分泌器官などの代謝，生理的機能は亢進傾向にあり，基礎代謝がやや高く，発汗も多く，収縮期血圧も拡張期血圧も高い。また暑がりで顔面は赤味が多く，交感神経緊張型である。冷たい水や食事を好む傾向にある。便秘になりやすく，舌は乾燥して口渇がある。これらの徴候は全て典型的ではないにせよ，かなりの人が当てはまると言える。どちらかと言えばその典型は成人より小児，女性より男性に多い。

病態からは陰証あるいは陰病（陰の性質を有する病態）に当たるものは甲状腺機能低下症，シモンズ病，高齢者の無熱性肺炎，未熟児，新生児感染症などで，これらは一様に表面に病態が現れてこない傾向にある。例えば新生児や乳児の感染症がそれで，発熱した時には意外と重症に罹っており，その対処に慌てることが多い。また，高齢者の肺炎やその他の病気もしかりで，いわゆる無熱性肺炎になりやすく，表面に現れた症状が少ないために誤診に陥ることも稀ではない。乳児や高齢者は発熱するだけのエネルギーがない，つまり表面に種々の症状を出すだけの元気がないと言ってもよいのであろう。

西洋医学では同じ疾患であれば（例：肺炎，肝炎……），治療法は同一で，肺炎であれば抗生物

質による治療が一般的である。しかし，高齢者の肺炎でも無熱であったり低体温であれば，漢方では体を温める薬剤，例えば乾姜，附子などのような温熱剤を使って体温の上昇をもたらす工夫をする。真武湯，四逆湯は代表的な方剤である。言葉を変えていえば，細菌と闘う強い体にするための治療法を施して，その後に，あるいはその間に抗生物質を使う。単に細菌を叩いたり，攻撃したりすることを目的とはしないのである。いつまでも悪寒が続いてなかなか治らなかった高齢者の風邪が，真武湯（温熱剤）の服用により一気に治癒に向かう例などは，漢方を手掛けている医師ならばしばしば経験するので，このような例は決して稀ではない。この陰証の概念，治療法は漢方独自のもので，西洋医学には皆無といえる。漢方の優れた一面であろう。

西洋医学の治療法は陽証，陽病（陽の性質を有する病態）の治療で優れた効果を発揮する。陽証は一種の炎症であり，この炎症を取り除く薬方，いわゆる抗炎症剤はこの領域で非常に多い。漢方でもこの炎症を取り除く薬剤を清熱剤と言い，黄芩，石膏などの寒涼剤（清熱作用を有する薬物）が該当する。しかし，抗炎症作用を比較すれば，西洋薬には極めて効果の高いものが多く見られ，鎮痛解熱剤の代表であるアスピリンを始めとして数限りなくこの領域での薬物は多い。

(2) 虚・実の概念

ⅰ. 虚　証

陰・陽とは別に，虚・実の概念がある。虚とは空虚とか虚脱の意味で，足りない状態を指す。

陰・陽の概念は，別の表現をすれば寒・熱で，体温が一つの指標であったが，虚・実は体力あるいは闘病力が指標であるとも言える。一見，虚証は陰証とよく似ているが，全く当てはまらない点もある。

仮に一人の人間がいたと仮定して，典型的な虚証体質を述べてみよう。体型はすんなりあるいは細く，筋肉は薄弱で軟らかく，撫で肩，顎が細く痩せ型，腹壁は薄く軟らかく，顔の造作が薄く細い。全体に線が細く，声が細く小さく低い。発音は不明瞭，かすれ，濁る。歩き方も弱々しく，胃腸が弱く，下痢しやすくまたは弛緩性便秘がある。疲れやすく，回復が遅く，体を動かすのが物憂い。一般に抵抗力が弱い。反応力も弱い。消極的気質，静的……などの特徴を備えている。病態を考えれば低血圧症，（胃下垂傾向の）慢性胃炎，起立性調節障害，関節リウマチの進行している人，癌末期の人などが相当する。この場合は，人参，黄耆などの生体に元気を付ける温補剤を使用する。

ⅱ. 実　証

典型的な実証体質とはどのような体質を言うのであろうか。先ほどと同じような例を挙げてみよう。体型，体格などがしっかりしており，筋肉質，筋肉が硬く，肩が怒っており，首が太く肉太で，指も太い。腹壁も厚く，弾力がある。顔の造作が太く大きい。顎が張っている。また，眼に力があり，眼が大きい。声は大きく力強い。発音は明瞭で，歩調もしっかりしている。胃腸は丈夫で，疲れの回復も早い。抵抗力が強く，反応力も強く早い。活動的で積極的な気質を備えている。よく例に挙げられるのは西郷隆盛である。

ⅲ. 実証イコール健康，ではない

実証あるいは実証体質は病邪が体内に充満している状態と考えており，これは決して健康な状態

とはいえない。漢方の理想的な健康とはこれらの陰〜陽，虚〜実の状態が程良くバランスをとっていることで，むしろ虚・実中間の体質や状態が望ましい。実証体質の人はあまり寝込むこともなく活動的なので，体力や健康を過信して無理をしがちである。しかも下痢することは珍しく，便秘がちになって，却って体内に「毒」を溜めやすい。実証体質の人が現代の生活習慣病と言われる高血圧症や糖尿病，あるいは悪性腫瘍になりやすいのもそのためであろう。

　また，心筋梗塞に罹りやすい人の体質傾向は明らかに実証体質で，虚弱体質の人は非常に少ないと言える。若くして心臓障害を起こして亡くなる人は体格も良く，どこから見ても病気とは縁が遠い人によく見られる。逆にいえば，虚証の人が却って長生きするのかも知れない。虚証の人は常に病気がちであり，決して自分が健康であるという実感がない。体に無理も効かないために却って自分の体を大切にするので，その点がよいのかもしれない。

ⅳ．虚・実による治療の違い

　先ほどの「陰証，陽証」と同じように「虚証，実証」の治療法を比較すると，西洋医学は虚証の治療を苦手としていることが分かる。実証に対して東洋医学では「瀉法」という治療法が行われ，比較的強い刺激が加わることが多い。強力な瀉下剤である芒硝や大黄の組み合わせが，漢方では実証の治療法の一つとなる。便秘がちの人で，下剤を飲んだとたんひどい腹痛を起こし，七転八倒の苦しみを味わったことのある人はたいてい虚証の人である。また，胃腸の検査をする目的でバリウムを服用した後，すぐトイレへ駆け込んだり，却って便秘となって腹痛が強くなる人の中にも虚証体質の人が多い。実証の人は下痢でも適当な便通があって，下痢してもむしろ体がスッキリして調子がよかったり，他人に輸血したり献血すると却って調子がよく，のぼせが取れてスッキリすることがある。いわゆる血の気が多いというのも実証，陽証の人である。いずれも，先ほどの長浜善夫氏の図5・6を参考にして戴ければ，この事が理解できるのではなかろうか。

表10　体質傾向の捉え方のポイント

- 子供は，熱証，水滞が多い．
- 高齢者は，寒証，虚証，気虚，血虚，津液不足の傾向が強い．
- 若い人は，熱証，中間〜実証が多い．
- 更年期世代は，気・血・水の巡りとバランスが悪い．
- 低血圧タイプは，寒証，虚証，気虚，血虚の傾向が強い．
- 高血圧タイプは，熱証，実証，瘀血の傾向が強い．

小児科医の眼
　小児科医は普段から小児の体質，闘病反応をよく熟知する必要がある。また，とっさの時の対応にも陰陽虚実あるいは気血水の病態を理解していると，適切な対応ができる。臨床の眼はこの陰陽虚実や気血水を十分に理解することによって洞察力の鋭い眼となる。ポイントを上表に示す。

2．小児診療の進め方

1）小児診療の心構えとコツ

　四診の項でも述べるが，小児の診察では何といっても注意深い観察力と洞察力，言ってみれば直感力のようなものが要求される。言葉を換えていえば，小児科医には感性が特に必要とされると

思っている。成人と違って，短時間に頭の中で診断と治療のプログラムを組む必要性が要求されるからだ。少ない情報で，しかも小児の一瞬の表情，動作などから瞬時に対応を要求されるので，普段から表11に掲げてあることを十分に理解しておくことは，小児科医にとって最低限の義務であるともいえる。その上で，次のようなことも技術として必要である。

子供と対峙する時は姿勢を低くしてスマイルで，が基本である。これは小児科医にとっては当たり前のことだが，意外と子供が怖がる医師もいるようである。それではいけない。

それから，予防接種の会場で見る光景に，猛烈な力で無理やり舌圧子を入れている医師がいる。やはり，舌圧子は舌の2分の1手前でストップするように用いることも大切で，その時は軽いタッチでよい。息を吐く時に注射針を入れると意外に痛みが軽いが，要は呼吸の「呼」の時には相手に力が入っていないので，その要領を知っておけば良い。このことを予防接種の際に学童に教えてあげると，案外喜んで接種を受けてくれることもある。また，皮膚科の疾患でも，「モシモシ，アーン，ポンポンを忘れずに」がコツの一つである。忙しい時に体をモシモシ，ポンポンとやらないと，よく，「アレッ，先生今日はやらなかったヨ」と不満顔で母親にいっているが，これもコミュニケーションの一つと考えて，形式でもよいから聴診器を当ててみたらいかがなものであろうか。例えば夏かぜみたいに，喉を見れば一目で分かるのに，わざわざ聴診器を当てる意味がないといえばそれまでだが，それが一つの儀式になっている以上，聴診器を当ててあげることも大切だ。母親がよく，「先生に叱られてきました」という。若い医師ほどよく母親を叱るようである。コツの一つとして，医師と母親とは先輩と後輩の関係でよいと考えている。20，30歳代という最近の母親は，少子化のせいか，小さい時からあまり叱られていない。また，最近では，歳をとって赤ちゃんを連れて来る人が非常に増えている。男性が40歳代，女性が30歳代の後半で，初めての子供というケースも多い。学歴が高いとそれだけプライドも高い。しかし，育児については素人，しかもコーチも少ない。そんな場合でも，優しく指導してあげるのがよい。あまり叱らない方が，その後もコミュニケーションがうまくいく。

小児科医の眼　「将を射んと欲すれば馬を射よ」の表現を借りれば，「将」は小児で「馬」は母親である。しかし，まず患児と仲良くならないと，馬も警戒してなかなか寄っては来ない。近年，このコミュニケーションがうまくとれない若い医師が多くなっていることは大変嘆かわしい。

2）小児漢方治療を始めるにあたって

漢方の本当の良さが分からなければ，折角漢方薬を使って良い結果が得られたとしても，結局は西洋薬を使ったのと同じ感覚になってしまい，漢方の面白みが半減してしまう。著者は漢方の特徴を表11の様に考え，これが現代医学との違いになり，ある面ではより奥深い医学が漢方であると認識している。中でも排泄の概念は，小児科医が浣腸という技術を駆使しているだけに共通するものがあり，より深く理解できるのではないかと思っている。

古来，中国には「通則不痛，不通則痛」という概念がある。痛みを苦痛に置き換えてもよい。気

血水の流れも停滞，渋滞
するので病気が発生する。
痛みも同じである。患部
を発汗，吐法，下法など
で排泄することにより，
病気を治癒過程に導くこ

表11　漢方（医学）の特徴

1. 自然の摂理を重視する医学，自然との共生医学，自然と人間の対比の医学．
2. 排泄を重視する医学．
3. 陰陽ないし寒熱の視点から病態を考える医学．
4. 病邪も正気も常に虚実を考える医学．
5. ホリスティックな考えに基づいて全体と個の関係を重視する医学．
6. 気・血・水の病態と相互のバランスを重視する医学．
7. 相互の関係を重視する臓腑観を持つ医学．

とは，治療法として極めて大切である。気功や鍼灸は気の流れ，経絡の流れの止まった箇所を修復することにより流れをスムーズにし，結果として健康状態に向かわせることになる。

　その他には，これから各論でも詳しく述べるが，いずれにしても現代医学にないユニークな考えの元に医学，医療があり，これが主な漢方の特徴であることを知っていると，幅広く奥深く病態や人間像を観察できるメリットがある。

3）小児漢方治療のポイント

　著者は漢方を使う際に次のようなことを心掛けている。

　イ．漢方の理論は大変難解だが，まず理論よりも実際に投与して患児の反応を見ることが大切であると考えている。まず経験，そして患児は常に先生であることを改めて認識した方がよい。30年前，乳児肝炎や若年性関節リウマチに，初めて恐る恐る小柴胡湯や柴胡桂枝湯を使ってみたら，それが見事に奏効して大いに喜んだが，この体験が今でも著者の漢方医療の原点となっているからだ。

　ロ．経験するに当たっては自身・家族・慣れ親しんだ患児から手掛けるべきで，失敗してもクレームを付けられない，あるいは逃げられない患児から優先すべきと考える。

　ハ．処方も初めの内はできるだけ数処方に限定する。一つの処方を様々な角度から使うのもよいし，疾患を限定して少ない処方で対応するのもよい。

　ニ．漢方薬の副作用を心配するあまり，逃げ腰にならないこと。小児の場合，長期間であっても副作用を心配する必要はまずない。

　ホ．漢方治療を経験して，良い結果が得られると，我々が考えていた病理観あるいは自然観を引っ繰り返すほどの思いをすることがある。

　ヘ．小児を診察し診断が付いた時点で，それまでの西洋医学の考え方をひとまず白紙にし，漢方的な思考に切り換えて，その視点から漢方診断と治療（証）を考えることが大切である。

　ト．治療効果，治療の中止をどの時点で考えるかはそれぞれのケースによって異なるが，急性疾患であれば数日，慢性疾患であれば2〜3週間治療したところで，周辺効果も考えて治療の継続の可否を検討する。治療中止時点をいつにするか，患児や親ともよく話し合って決めることも時に必要である。このことについては，後の「3．小児の薬物治療」の項目でも述べる。

4）小児の訴えと漢方病理

　著者がこれまで述べてきた漢方の考え方を小児の臨床の実際に当てはめると，表12〜14のような症状があるのではないかと考えている。

これらの具体的な診断・治療については，後で詳しく述べる。

小児科医の眼　小児の諸症状を総合的に捉えることの大切さはいうまでもないが，普段から西洋医学的な診断をした上で，同時に漢方的な捉え方をする治療を心がけることが必要である。小児の場合，成人ほど病態は複雑ではないので，その作業はそれほど難しくはない。

5）小児の四診

小児の漢方診察において，四診（望診，聞診，問診，切診）はとても重要な診察法である。特に望診と問診を重視する。つまり，顔や表情を見て，とっさに判断するということである。本人は勿論だが，会話のできない年齢層では保護者から状

表12　小児の訴えと漢方病理

寒：冷えによる疼痛（原因不明の関節痛，腹痛），低体温.
熱：微熱，盗汗，鼻出血.
虚：食欲不振，胃腸障害，易疲労感.
実：易疲労感，肥満，強い便秘.
気：起立性調節障害（気虚），心身症（気滞，気逆）.
血：思春期の不定愁訴，月経痛.
水：無気力，思考力低下，易疲労感，めまい.

表13　小児（主として乳幼児）患者の特殊性

1. 問診の情報源は，多くは子供ではなく母親である.
2. 診察には恐怖や不安により非協力的.
3. 年齢によって好発する疾患が異なる.
4. 症状の出現の仕方が成人と違う.
　　1）固体差がある.
　　2）症状の変化が速い.
　　3）年少ほど定型的症状を来さない例が多い.
　　4）全身症状を呈しやすい.
　　5）熱性痙攣や脱水症状を来しやすい.
　　6）ウイルス性発疹症が多い.
　　7）生後3ヶ月以内の発熱は要注意.
5. 言葉では適切な表現が出来ないため，心の不安や不満が身体症状として現れやすい.
6. 子供は発育途上である（どのような疾患〔異常〕でも，長引くと成長・発達に支障を来すことがある）
7. 感染症の罹患が多いので，感染症流行情報などから得られるものは大きい.

（和田紀之：小児診療の進め方『実践小児診療』，日本医師会雑誌，Vol 129．No.12．2003．S 37から引用）

況をつぶさに聞き出すことはいうまでもない。望診で即座に診断できれば，神様のような医者だと昔は言われたものだが，望診だけでは本当のことは細かく分からない。しかし，慣れてくると，「あッ，この子は一寸弱い子だな。アレルギー性の疾患を持っているから鼻が悪いのではないか？」といった

表14　知っておきたい子供の診察所見

1. 泣くと診察困難なこと.
　　1）項部硬直.
　　2）腹部所見.
　　3）耳・鼓膜所見など.
2. 泣いても診察可能なこと.
　　1）呼吸音.
3. 見逃しやすい所見.
　　1）鼠径ヘルニアの嵌頓.
　　2）関節炎.
　　3）項部硬直.
　　4）停留睾丸.
　　5）発熱の原因となる尿路感染症，急性中耳炎など.

（和田紀之：小児診療の進め方『実践小児診療』，日本医師会雑誌，　Vol 129．No.12．2003．S 37から引用）

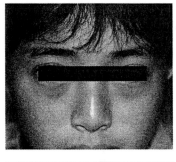
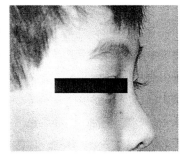
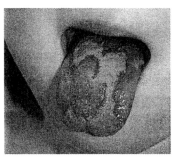
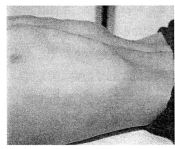
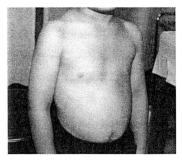
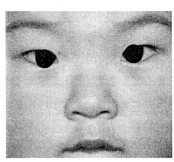
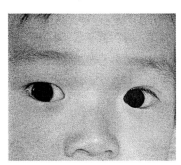

図7　小児の観察（望診）と特徴
　上左＝眼のクマドリ（典型的な虚証：起立性調節障害＋不登校の例）
　上中＝マツゲが長く粗い（過敏性体質児）
　上右＝地図状舌（過敏性体質児に多い：感染症罹患児の例）
　中左＝典型的な小建中湯の腹証（腹直筋拘攣型）
　中中＝もう一つの小建中湯の腹証（通称・蛙腹）
　中右＝疳の強い子の表情（夜泣きの例）
　下左＝疳の強い子の眼（眼が大きい：憤怒痙攣の例）

ようなことが分かってくる。図7上左の子供は、クマドリが大変強く、不登校児で学校へ行けない。OD傾向があって、朝疲れて起きられない症例である。目のクマドリの原因としては色々な説がある。アレルギーを持っている子もいるし、ない子もいる。漢方ではそれを一つの虚の状態、あるいは成人で言うと、血液の循環が悪いから局所の「瘀血」というような捉え方もする。この子は所見で「かなり消耗しているナ」という感じを受けたのである。

　このように、表情を一瞥して病態像が分かればよいが、現実はそれほど簡単ではない。しかし、一般に小児を見た場合、漢方的にどのような点に心掛ければよいかを述べてみよう。折角診察しようとしても、子供に泣かれたり拒否されたら、もう一度出直さなければならないほど、最初の出会いが大切なことはいうまでもない。

(1) 小児の観察（望診）

　顔色が、赤ら顔か蒼白か、これは陽証であるか陰証であるかを決める大切なポイントとなる。
　目の下のクマドリは、成人では瘀血の存在の有無を決める大切な所見だが、小児では虚証か否かの有無を決める重要なポイントともなる。クマドリは一種の顔面、頭部静脈の血液循環動態の不全

を表す標徴である。口唇の色，爪の色も大切な観察点となる。また，舌の観察（舌診）については後で詳しく述べる。

以上の点をまずよく観察することである。例えば目の下のクマドリは虚弱な小児に時々見られるもので，その子の元気度を測る恰好の物差しといえる。クマドリが強くなっていれば元気がないか，体力を消耗している状態と考えればよいし，それが薄くなってくれば元気が出てきて虚証の状態を脱却しているなと思えばよい。無論，その際，顔色，口唇の色，爪の色を同時に診ることを心掛けることも大切である。クマドリと同じ観察をすると，顔色，口唇の色とクマドリが相関しているので，その小児の元気度を測ることも可能だ。また，地図状舌も変化する。中医学では，地図状舌は脾胃の虚弱，「熱病傷陰（熱性疾患によって体の津液が損なわれる）」のためとされている。後の第Ⅱ章の虚弱児の項でも述べるが，地図状舌は過敏性体質の一標徴でもあり，先天的なもので，よく観察していると，消化器系の働きが芳しくない小児に現れやすい。中学生になれば自然に消えていくものだが，成人まで続くものも中にはいる。これまでの著者の観察では，この地図状舌も体調の変化に伴ってはっきりしたり，ぼんやりしたりするもので，特に体調を崩した時に鮮明に浮かび上がってくる。天気予報といかないまでも，かなり正確に体調を反映しており，少なくともその時の体調のアンバランスを物語っている。地図状舌の変化を気にしている親がいれば，きちんと説明すると安心する。もし，地図状舌がはっきりとしていれば，発熱，かぜ症状，体力低下などを必ず質問するか，その時の体調を考慮して対応すべきである。高度の地図状舌は，これらの症状がかなり重症化した時にも見られるので，十分観察することが重要である。しかし，健康な小児にもしばしば見られるので，必ずしも著者のいう通りにはならないとの反論もある。

ⅰ．鼻の周囲の蒼黒，茶褐色の色調の変化

目の下のクマドリの色ほどは強くないが，やや色調が顔色と異なった色合いが見られる場合，慢性副鼻腔炎（蓄膿症），アレルギー性鼻炎に合併した慢性副鼻腔炎（アレルギー性副鼻腔炎）の存在を疑ってよいであろう。その際，患児がいつも口を開いていたり，よく鼻をすすっていたり，朝起きがけに痰絡みの咳をしているのであれば，本症を十分に疑って更に少し突っ込んだ質問をしてもよい。また，家族の中に誰か鼻の悪い人がいるかどうか尋ねてみるのもよい。なぜなら，これらのアレルギー性鼻炎，慢性副鼻腔炎，鼻中隔弯曲症などはかなり遺伝的ともいうべき家族的な疾患で，必ず同じような患者を家族に見い出すこともできるからだ。

ⅱ．眉間の青筋（静脈の怒張）

俗にいう疳の強い子に見られる。静脈の怒張は，乳児でいえば夜泣きやキーキー声などを常に発するなどの疳症状（いわゆる疳の虫）の強い子によく現れる。甘麦大棗湯や抑肝散が合う子が多い。しかし，乳児期から学童期にかけては，殆ど目立たなくなる。このことについては，第Ⅱ章で具体的な治療法を述べる。

ⅲ．口周囲のただれ，湿疹，口唇の乾燥

夏には目立たないが，冬期に口周囲にはっきりと分かる湿疹状のものを作る小児がいる。アトピー性皮膚炎のある小児に多く見られるが，必ずしもそうではない小児もいる。欲求不満が潜在的にあったり，ストレスに過敏な小児が常に口の周囲を舐めているためにこのようになることも多い。

マスクを掛けて分からないように登校する小児もいる。湿疹用の外用薬を塗布しても効果は一過性，一時性で，何度も治療するが必ずしもよく効かない。著者はしばしば紫雲膏を使うが，市販の物は独特の臭いで嫌がられるので，アロマタイプに作り替えてリップクリームとして使っているが，これなら持続できしかも効果があるので好評である。結局，知らないうちに治ってしまうことが多いが，こんなケースには柴胡清肝湯や補中益気湯合柴胡清肝湯でよくなる例もある。また，口角炎を起こす小児もいる。これも口内炎の一種で，湿疹と考えられるケースもある。口内炎用の外用薬によって一時的には治癒するが，すぐ再発する。漢方的には脾の働きが衰えていると考え，脾胃（胃腸）の働きを強くする方法でよくなる例もある。また，心身症が背景にある小児に見られることもある。いつの間にか治っている例が大半である。口唇の乾燥も然りで，俗にいう胃熱の存在があるとよく口唇が乾燥する。漢方では，半夏瀉心湯や黄連湯，六君子湯などの適応となる。

iv．爪の観察

　爪は生き物で，爪床の色が良いか悪いかで，健康状態を判断することができる。爪が縦にひび割れていれば，貧血や体調の悪さが潜在的にあることを疑わせる。爪がピンク色であれば健康状態は申し分ない。反対に，色が濁んでいたり，青紫色に近ければ，末梢循環不全状態にあることを疑わせる。手足の凍瘡（しもやけ）を作りやすい小児は概して爪の色がよくない。漢方では，寒証に瘀血が加わっていると考える。プールに入ってすぐ口唇が青紫色（チアノーゼ）になって体をガタガタ震わせる子は，普段から冷え症で，爪の色が決してピンク色になっていないことが多い。爪床の周囲の皮膚の色調が濃い場合（色素沈着状）も末梢循環不全があると考えられ，健康的でないことを疑わせる。また，恩師・坂口弘先生から，「爪に白斑（点状のもの）が多くあれば，白斑の原因である甘い物を多く摂取しているか，偏食傾向のある小児で，そういった傾向のない子には白斑は生じない。現在，何でもよく食べて健康であれば，過去に偏食があったか甘い物を多く摂ったかと尋ねれば，かなりの確率でこれらの事実を突き止めることができる」と教えられてきた。

　最近，学校教育現場に携わっている大森氏の著書（大森俊彦『いじめ，不登校への具体的対応』ほんの森出版）に実に細かな記載があったので，紹介してみよう。大森氏は，普通学級の児童生徒と教育研究所への通室生，来談生（不登校生）を比較して，彼の経験から白斑点の意義を類推している。それによれば，①爪の中に白斑点となって星のように見えるものは，多くは人差し指，中指，薬指に出る。②白斑点はストレスのかかり方によって数，大きさが異なる。③大きくハッキリした白斑点は大抵は１個で，爪の中央部に現れ，何らかの強いストレスを受けた時に現れやすい。④薄い乳白色のものは長期間持続的に真綿で首を絞められるようなストレスを受けていた場合に見られる。⑤普通学級における出現率は小学校低学年よりも中学生の方が圧倒的に多く，小学校低学年が0.2〜0.5％に対して，中学３年生は18〜27％。しかし，不登校生は小中学校全体で約81〜82％と圧倒的に多い。⑥ストレスがかかった日の割り出し方法は，爪の生え際から白斑点までの長さ（ミリ）を２倍し，その積に±２日すると，おおよその日や期間が推定出来る。⑦ストレスが和らいだり元気が出ると，色が薄くなり，次第に消え，新たな緊張やストレスがかかると再度発現することがある。大森氏は，実に微にいり細にいり彼らの白斑点を観察している。著者はこれまで甘い物の摂り過ぎだけではないと薄々感じ，この白斑点の意義を常に疑問視していたが，この著書により長

年の疑問が解けて胸のつかえが取れた。以上を参考にして医療現場で個々に対応して戴きたい。

小児科医の眼 　日頃の注意深い観察と思考は，良医と名医になる大切な条件であることを，恩師や大森氏から教えられた。

ⅴ．手と足

　よく手のひらが黄色い小児を見かける。これはカロチンを多く含む食品を摂り過ぎることによる柑皮症である。本症は，結論的にいえば無害である。

　ミカン，その他の柑橘類を多く摂り，しかも一年を通じてジュース類をよく飲むためなのか，かなりの数の小児に見られる。しかし，漢方的には「脾の色は黄色」といわれているように，このような柑皮症を呈しやすい小児は，脾の力が衰えているが故に色が強く出てくると考えてよい。確かに同じ量を飲んでも黄色の程度が異なることがあり，個人差といえばそれまでだが，実際には消化器系の虚弱傾向が強い小児ほど柑皮症が強く現れることは確かだ。手のひらのみでなく，足の裏も同様に黄色くなってくる。ましてや冬期にミカンを毎日5個も10個も食べれば，確実に黄色くなってくる。ミカンに限らず果実類は陰性（体を冷やす性質を帯びている）の食品で，これを知らずにむしろビタミンCを多く摂取するからよいと考えるのは，大きな間違いである。却ってかぜを引きやすくなったり，冷えが強くなってしもやけ（凍瘡）がひどくなったり，原因不明の四肢関節痛（冷えによって痛みが起こる）の原因ともなる。爪の色などもこれらの原因によって悪くなる。

　診察時に手を握って冷たく湿っている場合は二通りの原因が考えられる。一つは手掌発汗で掌蹠多汗症ともいうが，自律神経，特に交感神経の異常が常にあるために（緊張しやすい），手のひらに汗をかくことが多い。心身症に罹りやすい傾向にある小児（特に児童に多い）はよく手のひらに汗をかいていると考えてよい。患児が頭痛や腹痛を常に訴えている場合，手のひらを握ってみていつでも冷たく発汗していれば，自律神経のアンバランスが背景の心身症の存在が疑われる。しかし，中学生になって異常なほど手のひらに汗をかくのは，実際に対応が大変難しい。柴胡桂枝湯などで多少軽減することもあるが，簡単には治らない。著者は，異常なほど手掌発汗量の多い小児の治療で成功した例は数えるほどしかない。もう一つは「水滞（水毒）」の存在であり，先ほども述べたが，普段から人より多くの水分や果物類を摂る傾向にある小児は，水滞状態となり得る。アレルギー性鼻炎に罹る要因がこれらの過剰な水分摂取によりでき上がるが，手のひらにも現れることがある。それが手掌発汗である。但し，この場合は心身症的，自律神経系的な背景は見当たらないし，体の他の部位にも水滞状態（例えば鼻粘膜の腫脹，何となく体が水肥り的でブヨブヨした感じなど）を見つけることで想像できる。小青竜湯が適しているアレルギー性鼻炎や気管支喘息児に，しばしば手掌発汗を認めることがあるが，本方は利水作用を持っているので理に適っている。

ⅵ．姿　勢

　俗にいう猫背は，単に躾けや習慣の問題でない場合がある。漢方では，小建中湯，補中益気湯といった代表的な消化器系を改善する方剤があるが，いずれも中焦（腹部，消化器系を指す）の改善を目的とする薬である。この中焦の力が弱いと，猫背になったり姿勢が悪くなったりする。腹を強

くする，つまり中焦の元気を付けることは，人間の根本を強くすることに通じると，昔の人は考えて，種々の方法を試みていたようだ。

vii．胸郭異常

過敏性体質の標徴の一つに胸郭異常がある。帯溝，漏斗胸，鳩胸などである。いずれも先天的な要因を帯びたもので，特に外科的な処置を必要としていなかったが，近年は漏斗胸についてはケースバイケースで手術を必要とするものもある。他の諸臓器を圧迫する恐れもあり，学童で漏斗胸が明らかであれば，専門医に紹介すべきである。気管支喘息が基礎疾患にあると，頻回の喘息発作のために胸郭が変形し，極端な鳩胸になることがあるが，この場合は基礎疾患の有無を確かめればすぐ原因を知ることが出来る。一般的には軽度の漏斗胸，鳩胸を見ることが多い。

viii．舌　診

望診の中に舌診がある。舌診は漢方診療の中でも非常に大切な診断法だが，これに習熟することは大変難しい。一方，小児の実際の診療では舌診はあまり必要ない。地図状舌は脾胃の機能低下（脾気虚）から起こるとされているが，一般の小児には当てはまらないケースもある。溶連菌感染症におけるイチゴ状舌や，極度の脱水における乾燥した舌などは一般の小児の診療でも見かけることができるが，成人に見られるような厚い舌苔のある舌や，高齢者に見られる陰虚（津液の不足）の舌などは，小児には見られない。著者自身，舌診に習熟していないこともあってか，例外を除けば小児の舌診は重視していない。

（2）問　診

次に問診である。やはり的確な問診は大切である。その場合，漢方的には少なくとも陰陽虚実に関することを聞き出さなければならない。しかし，小児の場合の情報は極く限られている。そんなこともあり，著者のグループ（銭乙会：小児漢方勉強会グループ）は独自の問診表（表15）を作成した。この問診表を元に診療を進めれば不要な時間を短縮できるし，要点もよく分かる。ただ，現在，これらの症状をスコア化したものがないので，重症度分類ができないが，目下少しずつ作業中である。この問診表を見れば，概ね陰陽虚実と五臓の変化を知ることができる。ただ，気血水の変動については，この問診表でも十分分かり得ない欠点も見られる。

（3）聞　診

聞診とは正に耳で聞くのである。例えば，乾いた咳をするのか湿った咳をするのか，と聞いても親はなかなか分からない。それを痰が絡むかどうかで，湿っているか乾いているかを判断する。乾いた咳ならば，麦門冬湯のような祛痰作用のある方剤を考えればよい。

（4）まとめ

色々と述べたが，最も大切なことは，小児と仲良く上手にコミュニケーションをとることである。著者はよく赤ちゃんとチュッチュをする。目をジッと見て，こちらがニコッとした時，相手が笑ってくれればもう大丈夫だ。幼児が白衣のポケットに手を突っ込んだり，机の上の物を触りだしたら，

表15　子供の健康調査アンケート例

広瀬クリニック　　　　　　　　　　　　　　　　　　　　　平成　　年　　月　　日

こどもの健康調査アンケート

お子様の日頃の健康状態についてお気付きの点，お困りの点がありましたら，下記の
事項のうち，いくつでも結構ですから該当する番号を○で囲んで下さい．

お名前　　　　　　　　　　（　　）歳　　男・女　身長　　　cm　体重　　　kg

■全身について
　1．疲れやすい
　2．気力がない
　3．神経質（心配性）
　4．落ち着きがない
　5．イライラしやすい
　6．風邪をひきやすい
　7．乗り物に酔いやすい

■飲　食
　8．食欲がない
　9．食欲がありすぎる
　10．菓子類の間食が多い
　11．のどが渇いて飲み物をよく飲む
　　　（A.冷たいものを好む B. 暖かいものを好む）
　12．飲み物をあまり欲しがらない

■睡　眠
　13．すぐ眠りたがる
　14．寝つきが悪い
　15．眠りが浅い
　16．寝起きが悪い
　17．よく寝ぼける，夜泣きをする

■大小便
　18．便が硬い・コロコロ便が多い
　19．下痢・軟便のことが多い
　20．尿の回数が多い（　　回／1日）
　21．尿の回数が少ない（　　回／1日）
　22．尿の量が少ない
　23．夜尿症がある

■寒　熱
　24．暑がりである
　25．寒がりである
　26．手足が冷える
　27．しもやけがよくできる
　28．寒いと唇の色が悪くなる

■発　汗
　29．少し動くとすぐ汗をかく
　30．寝汗をよくかく
　31．手のひらに汗をかきやすい

■頭頸部
　32．よく頭痛がする
　33．めまい・立ちくらみがよくある
　34．目の下にクマが目立つ
　35．舌がまだらになりやすい（地図状舌）
　36．いつも顔色が悪い
　37．くしゃみ・鼻水・鼻づまりが多い
　38．のどがよく腫れ・痛む
　　　（扁桃腺で発熱しやすい）
　39．首や肩が凝る

■胸腹部
　40．よく咳・痰がでる，またはヒューヒュー・
　　　ゼイゼイしやすい
　41．少し動くと息切れ・動悸がする
　42．吐きやすい
　43．ゲップ・胸やけが多い
　44．よく腹痛を訴える
　45．よく腹が張る・ガスが多い
　46．くすぐったがりやである

■皮　膚
　47．湿疹ができやすい
　48．蕁麻疹ができやすい
　49．化膿しやすい
　50．皮膚がカサカサ

■小さいとき（乳幼児〜入学前）の状態について
　51．小さいときから体力がない
　52．あまり食べなくて心配だった
　53．夜泣きが多かった
　54．すぐかんしゃくを起こしていた
　55．小さいとき昼間でも尿が漏れやすかった
　56．熱を出しやすかった

●その他に持病，困ったことなどがありますか？具体的にお書き下さい．

それで十分コミュニケーションがとれていると思ってよい。腹診も喜んで協力してくれるはずだ。

小児科医の眼 四診の内，望診は最も大切である。急性，慢性を問わず，重症度，発達障害，心身の障害，知的障害，アレルギー疾患の有無などの情報を瞬時に察知できる。日頃からこの視点を持ち続けることが大切だ。

6）小児の腹診，腹証

腹証は，漢方の中でも極めて大切な診断法であることはいうまでもない。我が国で固有の発達を遂げたこの診断法も対象が成人で，小児を対象とした腹診法で確立したものはない。因みに，先人の腹診の本を紐解いても，2〜3の特徴ある腹証以外，小児の腹証を記載した本は少ない。これは，小児といっても副交感神経優位の乳児期，移行期の幼児期，交感神経優位の学童期では筋肉の発達が微妙に違っているために，腹力や腹直筋の反応が異なってくることとも関係していると思われる。

乳児期は，一般に腹壁が軟らかくふっくらと盛り上がっており，皆殆ど同じような状態を呈している。僅かに胃腸疾患に罹って軽い脱水を起こした時に，普段と違う腹証を呈することがあるが，これは特殊な状態なので参考にならない。また，幼児期になると腹壁が平坦に移行し，胸脇苦満と思われる知覚過敏（お腹を触るとくすぐったがる現象を小児の胸脇苦満の一種と考える）が現れたり，軽い腹直筋の攣縮も見られ始めたりする。

学童期になると，やや成人に近い形での腹証が出現してくることがあるので，少し丁寧に腹診をする必要がある。正中芯や臍下不仁の所見などもあるようにいわれているが，著者はあまり丁寧にそういう視点で腹診をしないせいか，印象に残る例を経験したことがない。

先ほども少し述べたが，小児に腹診をするとくすぐったがるという現象が多く，これは漢方（医学）上では問題点としている。くすぐったがる子とそうでない子の差は西洋医学では全く問題とせず，単なる個人の体質や表現の差と考えているが，漢方の診断の上では比較的大きな問題と考えている。くすぐりに過敏であることより，過敏性体質の存在が疑われるが，典型的な過敏性体質や虚弱度の極めて強い小児には，却ってこの現象が見られず，むしろ発達や治療により徐々に体力が付いてくると知覚過敏の現象が現れてくる。また，乳児の場合，このような現象は全くなく，2歳の後半〜3歳頃から少しずつ現れ，やがて乳児期から学童期にかけての特有な現象として出てくるのではなかろうかと考えられる。このくすぐったがり現象は他の全く健康である小児に比較的少なく，

表15　小児の腹証をどのように評価すればよいか

1. 急性疾患にはあまり考える必要はない.
2. 皮膚疾患で「根治方」を考える時には必要.
3. 慢性疾患では，虚・実の判断には必要.
4. 学童以上で参考になる.
5. 腹部膨満，腹力低下または腹直筋の拘攣には，桂枝加芍薬湯，小建中湯，黄耆建中湯，大建中湯，補中益気湯などの補剤を考慮する.
6. 良く効いた症例の腹証はもう一度丁寧に行い，特徴を記憶して典型例を会得する.
7. お腹を触るとくすぐったがる場合，小建中湯，小柴胡湯，柴胡桂枝湯，柴胡清肝湯，小青竜湯などを考慮する.

虚弱児の中でもそれほど虚弱度が強くない小児に多い。また，気管支喘息児やアトピー性皮膚炎児にも多く見られる。著者は，診断上でくすぐったい感じのある小児を「仮の胸脇苦満」，つまり小児特有の胸脇苦満と考え，一定度の虚弱性を備えていると判断して漢方治療の対象としている。

　いずれにしても，年長児を対象とした場合，小建中湯，補中益気湯，柴胡桂枝湯，小柴胡湯，柴胡清肝湯などの使用目標にこれらの腹診の結果を考慮することは重要であると考える。そのようなことを考慮した上で，著者は小児の腹診をするに当たって表15のようなことを心掛けている。

小児科医の眼　　　小児の腹証がはっきりするのは幼児期以降で，乳児期は全く参考にならない。初心者は小建中湯の典型的な腹証，小児の仮の胸脇苦満（腹診をするとくすぐったがる現象），柴胡桂枝湯の腹証（小建中湯とやや鑑別が難しい場合もある），を理解すれば十分である。初診時，なかなか証がつかめない時，より丁寧な腹診を心がけることが大切だ。

7）小児の脈診，その他の切診

(1) 脈　診

　成書，特に中医学の成書には脈診について詳しく書かれているが，著者は小児の漢方脈診を，実際には全く行っていない。率直に言ってよく分からないからだ。その意味では西洋医学の域を全く出ていない。中医学には小児指紋という独自の小児の診断法があるが，これも著者は全く行っていない。しかし，小児漢方医の大先輩である張瓏英先生の本（『新編中医学』基礎編，源草社）に載っており，次頁に原文のまま引用させて戴いたので参考にされたい。

(2) 切診と治療

　漢方の切診は，別の意味で大切な治療法であると考えている。特に腹診は小児とスキンシップを行う上でも大切な診断法であると共に，治療法にもなる。時々小児から「あれッ，今日はポンポンしてくれないの？」と不満の声を聞くことがある。忙しい中，アトピー性皮膚炎のような皮膚疾患ではわざと腹診をしないことも少なくない。小児はスキンシップを求めていることを改めて思い知らされることも多い毎日だ。温かい手でそっと触れるだけでもよい。気と気が通じる一瞬だ。

　また，乳児にはアイコンタクトも必要だ。こちらが乳児の目をジッと見ていると相手も同じようにジッとこちらの目を見る。その時ニコッと笑うと安心した表情をする。こういった仕草で相手を安心させることから診察が始まる。また，アトピー性皮膚炎の子供の皮膚は必ず触れる必要がある。勿論，皮疹の状態をよく知るための作業だが，著者はしばしば相手の手を持ってきて著者の腕や顔を触らせる。その時，「先生はチョコレートも食べないし，スナック菓子も食べない。だからこんなにツルツルなんだヨ」と言って食事指導をする。加えて「チョコレートを多く食べると歯に歯虫，皮膚にカイカイ虫が出てくるから気をつけようネ」というと，それも一つの有効な食事指導となる。

　著者はよく小児の肩を揉むようにしている。最近の小児は知らず知らずのうちに肩をこらしてい

る。テレビ，テレビゲーム，パソコン，携帯電話といった，眼を疲れさせる電磁波を発する機器に囲まれた日常生活の蓄積が肩こりにつながっている。このような日常が視力低下，慢性頭痛，イライラ感の大きな発症原因になっていることが親子共々分からなくなっている。こんな時，軽く肩を揉んで母親に同じようなことをするようにアドバイスをする。昔の童謡と主人公が逆さまになった昨今の現象だが，これも親子のささやかなスキンシップの一つと考えてよい。厳密な意味での背診は小児にないが，学童は背中から腰にかけてかなり硬くなっていることが多い。少し手荒な揉み方をすると痛がるが，このように腰痛の予備軍のような状態になっている小児も多い。

小児科医の眼 著者は率直に言って小児の脈診はできない。また日常の臨床でも殆ど考慮していない。その他の切診は，患児とのコミュニケーションを十分にするという意味でとても大切なことだと考える。診断は即治療につながる。肩こりなどは常習頭痛の誘因ともなるので常にボディタッチの心がけは大切である。切診は漢方のみならず一般の小児診療でもお互いのスムーズな診療につながることを銘記しておけばよい。

〔小児指紋〕

中医学に独特の診察法がある。小児指紋は3歳以下，特に1歳以下の小児に見られる。それ以上の子供ではそれほどハッキリしなくなり，大人では殆ど観察出来なくなる。そのため乳幼児専用の診察法である。
小児指紋とは小児の第2指（人差し指）の手掌面に，手掌の方から，指先に向かう一筋の脈絡である。手太陰肺経の1分支であるが，実質上は一つの小静脈である（図7）。
手掌の方から指先の方に向かって，各関節毎にそれぞれ「風関」「気関」「命関」と名付けられている。
検査は，自分の人差し指の先で，患者の風関から命関に向けてなぞるようにして診ると，よく観察することができる。
指紋の診察は，長短，色，浮沈及び鬱滞しているかどうかの4つの方面を診る。
①色：鮮紅色は外感，風寒，表証である。紫紅色は風熱である。紫黒色は重い熱証である。青色は風証か痛証を意味する。
②長短：指紋が風関にあるのは軽症で，気関に達するのは病勢が重いことを意味する。命関まで至ったものは危険状態で，心不全の状態である。
筆者の経験でも，小児の気管支肺炎で，心不全に陥ると，指紋は命関を越えてよく見えるようになる。そこでジギタリス療法，利尿，酸素吸入などの治療を始め，好転してくると，指紋は命関⇒気関⇒風関へと下がってくる。であるから，指紋が命関に至るとジギタリスを用いる，との指標としても便利である。昔は命関を越えると，危篤宣言の目標とし，匙を投げたそうである。
③浮沈：指紋が皮下に浮いて見える場合は，病邪が表在していると診てよい。深く，見え隠れしている場合病邪は深層に至っていると診るべきである。
④淡滞：淡とは，血管が細く淡く見えることを言い，虚を意味する。
太く鬱滞しているように見えるのが滞で，実を意味している。
上記のように，指紋の浮沈は表裏を，色は寒熱を，長短は軽重を，淡滞は虚実を判断する。
3歳以下の子供では脈診がしにくいので，脈診に代わって指紋により病気の状態を推察すると便利である。

（張先生の原文）

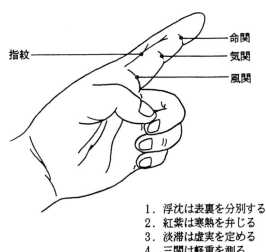

1. 浮沈は表裏を分別する
2. 紅紫は寒熱を弁じる
3. 淡滞は虚実を定める
4. 三関は軽重を測る

図7　小児指紋の診察

3．小児の薬物治療

1）小児の薬物治療の特殊性

(1) 小児の薬物動態

小児の場合，薬物投与の際，注意を必要とするのは新生児・乳幼児である。

イ．未熟な腎機能のため，腎からの排泄が遅い。

ロ．肝臓における薬物代謝活性が低い。

ハ．脳血管関門が未熟なために薬物が脳に入りやすい。

ニ．薬物に対する作用部位の感受性が高い。

などの理由により，成人と異なる薬物となるため，この時期は薬物投与に関して慎重な投与が要求されている。

漢方薬に関しては，現在，体内動態が十分に解明されていない。しかし，漢方薬は一般に小

表16　小児薬用量

一般名	用法・剤型	成人薬用量	小児薬用量
五苓散	エキス顆粒	6.0g〜7.5g	乳児　−/ 幼児1.0g〜3.0g/ 学童3.0g〜5.0g
柴胡清肝湯	エキス顆粒	7.5g〜9.0g	乳児　−/ 幼児2.0g〜4.0g/ 学童4.0g〜6.0g
柴朴湯	エキス顆粒	7.5g〜9.0g	乳児　−/ 幼児2.0g〜4.0g/ 学童4.0g〜6.0g
十味敗毒湯	エキス顆粒	6.0 〜7.5g	乳児　−/ 幼児2.0g〜4.0g/ 学童4.0g〜6.0g
小建中湯	エキス顆粒	12g〜27g	乳児4.0g/ 幼児4.0g〜9.0g/ 学童9.0g〜15g
小柴胡湯	エキス顆粒	6.0g〜7.5g	乳児　−/ 幼児2.0g〜4.0g/ 学童4.0g〜6.0g
小青竜湯	エキス顆粒	6.0g〜9.0g	乳児　−/ 幼児2.0g〜5.0g/ 学童5.0g〜9.0g
大柴胡湯	エキス顆粒	6.0g〜7.5g	乳児　−/ 幼児−/　　　学童4.0g〜7.5g
人参湯	エキス顆粒	6.0g〜7.5g	乳児2.0g/ 幼児2.0g〜4.0g/ 学童4.0g〜6.0g
麻杏甘石湯	エキス顆粒	6.0g〜7.5g	乳児　−/ 幼児1.0g〜4.0g/ 学童4.0g〜6.0g
抑肝散	エキス顆粒	7.5g	乳児2.0g/ 幼児2.0g〜4.0g/ 学童4.0g〜6.0g

（松平隆光『小児薬用量』，実践小児診療，S357，日本医師会雑誌，Vol.129，No.12から引用）

表17　von Harnak の換算表

年齢	未熟児	新生児	3ヶ月	6ヶ月	1 年	3 年	7 年 6ヶ月	12 年	成 人
薬用量 (小児/成人)	1/10	1/8	1/6	1/5	1/4	1/3	1/2	2/3	1

・漢方薬の投与量もほぼ現代小児医療の方法に準拠すれば良いが，血中濃度を測定しながら服用する方法は確立していないため，あくまでも経験的なものとして捉えればよい．
　一般にエキス剤では体重換算すると，0.1g 〜0.2g/kg になる．
・従来のものは未熟児，新生児の項が無かったが，その後追加されたのでこれを換算表とした．

腸から回盲部にかけて腸内細菌により資化されて腸管から吸収され，血中に入って有効性を発揮すると言われている。

残念ながら現在のところ，漢方薬の適切な小児量は定まっていない。一般に西洋薬も小児の体表面積から算出するvon Harnakの方法（表17）が用いられているので，著者はほぼそれに従った適

切な薬用量を用いている。なお，参考までに現在一般化されている小児の医療用漢方製剤の薬用量
を表16に載せてみた。

小児科医の眼　　小児科医は，ある意味で小児の体質に守られると言ってもよい。成人
だと漢方に限らず，西洋薬の副作用（副反応）に常に悩まされるが，小
児ではこういった現象はかなり少ない。と言っても，新生児・乳児期に
投与する場合は細心の注意が必要だ。

2）漢方薬の反応—小児と高齢者の違い—

　気管支拡張剤を小児に使う場合，成人の体重や体表面積から考えても，比較的多くの量を使うこ
とが多い。しかし，小児で動悸，不眠など，これらの薬物の副作用が現れにくいことは小児科医が
誰しも経験することである。同様に，小児は麻黄に対して過敏な反応が現れにくい（表18）。麻黄
湯，麻杏甘石湯，葛根湯，小青竜湯などの麻黄剤では，小児でも食欲低下，便秘や下痢は時に見ら
れるが，動悸，不眠，興奮などの循環器，神経症状は極めて少ない。逆に，成人や高齢者では，麻
黄剤（麻黄を含む方剤）には細心の注意が必要である。しかし，地黄では反対の現象が見られる。
高齢者は地黄に強いが，小児，若年者は過敏で食欲低下，下痢，便秘などの消化器症状が現れやす
い。修治した加工附子（加工附子末，炮附子末，修治附子末）は，副作用は殆どない。しかし，小
児では附子を必要とする病態が生じにくいので，使う必要は殆どない。八味地黄丸から附子と桂皮
を除いた物が六味地黄丸だが，銭乙が六味地黄丸（出典：『小児薬証直訣』）を作った背景には，
小児は補陰（陰液の不足を補う）が必要であって，八味地黄丸のように桂皮，附子のような補陽
（陽気の不足を補う）を必要とする生薬は不要であり，却って害になるからという理由で創製され

表18　漢方薬の反応—小児と高齢者の違い—

生 薬		小児（若年者）	高齢者
麻 黄		比較的大量を使用出来るが，虚証には注意が必要．時に食欲低下，便秘を来すことがある，稀に興奮することがある．	副作用が起こりやすい： ・狭心症・心筋梗塞では要注意 ・排尿障害（前立腺肥大症）の可能性 ・胃腸障害に注意 ・不眠・動悸・興奮などが起こりやすい
例	感冒など	麻黄湯，葛根湯，小青竜湯，他	麻黄附子細辛湯は例外
	関節炎	越婢加朮湯，薏苡仁湯，他	桂枝加朮附湯などの非麻黄剤が適している．
地 黄		副作用（副反応）が起こりやすい： ・胃腸障害 ・皮膚症状（蕁麻疹）	よく適している： 　八味（地黄）丸（補益） 　当帰飲子　　（潤肌） 　潤腸湯　　　（滋潤）
附 子		原則として使用しないが，加工附子末を少量使うことは可．	副作用が出にくい．真武湯，八味（地黄）丸のように附子が必要な例が多い．
大 黄		よく反応するが，腹痛，下痢が起きやすい．	滋潤作用のある生薬と併用（麻子仁丸，潤腸湯など）．

たとされている。

小児科医の眼 著者のように小児科医からスタートし，現在，内科，皮膚科疾患まで幅広く診療している立場から初めて分かるが，小児（特に幼児から学童前半期）の薬物の副反応，副作用は極めて少ないことが分かる。成人の虚証ばかり診ていると，連日薬に対する苦情の電話に悩まされるが，こういった光景は小児医療の現場ではめったに見られない。

3）小児の服薬指導

　小児が漢方薬を飲んでくれるだろうか，飲まない場合はどうすればよいか，生後何ヶ月から飲ませることができるのか，服用量はどうすればよいか。これらの疑問は，小児の漢方治療を始めるに当たって誰しもが持つ素朴な疑問だ。現在でこそ，小児の西洋薬は大半がドライシロップタイプになって，患児に薬を拒否されることは大変少なくなったが，著者が小児医療を始めた35年前には，現在のような苦みが少なく，甘く飲みやすいドライシロップタイプの薬は皆無だった。当時は，抗生物質のカプセルを外して中の薬を取り出し，砂糖やハチミツに混ぜたり，嫌な顔をする赤ちゃんの口の中に無理やり薬を付けた指を入れたりして，服用にはそれなりの苦労をしていた。まだ「薬は苦い物だ」という意識が一般的だったので，母親も子供と一緒に必死になってこれらの薬を飲ませていた。一方，「漢方薬は苦い物」と割り切っていても，現実にはそう簡単に事は解決しない。著者自身の経験も踏まえて，これからの服薬指導をどうすればよいのか述べてみたい。

　小児は，大きく年代別に三つの層に分かれる。0歳から2歳頃までの「乳児期」，その後の「幼児期」，小学生からの「学童期」。このうち，薬に敏感な年齢層は「幼児期」である。乳児，中でも0歳児は案外薬を飲ませやすく，特に赤ちゃんに初めから漢方薬を飲ませている場合は，彼らに薬という認識もないし，却って漢方薬の味に慣れ親しんでいるせいか，継続することにあまり困らないことが多いものだ。詳しくは別項目の表20に掲げておいたので，それを読んで戴くが，漢方薬に慣れてくると，甘味が強過ぎるドライシロップタイプの薬の方を嫌がる乳児も少なくない。現に著者の子供も大半が漢方薬で育ったので，高熱の時にドライシロップの抗生物質を飲むのを嫌がって随分苦労した経験もある。著者の外来では，現在，発熱してもどんな状況でも，まず「漢方薬を下さい」という母親が少なからずいるが，患児の大半は乳児期からアトピー性皮膚炎や虚弱児のために，長期間にわたって漢方薬を飲んでいるため，却ってその味に慣れ親しんだ子供が多い。正に「三つ子の魂百まで」の諺の通りのようである。

　ところが，2歳頃になって自我が目覚め，第一反抗期に入ると，服薬を拒否するケースにしばしば遭遇する。この頃から幼稚園の年中児位までは，服薬させることが最も困難な年齢層になる。このような状況の中で，著者は母親のニーズに応じて様々な対応をしている。例えば，これまでよく漢方薬を飲んでいたのに，周囲にお菓子などの甘い物が増えて，「漢方薬は苦い」とか「まずい」と言い出した場合には，無理やり服薬を強要しない。アトピー性皮膚炎の程度がひどい場合でも，まずスキンケアなどの外用療法にウエイトを置き，ひとまず漢方薬の服用については休戦状態に入

ることにしている。その場合は，いずれまた服用を再開することを患児と約束して別れ，やがて薬を飲むことの意味が十分に分かるようになる幼稚園の年長児位まで待っている。しかし，症状の悪化などで患児の苦痛が強い場合は，漢方薬で効果が見られることを強調して服用を勧めるが，その場合でも全部成功する訳ではない。

　初めて来院して漢方薬を飲むことが決まった場合には，著者はおもむろに三つの薬の袋を取り出す。一つは甘麦大棗湯，一つは小建中湯，もう一つは葛根湯だ。甘麦大棗湯は，甘草，小麦，大棗と甘い生薬ばかり入っているので，苦味も少なく，誰しも飲める。小建中湯と葛根湯はいずれも桂皮の香りがして，これを好む小児には服用拒否はさほど多くない。ところが，その小建中湯を嫌がる子供も時にはいるし，葛根湯の香りを嫌がる場合でも，用意しておいたミルクココアと葛根湯を混ぜてスプーンに取り，母親から直接患児になめさせてもらう。何といっても，甘いミルクココアを嫌がる子供は殆どいないので，そこではまず喜んで飲んでくれる。もっとも，家に帰ってから出た処方が違う場合，そこから拒否されることもある。ココアやアイスクリーム，シャーベットのような甘い物を薬の服用に使うことは，ある意味では著者の日頃の食事指導と矛盾することもあるが，これは止むを得ない苦肉の策であることを予め母親に了解してもらっておく。

　ところで，最近の若い母親の中には，自分が漢方薬を飲めないのに子供に強要することがあるが，これもいささか問題だ。やはり子供は親の背中を見て育つので，「お母さんも頑張っているので，あなたもこれを飲みなさい」と叱ることも時には必要なのだ。

　服用についての基本的なことはこれまでに述べたが，一番大切なことは，母親自身に「我が子に漢方薬が是非とも必要である」ということを十分認識してもらうことだ。私たちが「ついでに漢方薬を出しておきます」といっても，思うような結果は得られない。せいぜい，「この子は漢方薬を飲まないので困りました」という決まりきった答えが返ってくるのが関の山だ。勿論，状況に応じてだが，「漢方の服用が是非とも必要だ」ということを，保護者と患児に十分説明した上で処方をすることが大切である。この場合は，患児が初めは嫌がっても，そのうちに苦もなく飲めるケースも稀ではない。いずれにしても，成人と違って小児は服薬の面で大変苦労するが，服用後，思った通りの改善効果を見れば，そんな苦労も吹っ飛んでしまうのだ。

小児科医の眼

どんな状況であれ，創意工夫と忍耐，そして薬を飲まないからといって，決して患児や母親を叱ってはならないというポリシーを持っていないと，上手な服薬指導はできない。漢方薬に関しては，医師自身が「喜んで楽しく飲む」といったパフォーマンスを直接示すことも必要だ。

4）薬を飲まなくなった場合の対応

　患児の症状が安定してくると，それまで必死になっていた漢方薬の服用がおろそかになりがちである。成人では1日3回の服用は決して難しくないが，それでも苦痛が少なくなった分だけ服用回数が徐々に減ってくるのはよく見かける光景だ。このことは小児でも同様で，長期間の服用が必要な慢性疾患では特にその傾向が強く見られる。しかし，その場合でも定期的な服用を強要する必要

はない。数ヶ月か1年の服用である程度の症状が安定すれば，多少服用を中断しても元の疾患が以前と同様に悪化することはまずない。患児は苦笑いしながら気恥ずかしそうな表情をしてそのことを著者に言うが，そこでは決して怒ってはならない。「『一日一善（膳）』ということもあるから」とジョークを言って，ワクチンのブースター効果を例にしながら，「服用をゼロにしないように」と軽く注意すればよい。気管支喘息におけるテオフィリン徐放製剤と漢方薬の内服はこの点が異なる。漢方の場合，長期服用を中断しても，その後，相当長期間にわたって効果が持続することは漢方治療を経験した者ならよく分かって戴けるが，ここが西洋薬との違いになるのであろうか。再び症状悪化の兆候が出てくれば，当方が忠告しなくても，バツの悪そうな顔をしながら，再び薬を取りに来て，服用を始めることが多い。よく「いつまで漢方薬を飲めばよいのだろうか」と質問を受けることがあるが，あくまでケース・バイ・ケースで良いと思う。ただし，長期に服用すれば，必ず免疫力のアップにつながることを話して，著者はできるだけ長期間服用させながら，患児の様々な変化を観察するように心がけている。

小児科医の眼　「薬を飲まなくなったら，まず喜ぶべきだ」というのが私のポリシーだ。体に合わなくなった，証が変化した，体が薬を必要としなくなった，などの重要なサインだからだ。この点は西洋医学といささかニュアンスが違う。患者（児）が必要とすれば，「また飲みたい」と向こうから再びやって来るので，飲まなくなった場合はそれ以上深追いする必要はない。

5）漢方薬の飲み方

　漢方薬は原則として食前，食間に服用することが多い。しかも，何々湯といわれるように，もともと多くの漢方が煎じ薬であり，湯液の形で服用するという意味からすれば，エキス剤も一旦お湯で溶き，湯液の形に戻した上で徐々に服用すべきである（表19）。

　このように，湯液の形に戻すことによって，消化管からの吸収がよくなり，所定の薬効が得られやすくなる。

表19　漢方薬の飲み方のポイント

◎食前でなければならないのか？
　麻黄，地黄，当帰，大黄……は胃に障る可能性があるので，朝食前は避け，食後でも良しとする.
◎麻黄剤（葛根湯など）は，就寝前は避けるのが良い. 麻黄剤で興奮して眠れなくなることがある.
　補中益気湯や十全大補湯の補剤でも却って興奮して眠れなくなることがあるが，これを経験した人だけこの
　服用法を避けた方が良い.
◎熱湯に溶いて，冷まして飲むのがベター.
◎状況に応じて飲む. 五苓散，黄連解毒湯などは冷服という方法もある.
◎急性期は臨機応変に（第Ⅲ章のかぜの項で詳しく述べる）.

小児科医の眼　著者は，「『薬』は草かんむりに『楽しい』とか『楽になる』との意味だから，もっと気楽にケースバイケースの飲み方でよい」と常に患者（児）に話している。薬を飲むことが苦痛になると，食事を摂ることが

苦痛と同じになるので，効くものも効かないと考えている。いかに気楽に飲ませるか，言うは易く行うは難しではあるが……。

6）子供に漢方エキス剤をどうやって飲ませるか

漢方が良いことは分かっても，果たして子供は飲んでくれるのだろうか，どうすればうまく飲ませることができるのか。こういった不安はいつまでも付きまとう。著者も例外ではない。しかし，先ほども述べたように，様々な工夫も必要だし，表20のような別の飲ませ方の工夫をすることも大切だ。

表20　子供に漢方薬を飲ませる工夫

- 少量の水で練って，上顎に付ける．その後，すぐ甘い物を与える．
- 他の甘い薬と合わせて水で練り，口の内側に付ける．
- エキス剤を直接口の中に付けて（新生児〜乳幼児），その後，母乳かミルクを飲ませる．
- 薬を飲んだ後，口直しに食べたり飲んだりさせる．
- カプセルに入れる（量が多いと不可能）．
- オブラートに包む．
- 一口で飲めるようにする．
- 甘い物と混ぜて与える．
    例：ハチミツを入れる．
        ココアと混ぜてそのまま舐めさせる．
        アイスクリームやシャーベットに混ぜる．
        水に溶かして砂糖を混ぜる．
        プルーンエキスに溶かして飲ませる．
        お湯に溶かしてジュースと混ぜる．
        クッキーに練り混む．
        ミロに混ぜる．
        カルゲンエースに混ぜる．
        ポカリスエットに混ぜる．
        漢方ゼリー，菓子を作る．
- 熱いお湯に溶いて冷ましてから飲む．
- ぬるま湯に溶いて飲む．
- お湯で溶いた後，氷を入れて飲む．
- お湯で溶かず，そのまま飲む．
- 口に入れてからお湯を飲む．
- 牛乳で飲む．
- 少しのお湯で溶いて一気に飲み，その後，ジュースを飲む．
- 息をせず，一気飲みする．
- 誉めて飲ませる（「お兄（姉）ちゃんになったよネ」）．
- 諭す（「良くなるヨ」と言い聞かせる）．
- お母さん自身が手本を示す．
- 注腸する（五苓散などの例があり，別の項で詳しく述べる）．

小児科医の眼　小児科医ならずとも，医師にとっては「子供に薬をどうやって飲ませるか」，「どうしたら子供がうまく飲んでくれるか」は永遠のテーマだ。これについては，結局，創意工夫しかない。

7）エキス剤と煎じ薬

漢方薬には，剤型としてエキス剤と煎じ薬がある。医療用漢方製剤の多くはエキス剤だが，現在，

生薬の大半も保険に収載されているので，自由に処方することができる。

しかし，生薬治療は，

イ．より奥深い技術を必要とする。

ロ．煎じるのに手間ひまがかかる。

ハ．合方の場合は生薬数，処方量が多くなる傾向がある。

などの問題があり，イ，ハは医師・薬剤師の側から，ロは患者の側から敬遠されがちである。

また，保存，管理，保険点数などの様々な問題を抱え，実際の診療ではエキス剤を扱っている医師・薬剤師が大半で，生薬治療をしている者は全体の５％にも満たないといわれている。小児治療になるとこの比率がもっと下がるはずである。

著者は，小児に関しては難治性疾患には生薬治療を行っているが，必ずしもエキス剤に比べて飲みにくいということはないようだ。臨床効果は難治性疾患ほどその差が出ると考えている。現実に，当院で生薬治療をしている患者は，癌，関節リウマチ，膠原病，その他の難治性神経疾患，難治性皮膚疾患に限られている。著者は，小児の大半の疾患にエキス剤を使っているが，一般の小児科医ならエキス剤で十分対応できると思っている。また，服用量からすれば，小児の煎じ薬はエキス剤に比べるとどうしても多くなりがちで，十分飲み切れないというのが現実だ。漢方専門でなければ，小児に関する限りエキス剤で十分効果を上げられる筈なので，まず，エキス剤を駆使すれば十分ではないかと考えている。

小児科医の眼　現実の小児医療では，エキス剤で十分に効果が見られる。よく「煎じ薬でないと十分効果がない」と専門家風を吹かす人もいるが，要はエキス剤の運用をどうするかということがキーポイントになる。小児疾患の90％はエキス剤で十分対応が可能だ。

８）エキス剤の合方の方法

新たに漢方治療を始める人の場合は，まず単方（一つの方剤）から始めるのが常道である。患児の反応から一つの処方の持ち味というか，特徴を知ることもできるし，逆に，証に会わなかった時の副反応を知ることもできる（複数の処方の場合，方剤の反応が分からない場合が多い）。

しかし，少し漢方診療に慣れたり，治療技術が向上してくると，複数のエキス剤の組み合わせ（合方と言う）ができるようになってくる。この場合，合方の原則はあるが，問題はその量をどうするのかである。一般にエキス剤の場合，保険上の最大投与量が規定されている。二つ以上の処方の場合，各処方は最大投与量（満量処方とも言う）を投与する必要はない。最大投与量の各３分の２程度で十分である。合方に関して大切なことは，各処方中の重複した生薬が適量になっていないかどうかをきちんと知っておく必要がある。例えば，麻黄，甘草，地黄，大黄，人参などは，一般に種々の副作用も出やすいので注意が必要である。

証が合っていれば，多少，量が少なくても生体内では十分に反応することもあり，その場合は満量にする必要はなく，各２分の１程度でも十分である。

小児の場合，量が多くなって却って飲ませづらいということもあるので，たいていの場合は合方の必要はない。しかし，著者は小児でもアトピー性皮膚炎，気管支喘息，アレルギー性副鼻腔炎などのアレルギー性疾患にはよく合方治療を用いている。

漢方では本治方と標治方があり，前者を体質改善の目的で，後者を対症療法として用いることが多い。単方より治療効果を確実に上げることができるので，こういった目的に沿った方法として合方を行っている。この合方に関しては，各論のそれぞれの疾患治療の項でも述べているので参考にされたい。

小児科医の眼 　初心者は最初から合方処方をする必要はない。合方は治療上のテクニックの一つである。しかし，アトピー性皮膚炎や少しこじれた病態には，単方ではなかなか処理できないのも事実だ。技術上のセカンドステップとして合方治療を考えて戴ければよい。

9）西洋薬と漢方薬の併用療法について

著者の外来では，実際，両者の薬を同時に服用している例はかなり多い。アトピー性皮膚炎では，漢方薬と抗アレルギー薬，抗ヒスタミン剤，気管支喘息では，これらに加えて気管支拡張剤，感染性疾患では，抗生物質，抗ウイルス剤など，日常の臨床では数限りない。

現在，両者の相互作用で問題となっているのは表21に記載されているもので，小児では殆ど問題にならない物ばかりだし，著者も両者の併用で，特に副作用を経験した例は記憶にない。逆に，抗生物質と柴胡剤，抗ウイルス剤（タミフルなど）と麻黄剤，ステロイドと柴胡剤など，西洋薬固有の副作用を軽減したり，作用そのものを増強したりすることが多く，むしろ好ましいことが多い。例えば，慢性副鼻腔炎の辛夷清肺湯（合小柴胡湯）と少量の抗生物質との併用は，抗生物質単独よりも，より効果が見られることを経験しているし，ネフローゼ症候群における柴苓湯とステロイド剤の併用も同様である。

現在，相互作用のデメリットばかりが強調されることが多いが，少なくとも漢方に関していえば，

表21　西洋薬と漢方薬との相互作用

1)併用禁忌	小柴胡湯とインターフェロンの併用（間質性肺炎が現れる）．
2)併用慎用	麻黄を含む漢方製剤とエフェドリンを含有する製剤，モノアミン酸化酵素（MAO）阻害剤，甲状腺製剤，カテコールアミン製剤，キサンチン系との併用（不眠，発汗過多，頻脈，動悸，全身脱力感，精神興奮などの症状が現れやすくなる）．
3)併用注意	a．甘草を1日量2.5g以上を含有する漢方製剤とフロセミド，エタクリン酸，チアジド系利尿剤との併用． b．2.5g以上の甘草を含有する漢方製剤—エキス剤のみ（医療用）． 　　黄連湯，甘草湯，甘麦大棗湯，桔梗湯，芎帰膠艾湯，人参湯，桂枝人参湯，五淋散，炙甘草湯，芍薬甘草湯，小青竜湯，排膿散及湯，半夏瀉心湯． 甘草2.5g未満を含有する漢方製剤においても，グリチルリチン酸及びその塩類を含有する製剤との併用は偽アルドステロン症が現れやすくなる．

（原敬二郎『入門漢方医学』，南江堂，p.137, 2002年．から引用）

逆の例がかなり多い。小児の場合ではないが，癌の化学療法と漢方との併用については，その効果が顕著に現れる。小児の場合の相互作用は今後の研究課題でもある。

小児科医の眼　西洋薬と漢方薬の併用は，実際の医療では大変多い。著者は，例外を除けば，両者の併用は圧倒的にメリットが多いと自身の経験から考えている。生体にやや攻撃的な西洋薬であればあるほど，漢方薬を併用することに十分な意義を見出すことが出来る。

そろそろ「漢方だ」「西洋だ」との垣根（バカの壁）を取り除くことも必要だ。

10）診察室に常に備えておくとよい漢方処方

著者自身がかぜを引いたり，花粉症に罹ったりした時に，手際よく漢方薬を服用して症状を悪化させずに済んでいる。また，当院のスタッフにも同様に，「漢方は早めに多めに服用を」と常に説いている。タイミングさえ良ければ，意外と早く効果が現れることが多い。勿論，急性の患者にもよく使う。悪寒の強い高熱があれば，補液をしながら麻黄湯を多め（2包〜3包）に服用させると，悪寒が早く取れて発汗してくるので，患者は楽になる。また，五苓散，麻黄附子細辛湯の即効性に，患者本人のみならず，スタッフも一様にその効果に驚くことがある。そういうフレッシュな経験をする意味でも手元に10処方程度の処方を用意しておくとよい（表22）。この中で著者は，葛根湯，麻黄湯，桂枝湯などは桂皮末を予め1.0g入れて予製をしている。また，麻黄附子細辛湯も加工附子末，修治附子末を同様に1.0g入れておく。小青竜湯も花粉症用には1.0g入れておく。これらはいずれも原方の効果をより強くするための方法である。

表22　診察室に常に備えておくと良い漢方処方

漢方処方名	適応症状の例
芍薬甘草湯	腹痛……
甘草湯	腹痛，咽頭痛……
桔梗湯	咽頭痛……
五苓散	嘔吐……
麻黄湯	悪寒を伴う高熱……
麻黄附子細辛湯	悪寒のみ，鼻汁，鼻閉……
川芎茶調散	頭痛……
葛根湯	風邪の初期……
柴胡桂枝湯	風邪一般……
小青竜湯	鼻汁，鼻閉……
黄連解毒湯	鼻出血……
安中散	胃の痛み……

これらの生薬末はいずれも薬価に収載されているので，保険の問題はクリアできる。エキス製造過程で気剤としての効果が減弱するため，それを増強する方法として桂皮末を加えている。いずれもある程度オリジナルのものだが，既製メーカー品よりも概ね好評である。

小児科医の眼　これらの処方は，即効性を確かめるためには大変有用である。医師自身のみならず，患者（児）も実際に服用してから効果が現れるまでの時間が比較的短いので，大変驚かれることもある。

4．副作用（副反応）が出た場合の対応

1）解説と対応方法

　成人を普段からよく診ているので，毎日1件以上は必ず服用した時の副反応の相談がある。後でも述べるように，これが本当に漢方薬そのものの副作用であるか否かを断定することは大変難しい。

　そこで，著者がとっている対応策は次のようである。

　イ．服用方法の変更で，症状の軽減，消失が考えられる場合。

　　食前，食間を食後に服用してもらう。特に朝食前のトラブルの場合は必ず朝食後に服用してもらう。

　ロ．湯に溶いて服用した時に副作用が出た場合，やや多めの水でエキス剤を飲んでもらう。

　ハ．量が多いための反応が考えられる場合は，指示量の半分量を服用してもらう。初診患者向けのパンフレット（次々頁）にもその旨を書いてあるので，それを読んで対応してもらうことにしている。

小児科医の眼　患者（児）は，服薬後に起きた現象をすぐに薬のせいにしたがる。医師・薬剤師は全くその逆である。自分のした行為を否定されるようでいい気持ちがしない。そこを十分に考え，事実をよく見極めて冷静な対応をする必要がある。

2）副作用の症例検討

〔症例1〕

患　児　5歳，女児。

主　訴　顔面の発疹。

現病歴と経過　軽いアトピー性皮膚炎とアレルギー性鼻炎があり，小青竜湯とタジベールを投与したところ，顔面の発疹が強くなり，口唇が腫脹した。服薬を中止したところ，口唇の腫脹はなくなったが，顔面の発疹の消失には時間を要した。

〔症例2〕

患　児　1歳，男児。

主　訴　喘鳴，発熱しやすい。

現病歴　生後1ヶ月目，肺炎で入院。3ヶ月目，急性気管支炎で入院。6ヶ月目，肺炎で入院。上記の如く感染を繰り返すため，漢方治療を開始。

現　症　体重7.1kg。小青竜湯を投与。

経　過　3週後，体重8kg。食欲はよくなるが，服用後3日目頃より元気がなくなり同様のことを繰り返すため，これは麻黄の副作用と考え，小建中湯に転方。1年後，体重9.5kg。経過良好。

解　説　小児でも時に麻黄剤による副作用を経験することがある。一般に食欲不振，便秘などの胃腸症状が最も多いが，漢方薬疹と考えられる例も少数ながら経験する。小児の麻黄剤では，小青竜湯が最も多く使われる処方なので，本方を使うときは副作用の可能性のあることを親に予め話しておくとよい。麻杏甘石湯，麻黄湯，葛根湯の麻黄剤に関しても同様であるが，成人に比べてこれらの副作用はそれほど多いものではない。

3）証が合っているか合っていないか

漢方では，薬を処方した後の効果判定（証の判定）をどのようにすればよいか，それぞれ治療者の判定に委ねている場合が多い。一般の薬の場合，降圧剤や鎮痛剤では直接に効果判定をするか，患者の反応を聞くか，あるいは検査データで比較するかなどの方法をとるが，漢方の効果判定をどうするか。

著者自身は表24，25，26のように考えて対応している。ただ，これをそのまま小児に当てはめることはできない。

やはり，きちんとした経過観察をして，最終的な判断をするより他に方法はないと考える。

表24　処方した方剤の証が合っている場合

概ね服用した患者から，次のような反応を得ることが多い。
- 何となくよいような気がする。
- 香りや味がよい，美味しい。
- 服用後，体が温まるし，気分が落ち着く。
- 尿がよく出る，回数も多くなるが量も多い。
  便通がよくなる，腹がスッキリする。体が軽くなる。
- 汗がよく出るようになる，汗がよく止まるようになる。

表25　処方した方剤の証が合っていない場合

概ね服用した患者から，次のような反応を得ることが多い。
- 何となく気分が落ち着かない，目が冴える。
- 嘔気がして飲めない。
- 腹痛，下痢，便秘，食欲不振などがひどくなる。
- 尿の出が悪くなる。
- 皮膚が痒くなる，発疹が出る。
- 体が冷える。
- 動悸がする。

表26　処方した方剤の証が合っているかいないか，どちらとも言えない場合

概ね次のような反応があるが，実際には今後どのような対応をすればよいか判断に迷うことも多い。
- 一時的に下痢したが，その後はなくなった。
- ニキビや湿疹が服用後しばらくの間ひどくなったが，その後はしばらくして治まった。
  （この場合は証が合っている場合が多い）
- 月経量，月経痛が今までになくひどかった。
  （合っている場合も多いので，この場合は1～2ヶ月間継続してもよい）

小児科医の眼　あくまでも，服薬した患者（児）がどういう反応をしたか，ありのままを見たり聞いたりする態度が必要で，医師の思い込みはできるだけ避けることが大切だ。起きた事実は素直に事実として受け止め，じっくり考察した時，投薬した処方が患者（児）に本当に適切か否かが分かってくる。

4）証によらなくても効く漢方治療

初めて漢方治療に取り組む時，最初に抵抗感を覚えるのは，漢方特有の考え方（陰陽虚実など）と「証」の問題である。現実の小児医療では，一定の作業を終え診断すれば，治療に至る過程はさ

ほど難しくはない。しかし，漢方は「治療の拠り所となる『証』をしっかり把握しなければ，治療が誤った方向に向かう恐れもある」といわれているため，つい敬遠しがちとなる。

ここでは著者の経験を中心に，漢方や漢方の理論をあまり知らなくとも，手軽に漢方の良さを知ってもらい，これをきっかけに少しでも日常の臨床に漢方を応用してもらうことを目的として，その実際を述べてみたいと思う。

(1) 漢方診療で大切なこと

先ほども述べたが，漢方診療を始めるに当たって，初心者は次のようなことを心がけながら，治療に取り組めばよいのではないかと考えている。

イ．できるだけ身近にある疾患を対象に選んでみる。

ロ．まず自分で漢方薬を飲み，家族やスタッフにも輪を広げてみる。

ハ．2,3 の使いやすい処方を作り，できるだけ臨床に応用して慣れ親しんでみる。

ニ．漢方診断，つまり「証」を知らなくとも効果のある漢方治療をまず手始めに手がけてみて，その意味を確かめる。

以上のことに留意しながら，まずは治療を実践してみるとよいのではなかろうか。

(2) 感冒性嘔吐下痢症と五苓散

小児の診療で，季節を問わずしばしば遭遇する身近な疾患である。特に，冬の嘔吐症は頻回に嘔吐する場合が多く，治療に難渋することが多い。

著者は，西洋薬の鎮吐薬や坐薬を殆ど使ったことがない。まず，五苓散をファーストチョイスに用いている。また，これを飲ませても嘔吐したり，状況によっては吐気が強く飲めないこともあったりするので，その場合は「注腸」という方法を取る。五苓散が効く嘔吐の状況は，主として次のような特徴を備えている。

イ．患児が水分を欲しがってガツガツ飲むが，直後に大量かつ頻回に吐く。

表27　小児科でよく使われる漢方薬と使用目的，病態

使用目的	漢方薬	対象となる病態
温剤として	麻黄湯 人参湯	悪寒を伴う高熱 手足の冷え，下痢などの胃腸障害
寒剤として	麻杏甘石湯 小柴胡湯 柴胡清肝湯	喘鳴 原因不明の微熱，感染症状 アレルギー性疾患
気の異常が関連する病態に	抑肝散，甘麦大棗湯，柴胡加竜骨牡蠣湯 柴胡桂枝湯，桂枝加竜骨牡蠣湯 小建中湯 補中益気湯	神経の昂ぶり，夜泣き 緊張のための頭痛や腹痛 虚弱なための腹痛，頭痛，食欲不振，夜尿， 虚弱体質
水滞（毒）が関連する病態に	五苓散 小青竜湯	嘔吐，下痢 鼻水，痰の多い咳，喘鳴

ロ．一般に，嘔吐する時は顔色不良もあれば良好もある。

ハ．嘔吐下痢症の場合は，嘔吐にはよく効くが，下痢には少し効果が薄い。

乳児であれば，エキス剤を１回量1.0～2.0g，幼児であれば1.5～2.5g位を目分量として，直接舐めさせるか，水，湯，生食に溶いてスプーンで少量ずつ飲ませてみる。本方は子供でもそれほど嫌がらない味なので，服用するかどうかについては殆ど問題ない。もし，嘔吐が激しくてこれが困難な場合は，次のような「注腸」という方法を取る。

五苓散を10～20mlの生食かぬるま湯に溶いてよく攪拌し，浣腸器か注射器に入れ，浣腸を行う要領で注腸する。その日に排便がなければ，予め浣腸をして，排便を確かめてから注腸をするとよい。注腸後に液が漏れる心配は殆どない。効果のある場合は，施行後数分～15分後に顔色が良くなってくるし，元気も出てくる。また，お茶などを飲ませても吐かなくなる（別項で詳解してある）。

(3) 五苓散が効きやすいその他の疾患

喘鳴を伴う喘息発作で，軽～中等度の場合，何らかの理由で尿の出が悪い場合，車酔い・船酔いの予防投薬など。

(4) 五苓散が効きにくい嘔吐を伴う疾患

周期性嘔吐症，習慣性頭痛に伴う嘔吐症，尿のアセトンが著明な場合は無効であることが多く，速やかに補液をした方がよい。

(5) 発熱と麻黄湯，桂麻各半湯

小児の診療では，毎日が発熱疾患との闘いである。最近は，インフルエンザやアデノウイルスなどの疾患はスピーディに診断できるようになり，また，抗ウイルス薬の開発により，治療が大変しやすくなっているが，それでも大半のウイルス疾患の治療は抗生物質に頼っているのが現状である。

著者は，小児科医となって35年間，解熱薬をできるだけ使用しないことをポリシーとしてきた。これは漢方の治療原則でもあるし，経験上，解熱薬を使うと却って病気が遷延するということを肌で知っていたからである。

漢方薬を使うと，一時的に却って熱が上昇することが多い。一般に，漢方では体を内から温め発汗させた後，解熱させることが多い。このことを予め家族，特に母親にはきちんと説明しておくことが必要である。著者は体温表を渡して今後の経過を図示し，「このような経過をたどっても朝には必ず下がるから」と説明することにしている。

(6) 反復性臍疝痛

小児の反復性腹痛では最も頻度の高いもので，大半は何らかの原因で起こる腸管の攣縮によるものと考えられている。食物アレルギーなどによるものも含まれているが，比較的予後がよいので，一時的な治療に終始するか経過観察例が多い。

これには，芍薬甘草湯を含む桂枝加芍薬湯，ないし小建中湯が大変よく奏効する。しかも，２,３

第Ⅰ章　小児の特性と診療の進め方　49

表28　「証」を考慮しなくても良く効く方剤

症　状・疾患名	漢方方剤名
1）高　熱	麻黄湯または桂麻各半湯
2）感冒性嘔吐症	五苓散
3）遷延性下痢症	真武湯，人参湯，啓脾湯
4）反復性臍疝痛	小建中湯，桂枝加芍薬湯
5）腹　痛	芍薬甘草湯
6）反復性鼻出血	黄連解毒湯（常用量の1/2 ～1/3 で可）
7）夜泣き，憤怒痙攣	甘麦大棗湯または抑肝散
8）寝ぼけ	柴胡加竜骨牡蠣湯または甘麦大棗湯
9）息止め発作	甘麦大棗湯または抑肝散
10）成長痛	柴胡桂枝湯または桂枝加朮附湯
11）筋収縮性（緊張性）頭痛	柴胡桂枝湯
12）副鼻腔炎による頭痛	葛根湯加川芎辛夷
13）めまい，動悸	苓桂朮甘湯
14）鼻アレルギー	麻黄附子細辛湯，小青竜湯
15）反復性口内炎	黄連湯または半夏瀉心湯
16）咽の痛み	黄連解毒湯のうがい，甘草湯，桔梗湯のうがいと服用
17）口内炎，歯肉炎の痛み	黄連解毒湯の塗布，桔梗湯，甘草湯，立効散の服用
18）喘息性気管支炎	麻杏甘石湯，小青竜湯
19）反復性扁桃炎	小柴胡湯（加桔梗石膏）
反復性中耳炎	小柴胡湯加桔梗石膏（合柴胡清肝湯）
滲出性中耳炎	柴苓湯，小柴胡湯加桔梗石膏合柴胡清肝湯
20）副鼻腔炎による鼻閉，膿鼻汁	辛夷清肺湯，葛根湯加川芎辛夷
21）肝機能障害	小柴胡湯，柴苓湯
22）おむつかぶれ	紫雲膏の外用
23）伝染性軟属腫	薏苡仁湯合五苓散
24）尋常性疣贅	薏苡仁エキス（常用量の2～3倍），十味敗毒湯加薏苡仁エキス
25）凍瘡（しもやけ）	当帰四逆加呉茱萸生姜湯（合桂枝茯苓丸），紫雲膏または紫雲膏とヒルドイドクリーム混合の外用
26）車酔い，船酔い	苓桂朮甘湯または五苓散の予防内服
27）乳児のアトピー性皮膚炎	補中益気湯または黄耆建中湯
28）虫刺アレルギー，固定蕁麻疹	十味敗毒湯
29）ストロフルス	五苓散

（広瀬滋之「『証』によらなくとも効く漢方治療」，小児科診療，2004，9 号[27]）

回の服用だけでもかなり長期間腹痛を見ないことが多い。いずれの処方でも同じように効くので，調剤できるのであればどちらでもよいが，普段から便秘がちであれば小建中湯がよく効き，下痢がちであれば桂枝加芍薬湯が効く。

(7)　夜泣き，寝ぼけ，憤怒痙攣

　これらの一連の疾患は，小児神経症の一種で，性格，体質，育児環境など多くの要因が絡んでいるため，本当の原因はよく分からない。しかも，小児科医は治療手段として何一つ有効なものを持っていないので，親から相談を受けても「様子を見ましょう」とお茶を濁してしまうのが現状だ。
　まず，甘麦大棗湯，次いで抑肝散を用いてみる。甘麦大棗湯は味も甘いので飲ませやすい。抑肝散は「イライラ，夜泣き，キーキー」などに良く効き，ストレスタイプのアトピー性皮膚炎にも応用が効くが，まず漢方薬に馴染んでもらうために甘麦大棗湯を飲ませ，2～3週間で効き目がなければ，抑肝散ないし抑肝散加陳皮半夏にするとよい。

寝ぼけには柴胡加竜骨牡蠣湯が良い。もし本方で効かなければ甘麦大棗湯にしてみる。寝ぼけは「病的であっても病気ではない」と考えられているが，意外と多い日常的な症状だ。ただ，親はこの状況を見ても病気と考えないし，また，小児科医に相談しても的確な答えがないので，それ以上熱心に治療法を聞くことがないのかもしれない。

さて，その他「証を考慮しなくてもよく効く漢方処方」を表28に掲げてみたので参考にされたい。まず手始めにこれらの疾患に漢方治療を試み，効果が見られなかった場合に，改めて「証」の問題を考えてみるとよいのではないかと著者は思っている。

小児科医の眼 漢方診療は理論よりも実践である。そして，漢方が効くという確実な手応えを自身や家族，馴染みの患者（児）で実感することが大切だ。それが漢方診療に踏み込む第一歩である。

5）漢方薬の止め時—いつまで漢方薬を飲む必要があるか—

これは大変難しい問題である。疾患にもよるが，急性期は臨床症状が治まればそれで中止としてよいが，急性期でもしばしばその後に症状を反復する場合は，当分の間，ほぼ同じ処方を続けて再発を予防することもある。

慢性期の場合は，ケースバイケースで対応する。それぞれの疾患にもよるが，治療効果をみる場合は，まず1～2ヶ月で周辺効果，3ヶ月で実際に投与した薬の効果が疾患そのものにあるか否かを確認する。3ヶ月で患者，医師とも相互に治療効果を確認できれば同じ薬で対応するが，それに若干の工夫をした処方で継続すればよい。

各種アレルギー疾患は季節変動があるので，少なくとも1年以上の観察期間が必要である。

一般によくみられるが，症状が固定したり改善したりすると，服用回数を少なくする患者（児）も少なくない。著者はその時，「体が薬を徐々に要求しなくなった，とても良い現象」と言って，敢えてきちんとした飲み方を強制していない。しかし，オールゼロと言うのは再び爆発する可能性もあるので，ブースター効果を狙い，少量でもよいし，回数を減らしてもよいが，無理のない継続をするよう指導している。

また，「石の上にも3年」という諺を多用している。漢方薬の本当の効果は免疫調整，自律神経調整，ホルモン調整にあるので，それが完成するには3年かかる。時には「構造改革は5年も6年もかかる」とジョークを飛ばしながら，継続した治療をするように指導している。後は，患者（児）とその家族との十分なコミュニケーションの下に，いつまで続けるべきかを決めればよい。

なお，小児では，甘草の低カリウム現象などの漢方薬の副作用は起こりにくいが，何年間も服用している場合は，時々血液検査や尿検査をして副作用チェックをすることが必要である。

5．まとめ

第Ⅰ章・1～4として，今まで述べてきたことの要点を下記に記す。

イ．陰陽虚実の現象をできるだけ固定的に捉えず，常に動的なものとして考えた方がよい。

ロ．感染症のみならず，その他の疾患でも，治療が適切であれば成人と比べて治療効果が極めてはっきりと現れる。

ハ．成人では，気・血・水の現象も五臓六腑の変化も長い年月の蓄積によって起こり，その治療効果も一定の時間を必要とするが，小児では気血水の内，血（瘀血）については考慮する必要は殆どなく，気についても乳・幼児では仕組みを単純に考えればよいが，学童・中学生については，小さな大人と考えて，それなりの配慮をする必要がある。

ニ．しばしば高齢者と小児は同じであると錯覚されているが，高齢者は陰（寒），小児は陽（熱）が強く，高齢者は虚，小児は実が強く，また，高齢者は陰虚，陽虚が強く，小児では陰虚も陽虚も少ない。小児は水が溢れ，火（陽）の勢いも盛んであるが，高齢者は全くその反対の傾向が強い（この場合の陰虚・陽虚は，中医学で言う陰虚＜陰液の虚＞・陽虚＜陽気の虚＞で，漢方の陰証で虚証，陽証で虚証とは意味が異なるため，注意が必要である）。

ホ．どのような治療をするにしても，小児は大変勝負が早いが，成人ではじっくりと時間をかける必要がある。また，小児は生命力，自然治癒力の旺盛さに溢れているので治療が容易となるが，小児科医はそれを自分の力量だと錯覚しやすいので注意が必要である。

ヘ．漢方薬の副作用で注意しなければならないものでは，麻黄，地黄が大半を占める。実際には，小児で附子は殆ど使う必要はない。しかし，小児でも，麻黄では軽い興奮，食欲低下，便秘，薬疹，発疹の増悪，地黄でも同様の現象が見られるが，成人あるいは高齢者に見られる動悸，尿閉，倦怠感などは極めて少なく，一般に副作用と考えられる症状の出現頻度は少ない。

ト．小児では四診のうち，望診と問診を重視する。その他の聞診，切診は診断が難しいので，観察に留めてもよい。

なお，当院では患者さんの疑問などへの対応として，次頁のような「漢方エキス剤に関するＱ＆Ａ」や「初めて漢方治療をうける患者さんのために」などのパンフを作成して啓蒙に努めている。ご参考になれば幸いである。

Q & A
質問 と 答え

漢方エキス剤に関する

梅雨期から真夏にかけての暑い時期は漢方薬にとって大変苦手な季節ですね。

漢方薬は湿気が大嫌いです。薬そのものが天然の生薬ですから、湿って固まったりするのです。

防腐剤や除湿剤などの余分な手が加わっていないため、湿って固まったりするのです。

さて、こんなときどうすればよいのでしょうか・ちょっと工夫をすれば、あなたも安心してお薬が飲めます。

そこでワンポイント・アドバイス〔ちょっと一言〕

Q 1

このところ漢方薬が湿って固まっています。果たして効果があるのでしょうか？

A 1

元々，漢方薬は煎じて飲む時は殆ど液体です。エキス剤はインスタントコーヒーのように湯に溶いて飲みやすくしてあるので，湿っていても湯に溶ければ効果は煎じ薬と同じになります。日本のエキス剤は大変品質がよく，少なくとも2年間は全く成分の変化が無くカビがはえないようになって管理されています。湿っていても有害ではありませんし効果も全く変わりません。安心してお飲みください。

Q 2

漢方薬が湿らないようにするにはどうすればよいでしょうか？

A 2

一番簡単な方法はいつも冷蔵庫に入れておくことです。冷蔵庫の中は以外と湿度が低く，漢方薬の保存にもってこいの場所です。空き缶の中に乾燥剤を入れて涼しい所に置いておくのも一つの方法ですが，部屋の中は案外湿度が高く保存には不向きです。

Q 3

固まってしまった漢方薬はどうすればよいのでしょうか？

A 3

冷蔵庫の中の冷凍室に入れておくと湿気がとれてつぶれやすくなります。薬袋をそのまま手で押しつぶすと粉々になりますから，その後に熱いお湯をふりかけてかきまぜると煎じ薬と同じ状態になります．

湿った漢方薬も乾いた漢方薬も，質の違いは全くありません。限られた資源ですので，間違ってごみ箱に捨てないでください。

Q 4

抗生物質や鎮静剤を飲みながら，漢方薬を併せて飲むことは大丈夫でしょうか？

A 4

いえいえ，むしろ全く反対のことが多いです。殆どの場合は問題ありません。

漢方薬の作用はどちらかというと人間の体の全身に向かって治療をしていきます。処方の中には複数の生薬が入っているので，色々な作用を持っていますが，抗生物質は特定の細菌，降圧剤は特定の器官に作用するため，漢方薬とは意外とけんかをしない仲良しです。むしろ抗生物質と併用すると全身の調整を漢方薬が担うので，風邪も早く治るし，降圧剤と併用すると血圧を下げるだけでなく，高血圧に伴う頭痛や肩こりなどの随伴症状もよくなることが多く，治療も効果的なことが多いです。

多少の時間をずらして飲むのがベターですが，やむをえないときは一緒に飲んでもかまいません。

Q 5

漢方薬を飲んだら胃がむかむかしたり，下痢をしたりすればどうすればよいのでしょう？

A 5

たいていは薬が患者さんの体質と合わないことが多いですね。これを漢方では証が合わないといいます。また，服用方法に問題があるかも知れません。漢方薬にも副作用があります。体質を無視して強い薬を処方した場合によく起こりますが，そんなときはすぐ薬を止めて様子をみれば早ければ1～2日，遅くとも1週間で元の体調に戻ります。しかし，はじめに少しだけこういった副作用が出てもその後，順調に回復する例もあります。飲んで少し体調がおかしかったら，規定の半分の量にするか飲む回数を減らして食事の後に飲むようにして工夫をしてみるのも一つの方法です。特に朝食前にこのようなことが起こるので注意してください。それでもだめならこの薬は合わないということになりますので，院長に相談してください。

Q 6

漢方薬は空腹時に飲まなければいけませんか？

A 6

もともと漢方薬は煎じて温かいうちに飲むのが原則です。

酒も空腹時に飲むとお腹が気持ちよくなり，じわっとしみわたる感じがすることをお酒が飲める人なら皆経験します。これと同じように煎じ薬も同じです。その方が吸収が早く効果も早く現れます。

エキス剤をそのまま口にほおばることはインスタントコーヒーをそのままほおばることと同じで，誰もそんなことはしませんね。

しかし，漢方薬の中には胃にさわるものもあります。地黄（じおう），当帰（とうき），川芎（せんきゅう），麻黄（まおう）などを含む八味地黄丸（はちみじおうがん），当帰芍薬散（とうきしゃくやくさん），小青竜湯（しょうせいりゅうとう）などはこれらの生薬を含んでおり，胃腸の弱い人には不向きなことが分かります。特に朝食前には注意が必要です。

薬が合わないときは食後に飲んだり，昔は酒と一緒に飲んだりして，こういうことを防いだりもしていました。

多忙な現代人はゆっくりとお茶を味わうような飲み方は適していないかも知れませんが，本当は薬食同源といわれるようにゆっくりと味わいながら飲むことが大切です。でも現代人はそんなことをいっている余裕の無い人も多いので，食後にポィと口に入れて飲むこともやむを得ません。

慢性の病気なら，大きな薬効の違いはありません。（吸収率の差は食前と食後で5％とされています）しかし，慌てて飲んで薬が気管支に入ったために気管支炎になることもあるのでご注意ください。

以上でワンポイント・アドバイスを終わります。漢方薬は味と匂いをゆっくり楽しみながら飲んでくださいね。

広瀬クリニック 広 瀬 滋 之

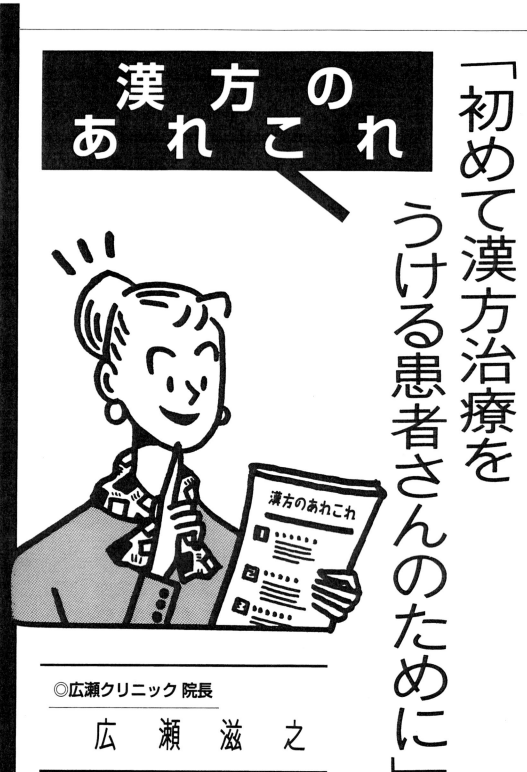

漢方のあれこれ

「初めて漢方治療をうける患者さんのために」

◎広瀬クリニック 院長
広瀬 滋之

1 上手な治療のうけ方

漢方治療をうける場合、皆さんは薬局や専門のお医者さんのところへ相談に行きますが、まず自分の今苦しんでいること、悩んでいることをしっかりと頭に入れるかメモをしておくとよいでしょう。私のところのように問診表があれば自分の言いたいこと、気になっていることが十分に書けます

がすべてがそうではありません。漢方はきめ細かな医療ですから直接関係ない症状についてもお医者さんや薬剤師さんからもよく聞かれます。頭が痛いといっているのに手足が冷えるかほてるかなどの症状についての質問も多いはずです。時間もかかりますからそのつもりで出かけ

ることです。逆に初診のときにあまり詳しくしゃべれないような状況なら看板が漢方であっても漢方治療があまり得意でない先生といえましょう。その点をじっくり見きわめ納得のいく治療をうけることです。

2 治療法

証拠です。

陽証（熱がりの人）で実証（胃腸の丈夫な元気のよい人）の人には少し強めの治療をします。大黄や芒硝は陰証（寒がりの人）で虚証（胃腸の弱い元気のない人）の人が飲むとお腹が痛くなって苦しみますが、陽証で実証の人は丁度良いくらいです。陰証で虚証の人には薬用人参はよく合っています

漢方の治療はある意味では排泄の治療ともいえます。漢方薬を飲むとよく便通が良くなったり、尿の出が良くなって驚くことがあります。また、薬を飲んだ翌月の月経の量が多くなったりしてびっくりもします。これらはいずれも体の中の一種のよどみを消す作用ともいえます。また、こういう現象がみられる時は治療がうまくいっている

すが陽証で実証の人にはのぼせが強くなり、血圧が上がることもあります。瘀血（漢方でいう血液循環のよくないこと）の人には駆瘀血剤（瘀血をとる薬）、水毒、水滞（水分の循環のよくないこと）の人には利水剤（水毒をよくする薬）といった各体質や症状に応じて治療を行うのが漢方です。

広瀬クリニック

3 得意な病気、不得意な病気

漢方にもそれぞれ得意、不得意の守備範囲があります。得意な病気は、まず機能的な病気といわれる自律神経に関係した病気です。自律神経失調症、不定愁訴、慢性胃炎、過敏性腸症候群、更年期障害、虚弱体

質、虚弱児などの治療でいろいろと検査をしてもこれといった原因がみつからない場合にも有効です。また、気管支ぜんそくやアトピー、アレルギー性鼻炎などのアレルギーの病気、慢性肝炎、

関節リュウマチなども現代医学の治療と併用しながら治療すると大変優れた効果があらわれます。

一方、不得意な病気もあります。いわゆる救急を必要とする病気、心臓の病気や手術が必要な病気は現代医学が得意としています。

漢方のあれこれ

4 漢方薬の副作用

薬である以上、漢方薬にも副作用があるといってよいでしょう。ひどい下痢、発疹、口内炎などでびっくりする人も決して少なくありません。しかし、西洋薬の副作用のような貧血、催奇形性や肝臓障害などの重大なものはまずありません。2千年の間に膨大な数の人達が飲んできた薬ですから、その意味では患者さんの体質をよくみきわめて処方することです。また副作用があったとしても中止したり、他の処方に変えればすぐ良くなるはずです。一般に麻黄剤(麻黄湯、小青竜湯など麻黄を含む処方)で動悸、食欲不振、不眠、地黄剤(八味地黄丸など)でひどい下痢などの副作用がありますが、これらは体質を間違えておこる現象といえます。大黄剤(桃核承気湯などのダイオウを含む処方)で食欲不振、胃のもたれ感、ジオウを含む処方で食欲不振、胃のもたれ感、もし、副作用と思われる症状が出たら、一時服用を中断した後、一回の量を半分にして朝はさけて、昼食か夕食の後に服用して試して下さい。それで大丈夫なら、徐々に元の量にもどして、もう少しその薬を続けて下さい。

5 西洋薬との併用

皆さんが漢方治療をうける時、大抵は西洋医学での治療があまり思わしくないので漢方に期待して、薬局やお医者さんに相談に行くはずです。そんな時、今までの薬はどうしようか、と悩みます。どうしてもわからなければ、まず今までの治療をそのままにして、新たな治療の一つとして漢方薬を考えてみることです。

しかし、薬にも本当に必要なものと、そうでない補助的なものがありますから、漢方の先生に一度聞いてみて下さい。降圧剤や心臓の薬、ステロイド、睡眠薬などは一度にやめると反動現象がおこって一種のパニックが起こり、かえって症状が悪化することもあります。

漢方薬と西洋薬との併用についての副作用は現実にはほとんど心配いりません。むしろ、併用した方が、優れた効果がでることもあります。

6 健康保険と漢方薬

現在の日本の医療はほとんど保険で治療が受けられますが漢方も例外ではありません。現在、処方としては、エキス剤の約百五十処方が保険で認められ、生薬の大半も保険で処方ができるようになっています。ところが、漢方でいう、さじ加減を保険のエキス剤ですることは不可能です。何故なら処方としては認められても個々の生薬のエキス剤については認められていないからです。しかし、一般の治療はほとんどエキス剤で可能ですから、漢方の専門医師であれば十分な治療を受けられるはずです。

ただ、自費診療もじっくりと丁寧に個々の生薬のさじ加減をしてくれますから、本格的な治療を受けたい方は、健康保険を扱っていない自費診療の医療機関を受けると良いでしょう。

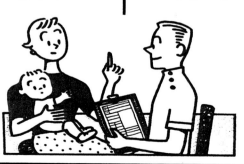

第Ⅰ章　小児の特性と診療の進め方　57

漢方のあれこれ

7 エキス剤と煎じ薬

漢方薬にはエキス剤と煎じ薬の二種類があります。エキス剤は生薬を煎じて残りのカスを捨て去り、賦型剤といって乳糖などと混ぜて飲みやすくなっています。両者の違いは例えていえば、煎じ薬はコーヒー豆を煎って本格的なコーヒーをブレンドしたもの。エキス剤は良質のインスタントコー

ヒーといったところです。またレディーメード（既製）とオーダーメード（注文）の服の差のようなものです。

最近のエキス剤はきわめて質が高く、効果はほとんど煎じ薬と変わりません。しかし、一部のエキス剤は気剤といって、香りの良い物などが製造過程で失われたりして

効力に少し差がでてきます。また、昔からいう、さじ加減は煎じ薬しかできません。じっくりと薬を味わいながら病気を治したい方や俗に難病といわれる難治性の病気にずっと悩んでいる方は煎じ薬で、また学校や仕事などが多忙でいつも持ち歩かねばならないような方にはエキス剤が良いでしょう。

8 煎じ薬の正しいつくり方、飲み方

煎じ薬のつくり方は最近は近代化してマイコン式の煎じ器なども販売されていて大変便利になってきました。しかし、普通土ビンで煎じるのですが、なかなか手に入らず困っている方もいます。（調剤薬局にあります。）ホーローで出来上がったものは

比較的手ごろな値段で、大切な成分も失われずにすみます。まず500mlか600mlの水にパックされた生薬を入れて沸騰させ、コトコトと40分程煎じれば出来上がりです。コツはふたを軽く開けておいて、ふきこぼれないようにすることです。一日分を一回

で煎じますが、朝昼それを飲んで、二番煎じで夜の分を飲んでも良いでしょう。金属のやかんは大切な成分が失われるので絶対にさけて下さい。空服時に飲むのがベターですが、慢性病では食後に飲んでもほとんど効果は変わりません。

第Ⅱ章

訴え・症状から考える
漢方診断と治療方針

1．診断と治療方針を決めるコツ

　小児の訴えをより具体的に見極めるには，経験もさることながら，鋭い観察力を必要とする。小児は言葉で具体的な症状を語ったり説明したりしてくれない。彼らは，自分の言いたいことを，泣く，不機嫌などの極めてポピュラーな表現方法でしかとらないので，それをどうやって嗅ぎ分けるかが大切となる。

　しかし，このような小児特有の表現であっても，急激な発熱，便秘，腹痛，中耳炎の痛みなどのように，少し注意して診察すれば，殆ど分かる事柄が多い。たいていの症状は，浣腸というシンプルな治療法によって解決するように，普段から丁寧な診察を心掛けていれば，実際の診療ではさほど困らないことが多い。

　漢方診療も同様と考えてよい。第Ⅰ章1.3の小児の生理的特徴と病理的特徴の項の所でも述べたように，小児は成人と比べて，診断も治療もシンプルであると著者は考えている。あまり病態を複雑に考えると，治療も泥沼に入り込む可能性が強い。

　アトピー性皮膚炎のような比較的漢方治療が難しい疾患でも，出来るだけ単純化して病態を考え，それに基づいた治療を進めて行き，それでも治療に難渋した時には，更にステップアップした治療を考えるとよいのではないかと思う。

2．発　熱

　漢方での「熱」は，体温計のなかった時代の語句なので，患児の自覚症状も含めての「熱」という病態を考えなくてはならない。しかし，発熱を漢方的に分類すると，身熱（大表の熱，身大熱とも言う），微熱（病邪が内部に存在して大表に熱がない），煩熱（熱のため苦煩する），潮熱（熱が時に発し，時に止む），往来寒熱（熱感と悪寒が交互に来ること）などがあり，小児では身熱が最も多い。その他の熱も見られなくもないが，煩熱なども一般的な発熱時にも見られるので，実際の鑑別はつきにくい。

　小児の発熱は，小児の陽証という体質から発するので，進展が極めてスピーディである。

　第Ⅰ章でも述べたが，正に「発病容易」や「伝変迅速」を地でいっている。最近でこそインフルエンザを始めとして，他の発熱疾患に対しても一律に解熱剤を使うことが禁忌だったり，これらの薬剤投与が極めて慎重になってきているが，もともと漢方では体温が上昇していても，患者（児）が悪寒を訴えていれば，この病態を「熱」としてではなく「寒（表寒）」と考えて対応してきた。あくまでも患者（児）の訴えを中心に熱の病態を考えているからだ。小児には少ないが，高齢者にはこの現象が極めて多く，誤って解熱作用の強い坐剤を使ったため，患者が危険な状態に陥り，冷や汗をかいたことをかつて著者も経験している。

　小児の外来では，親を最も悩ませるものとして，まず発熱が一番多いのではなかろうか。

　著者は，小児が発熱してやって来た時，次のような対応を考えている。

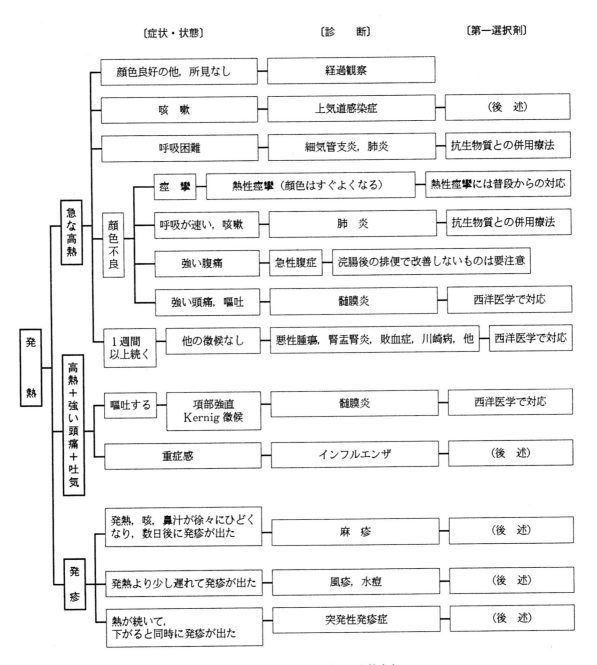

図1 漢方の適応する小児の発熱疾患

1）発熱患児が来院したら①

次のような症状をよく聞き，観察している。
 ⅰ．いつから発熱したか。（病期を知る）
 ⅱ．顔色は蒼いか，赤いか。（寒熱を知る）
 ⅲ．寒がっているか，熱がっているか。（寒熱を知る）

iv．元気はあるか，ないか。（虚実を知る）

v．水分を欲しがるか，欲しがらないか。（口渇，煩渇を知る）

vi．汗ばんでいるか，いないか。（既に発汗しているか否か，これから発汗療法をすべきか否かを考える）

vii．便が出ているか，溜まっているか。（便秘が発熱の誘因や苦痛の原因になっていないかどうかを考える）

２）発熱患児が来院したら②

i．咽の所見はどうか。（炎症の強さで抗生物質の使用の可否を考える。病期や病位を知る）

ii．舌苔はあるか，ないか。（発症からどの程度病気が経過しているかを考える）

iii．聴診所見はどうか。ラッセル音があるか，ないか。（呼吸状態はどうか，急性気管支炎，喘息性気管支炎などの重症度判定をどのようにするかを考える）

iv．痙攣の既往があるか，ないか。（抗痙攣剤を使用するか否かを考える）

v．初診時までに，解熱剤を使っているか，いないか。（熱型の変化を知る。本来の病気の経過を知る）

vi．両親（祖父母）の不安度はどうか。（保護者に今後の対応をどうするか説明する）

まず，短期間にこのような状況を把握した上で，どのように漢方での対応を行うか考える必要がある。詳しいことは「第Ⅲ章　呼吸器，胸部疾患」の項で述べる。

症例検討

〔症例１〕

患　児　11歳，女児。

主　訴　発熱，下痢。

初　診　昭和59年７月28日。

現病歴　７月24日より発熱 (37.4℃〜39℃)，頻回の下痢 (３〜６回/日) が持続。近医の治療で改善せず来院。

現　症　舌，白〜黄苔。腹証は特記するものなし。血沈，42mm/1時間)。ＣＲＰ，＋２。便培養，campyrobacter。

経　過　黄芩湯，ＦＯＭ，補液にて29日には解熱，下痢は１〜２回/日，元気↑。

〔症例２〕

患　児　８歳，女児。

主　訴　発熱，頭痛。

初　診　昭和59年８月６日。

現病歴　８月５日より発熱。６日の朝は39℃，来院時は39℃。悪寒（－）。

現　症　咽頭発赤著明，発汗（－），扁桃Ⅱ度肥大，舌苔（±）。

経　過　(1)葛根湯加桔梗石膏 6.0g/ ３×１日。(2)ＣＥＸＤＳ800mg/ ３×１日。

午前11時より手の少商穴に刺絡（後述）施行。午後4時より36℃に解熱。以後，発熱なし。

〔症例3〕

患　児　5歳，男児。

主　訴　発熱。

初　診　昭和53年12月11日。

診　断　扁桃周囲膿瘍。

現病歴　従来より反復性扁桃炎がある。10日より発熱が持続。

現　症　舌は乾燥し咽頭は発赤著明，扁桃は化膿，水分摂取多量。

経　過　12月11日よりケフレックス投与。解熱せず。12日，白虎加人参湯6.0gを投与して翌日（13日）より解熱。

＿＿＿＿＿＿＿＿
小児科医の眼　　　　　　小児科医ならずとも，小児が熱を出した時の対応の要は冷静さである。小児の状態，経過，病態をよく観察し，その都度的確な判断が要求される。また，その際，様々な手段を持っていることも大切である。西洋薬の他に浣腸，漢方薬，刺絡（後述），民間療法など，数多くの対応策があれば，患児ばかりでなくそれを最も心配する保護者にも，大きな不安を取り除く方法になる。小児診療は，発熱に始まって発熱に終わるといっても過言ではない。

3. 発　疹

発疹を伴う疾患は普段からよく遭遇する。しかし，発疹の形態を診て直ちに確認，診断出来る疾患は極く限られている。突発性発疹症，風疹，麻疹，水痘，溶連菌感染症，伝染性紅斑は，発疹の形の特徴が多いので比較的よく診断できるが，それ以外の発疹性疾患はなかなか診断がつきにくい。現代医学はこの発疹の形態を診断の根拠としているが，漢方では発疹の経過も大切と考えている。

発疹性疾患には，漢方では発表（体表の病邪を発散させること，または表に現すこと）という治療手段を用いるのが一般的である。この点は，現代小児医療と全く異なっている。著者はかつて，麻疹の経過中，突然発疹が引っ込み，その後僅かの間に急性心不全と痙攣を起こして急死した小児例を経験したことがあるが，このような現象を一般に内攻という。古人はこの内攻を恐れて，小児が麻疹に罹った時，部屋に閉じ込め厚着をさせて発表させたことは，時代劇を扱った映画やテレビドラマでも見かけるが，歴史上これは事実であったようだ。

発疹は発表性のものなので，漢方で言う太陽病期に当たる。太陽病の治療の基本は発汗療法である。発疹も発汗という治療法を用いて発表させるが，実際には発汗と共に発疹が直ちに消失することはない。この発表は発疹を伴う急性感染症のみならず，他のアレルギー疾患にも応用することがある。このことについては後でも述べるが，実際には発表と薬の副作用との鑑別が出来にくいこともあって苦慮することもある。升麻葛根湯などを使って発表し，予後をよくすることは十分意味のあることと思うが，この点については現代の小児医療では全く考慮されていない。

また，溶連菌感染症でも同じような現象を見ることもある。最近でこそ殆ど目にすることはなくなったが，著者が小児科医として駆け出しの頃は，溶連菌によると思われる急性腎炎をしばしば経験した。突然，高血圧脳症で来院した例や，顔面浮腫，高血圧，血尿と三拍子揃った急性腎炎など多くの症例を扱ったが，いずれも殆どの場合，溶連菌特有の発疹が見られなかった。逆に，全身に発疹を伴う溶連菌感染症は何度も経験したが，発疹のひどさに反比例して急性腎炎の発症は極めて少なかったし，あったとしても1～2週間で軽減する予後のよい一過性のものであった。現在，溶

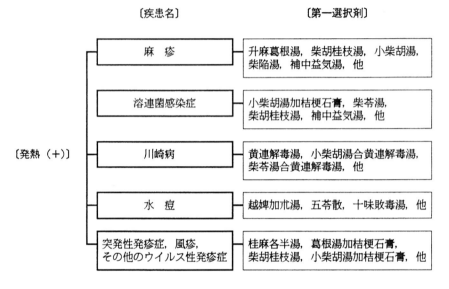

図1　漢方の適応する小児の発疹症(1)

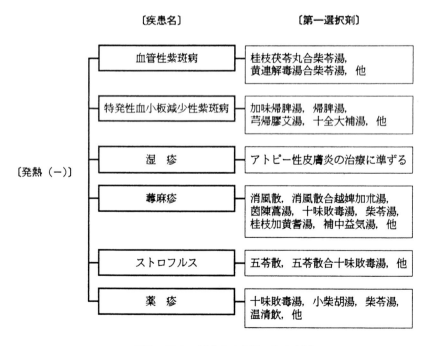

図2　漢方の適応する小児の発疹症(2)

連菌感染症から急性腎炎を併発する例は抗生物質の適切な使用で皆無に近くなったが，古人の行ってきた一連の発表法は，これらの疾患の重症化予防としての大きな一つの知恵であったのではないかと考えている。

小児科医の眼 　発疹の診断にはほとほと手を焼くことが多い。典型的なものはすぐ判断出来るが，その他のウイルス性発疹症は，著者の場合，たいていは「かぜボロ」として患児の家族に了解してもらっている。また，接触皮膚炎，伝染性膿痂疹，カポジ水痘様皮膚炎などが混在している時も，診断に苦慮することが多い。発疹性疾患には，殆ど薬剤が無効なことが多い。かといっても，何もしないことも親の不安度を増すことになり，一応の薬剤として漢方薬があることも多少役には立つ。発疹を発表するという考え方は抑え込み療法の西洋医学と全く対称的である。その点の違いが大変興味深い。

4．はなみず（鼻水，鼻汁），鼻閉

1）はなみず（鼻水，鼻汁）

　一般にはなみずは，かぜ，その他のウイルス性疾患の初期，鼻アレルギーでしばしば見られるが，漢方では人が寒邪に冒された時に発症する現象と考え，五臓六腑の臓腑観からは，肺（呼吸器系）の虚があれば発症しやすいと考えている。また，普段から体質的に脾胃（胃腸，消化機能）の虚が存在すると，体内の水分の偏在が生じ（水滞，水毒），胃腸内に溢れた非生理的な水分（痰飲）が鼻汁となって現れ，また，くしゃみも同様の発症機序に基づいていると考えている。

　この視点から見れば，お腹の冷えを温めれば（裏寒を温める意味から「温裏作用」と言う），鼻汁に効くということになる。人参湯や小青竜湯で鼻汁が止まるのは，方剤中の甘草，乾姜が強く作用し，甘草乾姜湯として温裏作用を現すからである。

　また，麻黄附子細辛湯も鼻汁の方剤として即効性がある。細辛，附子の温経散寒（外表を温める）作用によるものが主だが，一方で麻黄，細辛，附子は抗アレルギー作用，鎮痛作用，利水作用，発汗解毒作用もあり，体を強力に温め，アレルギー性鼻炎や悪寒の強いかぜの初期に奏効する。その点で抗ヒスタミン剤や抗アレルギー薬が主力な治療薬の現代医薬と比べると，幅広い治療効果がある。特に，鼻汁が遷延してなかなかこれらの薬剤の効果が出ない時は発想を変え，体を温めて鼻汁を去る，先ほどの方剤を使ってみたらどうであろうか。

2）鼻　閉

　小児の鼻閉はかぜでは必発症状でもある。呼気と吸気が鼻腔をスムーズに通過しないために起こるが，殆ど鼻粘膜の変化から起こってくる症状だ。乳児では鼻閉は意外と治療に手こずる。乳児の鼻腔は狭いので僅かな鼻粘膜の変化で鼻閉が起こるからだ。

　よく，これといった原因のない乳児の鼻閉には麻黄湯がよいといわれているが，実際には功かな

い例も多く経験する。葛根湯や葛根湯加川芎辛夷の方がよく効く場合もあり，これは実際に投与して試してみる他に方法はない。鼻アレルギーは最近は低年齢化して案外乳幼児にも多い。スギ花粉症の流行期に鼻汁，鼻閉，眼球結膜の発赤などのある乳幼児が来院した時は，まず花粉症を疑うとよい。軽い場合は麻黄附子細辛湯や小青竜湯または小青竜湯加附子が効くが，炎症を起こしている場合は麻杏甘石湯や時に越婢加朮湯などの麻黄，石膏の組み合わせの方剤がよい時もある。よく見落とすのは副鼻腔炎で，これは3歳以下の乳幼児では副鼻腔のレントゲン診断ができないこともあって，誤診しがちである。ただ，抗生物質を服用している間は症状が軽減し，服用を中止すると再び症状が悪化する場合は，アレルギー性副鼻腔炎の存在を疑った方がよい。この場合は，辛夷清肺湯や葛根湯加川芎辛夷または小柴胡湯と葛根湯加川芎辛夷を合方して治療することもあるが，鼻アレルギーがベースにあるとなかなか治療に難渋する。乳児期早期からこういった症状を反復する時はたいてい，家族歴に何らかのアレルギー疾患があるので鼻アレルギーの存在を推察できるが，実際に治療となると長期間の抗生物質の内服は患児にとって好ましいことではないので，できるだけ漢方治療に切り換えるような努力をすべきであろう。

これらの具体的な治療法については第Ⅲ章で後述する。

症例検討

〔症例1〕

患　児　11歳，女児。

主　訴　鼻閉。

初　診　昭和56年8月。

現病歴　4年間，耳鼻科医で慢性副鼻腔炎の処置を受けている。時々口を開けている。かぜを引きやすい。

現　症　皮膚は全体に浅黒い。腹証は胸脇苦満（くすぐり）が強度。

経　過　葛根湯加川芎辛夷5.0g/2×1日を投与。1週間後，口呼吸がやや軽快。2週間後，根気が出てきた。荊芥連翹湯を合方。3週間後，荊芥連翹湯 5.0g/2×1日に転方。6週間後，かぜで一時悪化。1ヶ月後，調子よい。

〔症例2〕

患　児　8歳，男児。

主　訴　鼻閉，夜尿。

初　診　昭和56年10月。

現病歴　時々エヘン咳。9月より鼻水があり，鼻閉が強い。1週間に3回夜尿。混合型。

現　症　体格は痩せ型。鼻粘膜は軽度腫脹。腹証は軽度の胸脇苦満。

経　過　小柴胡湯合小青竜湯で軽快。インタール（鼻用）で鼻閉，夜尿が著明に改善。

〔症例3〕

患　児　10歳，男児。

主　訴　鼻閉。

初　診　昭和58年２月。

現病歴　以前より耳鼻科医でアレルギー性鼻炎と診断されていた。滲出性中耳炎の既往もある。

現　症　右鼻腔に膿鼻汁，腹部は胸脇苦満。

経　過　小柴胡湯2.5g合辛夷清肺湯2.5g/２×１日。服用後，数日してかぜを引いたように膿鼻汁が大量にて水様性の鼻汁に変化した。２週間後，小青竜湯に変方。３週間後，時々膿鼻汁。小青竜湯合辛夷清肺湯に転方。４週間後，今年は今までで一番調子がよいと母親が言う。

小児科医の眼　これらの症状は，背景をきちんと考えることが大切である。治療薬として抗ヒスタミン剤，抗アレルギー薬，抗生物質しか対応できない現在の小児医療に比べると，寒熱の病態の差によって生じるこれらの症状などは漢方の独壇場である。そのポイントをよく見極める技量が大切である。

5．鼻出血

　小児の鼻出血で，出血量が大量の場合或いは出血が突発的で止血が困難な場合は，当然のことながら耳鼻科医の診察を受けなければならない。しかし，器質的疾患や血液疾患などの特殊な疾患以外で，これと言った特定の原因もなく少量の出血を反復する場合は，実際にはなかなか良い治療法がないのが現状である。

　夏期に決まって鼻出血を起こす小児が来院することがある。大半がそれまで耳鼻科医を受診しているが，それでもなかなか改善しない時は著者の所へ来ることもある。チョコレートやピーナツのような陽性でのぼせ傾向のある食べ物をよく摂る小児にはその場で食事指導をするが，全く原因が思い当たらないケースも多々ある。しかも一旦出血するとその後２～３日に１回出血してそれを数回繰り返す。良くなりかけた頃に痂皮を取ってしまうのであろうか。

　このような例には，漢方薬の投与や刺絡（経穴に瞬時に太い針を刺して少量出血させる方法。後述）が有効である。この場合の刺絡では，左右どちらの側でも良いが，第１指の爪床の外側にある少商という肺経の経穴に23ゲージの注射針を使って瞬時に刺針し，５～10滴の少量の血液を軽く絞り出す方法が最も効果的である。この方法は，鼻出血以外にいわゆる疳の虫，息止め発作の治療にも奏効する。注射針，アルコール綿，ガーゼさえあれば簡単にできるし，しかもかなり有効な方法である。鼻出血は一般に夏期に多く見られ，しかも一旦出血すると数日間はしばしば反復するが，どちらかと言うと実証より虚証タイプの小児に多い。

　『金匱要略』の虚労病門の条文に「虚労，裏急，悸，衄（鼻出血），腹中痛ミ，夢ニ失精シ，四肢疼痛，手足煩熱，咽乾口燥スル者小建中湯之ヲ主ル」とあるが，小建中湯証の小児に鼻出血が多いと指摘する人もいる。

　鼻出血を直接止めるのには，黄連解毒湯や三黄瀉心湯の服用が効果的である。後者は便秘をしている小児には良いが，一般には前者を用いる。小建中湯証の小児が鼻出血を反復する時は，小建中湯に少量（小建中湯１に対して３分１～４分の１量）の黄連解毒湯を予め合方して継続投与すれば

よい。こういう例にも先ほどの刺絡を併用すると大変良く効き（1〜2回の刺絡ですっかり鼻出血がなくなる例も多いので），長期に漢方の治療をしなくてもよくなることが多い。

これ以外の鼻出血には，小児に対して漢方の適応はないと考えてよい。

症例検討

　患　児　7歳，男児。

　主　訴　鼻出血，湿疹，口角炎，かぜを引きやすい，便秘，腹痛。

　現病歴　以前よりアトピー性皮膚炎があり，肘関節・臀部に湿疹が多い。口角炎が出来やすい，鼻出血を繰り返す，かぜを引きやすく，毎月1回は学校を休む。食欲はあるが太れない。その他，便秘，腹痛を繰り返す。

　現　症　体重23.5kg，体格は羸痩傾向。腹証は（小児の）胸脇苦満中等度。口角炎，鼻出血。

　経　過　柴胡清肝湯4.0g/v2×1。1ヶ月後，鼻出血↓。2ヶ月後，発熱↓。4ヶ月後，体重2kg増加。

　解　説　柴胡清肝湯は黄連解毒湯と四物湯が合方され，それに多くの生薬が加味されている処方なので，方意は温清飲と考える。鼻出血や口角炎は上焦の血熱と考え，黄連解毒湯の作用を期待した。柴胡清肝湯をアトピー性皮膚炎によく使うのも温清飲の方意を応用しているが，実際の臨床では本方に補中益気湯や十味敗毒湯を合方した方がより効果があるので，その点は臨機応変に対応する必要がある。

小児科医の眼　著者は常々，目・耳・鼻に関する症状でやって来た患児には，ひとまず治療はするが，「目は目医者，歯は歯医者，耳鼻咽は耳鼻咽喉科，困った時は広瀬先生」とジョークを言っている。これらの疾患は全て，鼻腔や外耳道などのトンネルを通じてつながっていることを常に意識する必要があると考えている。鼻汁も実は鼻腔，副鼻腔，鼻涙管，歯科領域，内耳，外耳道などと全て関連しているので，常にその視点を忘れないことが大切であると考えている。漢方を勉強することは，常に全体的なものの見方をすることに通じている。

6．咳と痰と喘鳴

1）小児の咳の特徴

咳の発生機序と治療指針との関係を考える時，著者はまず乾咳と湿咳を鑑別するように心がけている。患児が長引く咳を主訴として来院する時，まず次のような考えをしたり，質問をする。

　ⅰ．痰の絡む咳か，絡まない咳か。

　ⅱ．咳の多い時間帯は何時頃か。

朝の咳といっても，明け方なのか，朝起きてからなのかでは咳の意味が全く異なってくる。例え

ばよくある例は，副鼻腔炎による咳を気管支喘息や喘息性気管支炎の咳と間違えることである。小児では意外に副鼻腔炎に伴う咳が多い。しかもこのことに気付いていない小児科医も少なくない。滲出性中耳炎も常に副鼻腔炎の存在に注意を向けないと，良い治療はできない。同様に，気管支炎や肺炎を繰り返す小児に隠れた副鼻腔炎の多いことも事実である。しかし，検査によらず詳しく問診をすれ

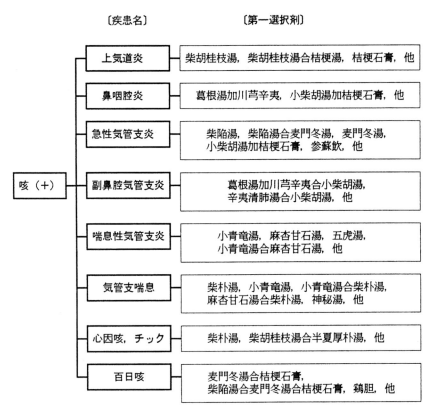

図1　漢方の適応する小児の咳嗽疾患

ば，副鼻腔炎の存在を確かめることは簡単であると考えている。要は，咳が湿性で夜中や朝の起きがけに多く，しかも聴診をしても肺にラッセル音が聞こえなければ，まず副鼻腔炎を疑ってよい。その上で胸部レントゲンではなく，副鼻腔のレントゲンを撮るべきであろう。

　その逆の咳はどんな場合であろうか。喘息性の咳は耳で聞き分けるのは実際に困難である。乾いているか，湿っているかに注意をし，実際に頑固な咳を耳にしても，両者の鑑別は確実にわからないこともあるので，結局は最後に丁寧な聴診をするより他に方法はないものと考えている。乳幼児は坐位で聴くだけではなく，必ず横に寝かせて改めて聴診した方が良い。この方法は，小さなラッセル音が一般の聴診方法で分からない時に役立つ方法だ。寝かせた方がより鮮明に，より大きく聞こえるので都合がよい。しかし，学童や成人では乳幼児ほどの差はない。湿性の咳は基本的には抗生物質や気管支拡張剤などを必要とすることが多い。漢方では，この場合に麻黄剤が適応する。副鼻腔炎と気管支喘息（あるいは喘息性気管支炎，ないしは気管支炎）が湿性の咳の基本的な病態だが，一方，乾性の場合は感染症の場合が圧倒的に多い。ウイルス，あるいは細菌感染の場合の初期でも中期でも，咳は基本的に乾性である。但し，二次感染が起こって気管支炎を起こせば，喀痰が多くなり湿性となる。

　季節性に出現し，比較的長期に続く咳も最近時々見かけることがある。成人であれば咳喘息に近いが，小児は成人ほど頑固ではない。この鑑別ではチックないし心因咳がある。咳は乾性で，睡眠

中は全くしないことから，詳しく病歴を聞けば，両者（アレルギー性なのか心因性なのか）の鑑別は難しくはない。心因咳はまず柴朴湯で短時間の内に消失する。

2）副鼻腔炎の後鼻漏咳

小児科医ばかりでなく，耳鼻科医が案外見落としやすい咳に副鼻腔炎の後鼻漏咳があるが，既往歴と咳の状況を詳しく聞くと概ね判断がつく。

　i．眠ってからの数時間後または朝の起床時または起床後しばらくしてから。
　ii．痰の絡んだ湿性の咳。
　iii．聴診時，ラッセル音が聞こえない。
　iv．抗生物質が一時的に効く。
　v．しばしば「喘息性気管支炎」と間違われる。
　vi．早朝（明け方）に強く咳をする場合は本症を除外する必要がある。

以上のi～viを兼ね備えていれば副鼻腔のレントゲンを撮るべきだが，胸部レントゲンだけを撮って異常ないと帰ってしまう例が多い。この治療については後述する。

症例検討

〔症例1〕

患　児　2歳，女児。
主　訴　咳，喘鳴，呼吸困難，発熱，他。
現病歴　ＳＦＤ（small for date baby）(2500g)。先天性股関節脱臼。臍ヘルニア手術。
現　症　新生児，乳児期からゼイゼイ咳を伴っていた。生後10ヶ月頃から何度も気管支炎，肺炎のため，某医大病院で入退院を繰り返している。通院治療をしているが，改善しないため来院。体重7.5kg，痩せ型。食は細い，便は細く硬い。胸部ラ音著明。虚証⇒小建中湯？
経　過　小建中湯3.5g/3×1日。2週間後，変わらず。時々38℃の熱が出る。夜間咳上げをする。ラ音著明。小建中湯3.5g合五虎湯1.5g/3×1日。1ヶ月後，毎日咳上げるのが少なくなる。風呂も入れるようになった。1ヶ月半後，日中はよくなる。2ヶ月後，肺炎。2ヶ月半後，小建中湯5.0g合六君子湯2.0g/3×1日。3ヶ月後，咳上げ改善，元気になった。食欲が出た。体重は7.5kgから8.5kgと増加。血色良くなる。4ヶ月後，旅行に行けた。ゼイゼイ咳は改善。

〔症例2〕

患　児　3歳，男児。
主　訴　咳，喘鳴。
初　診　昭和59年10月。
現病歴　59年9月中旬より咳，喘鳴が持続，軽度の呼吸困難がある。
現　症　体重15kg，やや痩せ型。腹証は図の通り。盗汗（3+），食欲不振，好酸球数640/mm^3，IgE（RIST）157IU/ml。

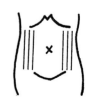

経　過　11月，小建中湯5.0g/2×1，気管支拡張剤。11月～12月，小建中湯，玉のような汗が出

る。12月〜60年1月，小建中湯。食欲↑↑，咳（−），盗汗（−）。

小児科医の眼 小児科医のピットフォールとして副鼻腔炎の後鼻漏咳がある。乳児期には喘息性気管支炎や気管支喘息の原因ともなり得るが，レントゲン上での診断が付きにくいので，長期間の抗生物質の使用，滲出性中耳炎の頻度，喘息発作などを詳しく観察することで，ある程度診断ができる。その要点は先ほど記載した。

7．嘔気，嘔吐

　実際に嘔吐の状況を見ていると，まず誘因として，①感染の初期，②食事性，③疲労時，④心因性などが挙げられる。これらはいずれも軽症だが，進行性で重症の場合はこれら以外の原因を確かめる必要がある。嘔吐は漢方病態としては痰飲が基本にあることも多いが，小児では急性の場合が多く，成人よりも実際の鑑別が難しい。まず，ファーストチョイスは五苓散が良い。五苓散が効く場合の条件として口渇が必要で，患児が水分を特に欲しがらない場合は，小半夏加茯苓湯や二陳湯，六君子湯など，ゆっくりと痰飲を改善しながら併せて鎮吐作用を持った方剤が適している。普段から特にこれといった原因もないのに吐きやすい子供や，嘔気を訴える子供は，体質的な問題や心因が関係しているが，治療としてまず六君子湯を与えておくと少しずつ吐かなくなる。

　急性の場合は五苓散をまず投与し（経口，注腸も可能），効果が見られない場合は小半夏加茯苓湯を選ぶ。しかし，嘔吐に引き続いて腹痛が強くなる例には効果が少ない。高熱を伴った強い嘔吐にもあまり効果がない。これらのことについては，具体的な治療を第Ⅲ章で詳しく述べる。

症例検討

〔症例1〕

患　児　8歳，女児。

初　診　昭和60年5月。

主　訴　嘔吐。

既往歴　分娩麻痺（右上肢）。3歳時と5歳時に開腹手術。

現病歴　2歳頃より嘔吐が始まり（毎月1回），3歳時より2ヶ月に1〜2回となり，イレウス状となったため開腹手術を受けたが，いずれも異常なし。数カ所の病院（外科，小児科，神経科）でケースワークを受けながら治療を受けていたが改善しないため来院。

現　症　発作時に流涎(㈩)，非発作時は食欲良好。知能は正常だがやや成績が悪い。人間関係は特記所見なし。家族構成は36歳の父と33歳の母，4歳の弟がいる。

経　過　臨床経過は次頁の図の通り。

〔症例2〕

患　児　生後2ヶ月，男児。

主　訴　嘔吐。

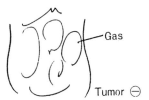

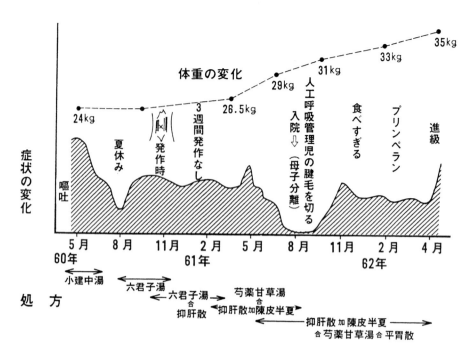

図1 症例1の臨床経過

　初　診　昭和59年12月4日。

　現病歴　生後2〜3週頃よりミルクをよく嘔吐する。噴水状は少ない。体重増加は順調。ゲップが十分に出ない。

　現　症　腹部X-P，ガス（+）。

　経　過　芍薬甘草湯1.5g/3×1日。12月11日，薬を服用してもすぐ嘔吐はしない。一時服用を中止したら嘔吐↑。その後，改善。

〔症例3〕

　患　児　6歳，女児。

　主　訴　嘔吐，夜尿，咳。

　初　診　昭和60年9月。

　現病歴　3歳頃より周期性嘔吐症を繰り返す。秋〜春にかけて鼻がつまり嘔吐が多くなる。よく咳をする。夜尿症がある（一次性，1日2回）。食が細い。

　現　症　体重18kg。上顎洞陰影（+，グレードⅣ）。

　経　過　補中益気湯3.5g合辛夷清肺湯3.5g/3×1日。2週間後，食欲上昇，イビキやや改善，疲れない。1ヶ月後，食欲上昇，嘔吐（-），2ヶ月後，鼻汁（-），夜尿やや改善。3ヶ月後，嘔吐（-），体重2kg増加。

小児科医の眼　　五苓散証の嘔吐は漢方ならではの嘔吐なので，ここで漢方の良さを知ることができるが，それに比べると，その他の嘔吐の方剤は小児に関する限りインパクトが弱い。

8. 下痢

　小児の下痢で最も多く見られるものはウイルス性，細菌性の急性胃腸炎で，ロタウイルス，ノロウイルス，キャンピロバクター，病原性大腸菌，サルモネラなどが起因している。治療薬剤は種々あり，有効性も高いがこれらの治療に反応しないケースに漢方を併用，あるいは単独に使用するのもよい。

　さて，下痢の漢方薬が効くのはどんな場合だろうか。近年，止痢剤では優れた西洋薬（ロペミンなど）が登場しているので，急性の下痢ではこれらを使えば薬効も速く現れるため問題はない。しかし，下痢が遷延した場合は，明らかに漢方薬の方が優れた効果を発揮する。原因のはっきりしないものでは，一つには離乳期に2～3週間下痢が遷延するケースがある。患児の機嫌もよく，水様便とまでいかない軟便が1日数回出るが，一般の止痢剤ではあまり効果が見られない。この時は真武湯か，真武湯と人参湯を合方

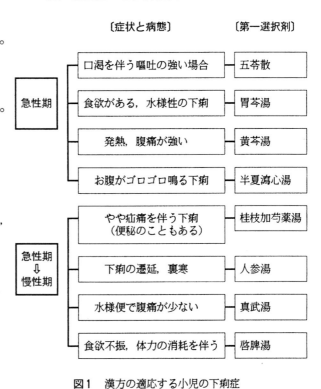

図1　漢方の適応する小児の下痢症

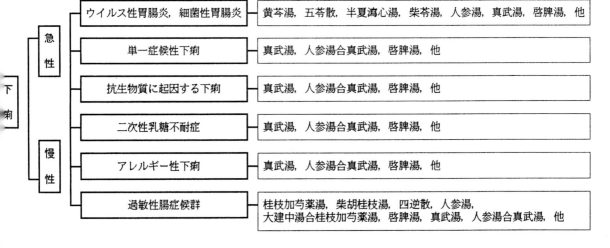

図2　漢方の適応する小児の下痢症

すると，比較的早く正常な便に戻る。また，啓脾湯も選択肢の一つと言えよう。ウイルス性疾患で下痢が遷延する時も同様の治療を行う。抗生物質の使い過ぎによる弊害としての下痢も含めて，漢方的には消化管の冷え（裏寒）の病態が考えられるので，人参湯や真武湯が良く効くと思われる。

また，水様便や軟便状態では，消化管内の水分代謝がスムーズに行われないので，五苓散や真武湯などの利水剤が効果を現すのではないだろうか。実際に，これらの投与によって数日後に，2〜3週間続いていた下痢症状がピタリと止まることも決して珍しくはない。成人では腹証によって漢方薬の投与基準が異なるが，小児で特に乳幼児の場合，腹証は殆ど参考にならない。あくまでも臨床症状から考えればよいだろう。

症例検討

〔症例1〕

患　児　4歳，女児。

主　訴　下痢，臍周囲の痛み。

初　診　昭和58年9月。

現病歴　8月下旬，感冒性下痢症か食事性なのかよく分からない下痢が2日間続いた。その後，一時軽快したが，9月下旬より毎食後10〜15分して臍周囲の痛みが定期的に起こるようになり，近医の治療を受けていたが改善せず，来院した。

現　症　排便は1日1回あるが，やや便が固く細い。舌の変化はなく，腹部は軽度にガスの貯留はあったが，レントゲン上では大腸ガスのみで特に病的と言えるものではなかった。特に心身症的な原因もなかったが，食生活を問診すると，8月から9月にかけて冷たい飲物を非常に多く飲んだとのことであった。

経　過　「裏寒」が本症の原因の一つと考え，中建中湯の方意として大建中湯3.0g合小建中湯3.0g/3×1日とした。3日後に来院した時は，殆ど痛みが消えていた。

解　説　小建中湯にした理由は，小建中湯のアメ（膠飴）にその効果を期待したからである。桂枝加芍薬湯で便がスムーズに出ないことはあっても，小建中湯の場合その点の心配はない。大建中湯を合方した理由は，「裏寒」による要素が強いと判断したからで，いわゆる中建中湯という処方とした。小児の場合，単純に一つの処方の証を鑑別することが難しいこともあるので，著者はよく合方を行うが，臨床効果は決して悪くない。

〔症例2〕

患　児　1歳，男児。

主　訴　下痢，陰嚢腫脹。

現病歴　昭和57年1月2日より発熱，下痢（水様状），血便が出現。腹痛はなし。

現　症　脱水症状無し。右陰嚢水腫（長さ5cm）。直採便培養でサルモネラ菌を検出。

経　過　腹痛なく水様状のため，(1)ホスミシン，(2)真武湯1.5g/3×1日投与。10日後，陰嚢水腫↓，下痢消失。2週間後，再び水腫↑。1ヶ月後，菌（＋），無症状，真武湯投与を継続。2ヶ月後，菌（−），陰嚢水腫（↓↓）。手術の必要なしとなる。

小児科医の眼　小児医療で下痢の治療は，案外やさしいようで難しい。特に下痢が遷延している場合には適切な打つ手が少ない。裏寒の考えを持ち，豊かな対応策で十分に漢方を駆使すれば，上手な下痢止め小児科医になり得る。

9. 便　秘

　小児の診療で便秘を経験することは決して少なくない。乳幼児では食事や排便習慣の乱れが原因となっている場合も多いが，中には体質性の要素を持った小児も少なくない。また，母乳児と人工栄養児の間でも双方に排便量の差が出てくる。

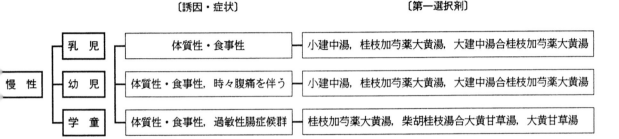

図1　漢方の適応する小児の便秘症

　便秘のメカニズムを漢方で考えた場合，西洋医学と大差はないが，高齢者の便秘のように腸管内の水分が不足（津液不足）して起こる場合は「滋潤」という考えがあり，この場合は地黄を中心とした滋潤剤（潤腸湯，麻子仁丸など）を投与するが，小児ではこういう例は少ない。

　小児の場合，まず，小建中湯を投与する。軽症ではこれだけで十分な排便を見ることも多い。膠飴は糖であり，緩下作用を持っているので有効と考え

表1　五苓散の注腸法

五苓散を飲ませたくても，どうしても嘔吐してしまう場合には，五苓散を注腸するとよい．その方法を以下に示した．
(1) 五苓散のエキスを1g〜2g，予め用意しておく．
(2) めるめの蒸留水か，生食10ml〜20mlにこのエキス剤をよく溶かして，浣腸をする要領で注腸を行う．
　普通，これらの薬液や浣腸液を投与すると，直後にすぐに液が漏れてくることがあるが，不思議なことに五苓散の注腸ではそういうことは滅多にない．
(3) 注腸をして15分間程様子を見る．
　患児の顔色がよくない場合は，注腸により次第に顔色がよくなってくる．
　また，顔色のよい場合は，注腸をしてから20〜30分後に水かお茶を飲ませてみる．たいていは，それまで激しく吐いていたにも関わらず，殆ど吐かなくなるか，吐いても少量のみとなる．

られる。小建中湯が無効な場合は，少量の大黄が入っている桂枝加芍薬大黄湯を投与すると良い。最近，「大建中湯が乳幼児の便秘によい」と評価されているが，著者は大建中湯を便秘に用いた経験が殆どないのでコメントできないが，小建中湯や桂枝加芍薬大黄湯よりも効果の出現が遅いということも耳にしてる。また，大黄と芒硝の入っている大承気湯，調胃承気湯などは瀉下作用が強く，腹痛が現れる心配もあり，小児にはあまり使わない方がよい。

　便秘がちな乳幼児が突然腹痛を訴えることもある。また，かぜのごく初期に突然同様の症状で外

来の診察室へ慌てて飛び込んで来る小児も少なくない。普段，便秘がちだと，ウイルス感染によって腸管の蠕動運動が盛んになって，上へも行かず，下へも行かず（嘔吐も排便もなく），大変痛くて苦しみ出すが，こんな時はまず必要十分な量のグリセリン浣腸を試みれば，排便と同様に腹痛はたちどころに消失する。

かつて腹診の際，手に触れた腫瘤を便塊と知らずにエコー検査を予約したら，結局，浣腸による排便で腫瘤が消失してしまい，大変恥ずかしい思いをしたことがあった。小児のお腹に腫瘤を触れたら，まず間違いなく便塊と思った方がよい。腹痛にしろ便秘にしろ，一に浣腸，二に浣腸と著者は必要十分な量の浣腸をまず施行する。それでこれらの症状が改善しない時に，次の治療を考えればよいのではないかと思っている。

小児科医の眼 小児には意外と便秘薬が少ない。その点，漢方の便秘薬は種類が豊富である。軽いものは小建中湯に代表されるし，もう少し強いものは大黄を少量混ぜるとよい。長期に服用しなければならないだけに，患児も家族も安心して飲めることが大きなメリットでもある。

10. 腹痛

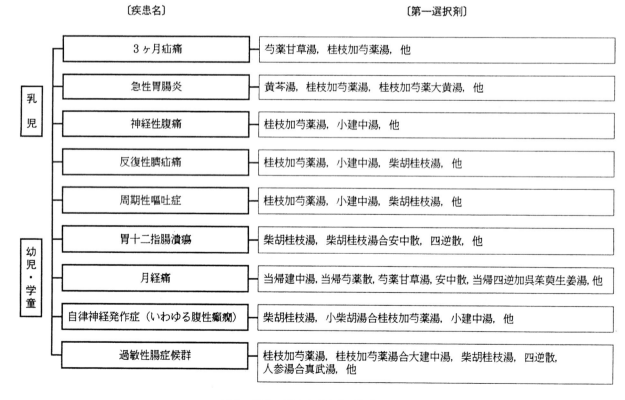

図7　漢方の適応する小児の腹痛

第Ⅱ章　訴え・症状から考える漢方診断と治療方針　77

　腹痛を来す小児疾患は多く，病理学的には，①血行障害，血管病変＝腸重積など，②炎症に伴う腹痛＝急性胃腸炎，急性虫垂炎など，③平滑筋の収縮による機能性腹痛＝反復性臍疝痛，便秘症などに分類される。また，原因のよく分からない腹痛には，(1)ウイルス感染，(2)心因，(3)便秘，(4)反復性臍疝痛などがある。

　漢方は，①の腸重積や，②の急性虫垂炎などの炎症性の腹痛には効果が少ない。これらの疾患に対しては，抗生物質を始めとする西洋医学の効果が十分に実証されている。漢方が得意としているのは，裏寒による腹痛とストレスや自律神経不安などによる一種の腸管のスパスムス（痙攣）による腹痛，つまり③の機能性腹痛などである。

　前者は，普段から冷えに弱い体質傾向の小児で，時々腹痛や下痢を訴える場合や，先ほども述べたように，一般の人が寒冷下に晒された時や，冷たい飲物・食べ物によって急激な消化管の冷えが起こり，それによる下痢や腹痛を来した場合，この場合は附子や乾姜が奏効するので，それを主薬としている四逆湯（甘草，乾姜，附子），真武湯，人参湯などが即効性を現す。

　一方，ストレスや感染による腸管のスパスムスによる腹痛には，芍薬甘草湯が効き，それを含有する桂枝加芍薬湯，桂枝加芍薬大黄湯，小建中湯，柴胡桂枝湯などが有効である。裏寒が加わった痙攣痛には，当帰建中湯や大建中湯，大建中湯と桂枝加芍薬湯の併用（合方）が有効である。

　これらの病態が起因して腹痛が起こった場合は，十分に漢方で対応できる。しばしば西洋医学でよく原因の分からないものとされている腹痛の場合，案外この二つの原因が関連していることがある。

症例検討

〔症例１〕

患　児　６歳，女児。

主　訴　腹痛。

初　診　昭和59年３月。

現病歴　約１ヶ月前，軽い感冒性下痢症を起こし，近医の治療で軽減したが，再び朝腹痛を訴えるようになり，その後１ヶ月間，嘔吐，生唾，食欲不振が続き，来院した。

現　症　舌はやや黄苔があり，腹部は軽く膨満気味であったが圧痛もなく，軽いガスの貯留を認めたのみ。

経　過　上記の症状を漢方では「裏寒」と考え，人参湯や真武湯を使用することが多いが，本症例の場合は腹痛が主訴なので，桂枝加芍薬湯を4.0g１日分３で投与し，更に腹痛を早く取るために芍薬甘草湯を2.0g加味した。数日後に来院した時は，殆ど腹痛は取れ，少し食欲が出てきたとのことであった。その後は全く腹痛はない。

解　説　桂枝加芍薬湯をかぜの腹痛や下痢に使用する機会は非常に多い。特に感冒性胃腸炎やかぜで抗生物質を使用した後の遷延する腹痛，渋り腹，便秘や下痢の便通異常は，日常しばしば経験するが，これらの治療は小児科医としても結構苦慮することが多い。水様性の便が止まらない時は，これも同様に「裏寒」と考えて，真武湯や人参湯，証がよくつかめない時は人参湯合真武湯として

投与すると，遷延した下痢が早く止まる。しかし，腹痛，中でも渋り腹（小児の場合，トイレへ行っても不機嫌であったり，粘液状の便が少量出たりすることが多い）のある場合は，芍薬の入った桂枝加芍薬湯や桂枝加芍薬大黄湯がよい。

〔症例2〕

患　児　9歳，男児。

主　訴　腹痛。

現病歴　約6ヶ月来，朝の腹痛（朝，目が覚めると痛みが強く，3〜5時間持続）が続いている。夏休み明けから続いている。毎週腹痛のため，病院通いをしている。心因性（？）と言われている。

現　症　手掌は湿。軽い不登校（？）。

経　過　桂枝加芍薬湯（1）合芍薬甘草湯（1/2）。2週間後，痛みは軽快。1ヶ月後，痛みは殆どない。3ヶ月後，元気に通学している。6ヶ月後，服用中は殆ど痛みはなし。

〔症例3〕

患　児　12歳，女児。

主　訴　腹痛，下痢，嘔気，他。

既往歴　過換気症候群で入院。

現病歴　昭和59年2月，急性胃腸炎で入院。退院後も腹痛，下痢，嘔気が持続。当科外来で治療を受けていたが，改善せず。6月1日より漢方治療を開始。

現　症　体格中等度。腹証は下図右の通りで，腹診するとくすぐったがる（小児の胸脇苦満）。手掌発汗（2＋），冷。心理テストでは，CMIは領域I，胃腸は緊張大，Y.G明朗で積極的，MAS29/53，母親は心配・不安だが，父親は無関心。

経　過　経過図は下の通りで，順調に経過した。

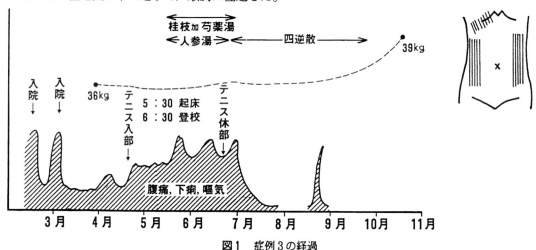

図1　症例3の経過

　　　　　　　　　　腹痛に対する適切な薬剤がないのが小児医療の現実である。その点，
小児科医の眼　　　病態を考えながら腹痛への対応ができるのが漢方の良いところだ。芍薬
　　　　　　　　　甘草湯の類をもっと上手く使うことができるようになれば，心身症など
の腹痛を主訴とする疾患にも更なる応用が可能となる。

11. 食欲不振と食欲過多

　一般の小児科外来でよく見かけるものに，発熱，嘔吐，下痢などを伴う一般のウイルス感染症を発症した後，元の疾患が良くなってもなかなか食欲が出てこない小児の例がある。これらは特に何もしなくても自然経過で良くなるが，保護者の心配を除く意味では六君子湯や小建中湯を短期間投与することで，それなりに納得してもらうことも必要である。虚弱児，起立性調節障害の食欲不振

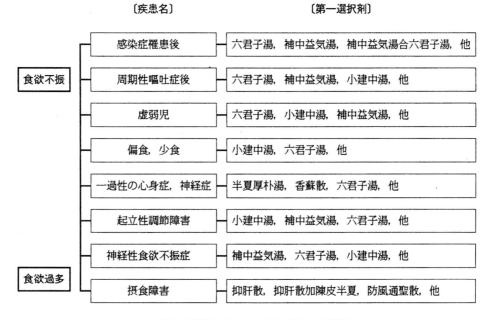

図1　漢方の適応する小児の食欲不振と食欲過多

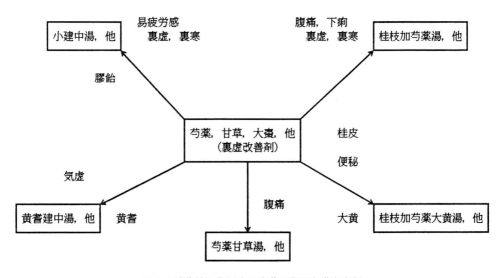

図2　消化管に作用する生薬の作用と漢方方剤

は，第Ⅲ章で詳しく述べる。

　問題は，摂食障害の代表的疾患である神経性食欲不振症である。これは一応漢方の適応疾患だが，漢方はあくまでも補助治療の一つで，心身的アプローチなどの多面的な治療を必要とする。本疾患は，長期間の治療を必要とするし，抗鬱剤などの西洋薬も時に必要である。同じ摂食障害でも，一過性の心身症や神経症の場合は適応薬剤で対応することも可能である。不登校の初期症状として見られることもあり，いずれの疾患も注意深く観察しながら重症化させないように，これらの漢方を一つの手段として使うことも必要である。その意味では漢方の効用も十分に期待できる。

　食欲過多の症状は，摂食障害の内の神経性大食症に見られる。摂食障害の項でも述べたが，抑肝散や抑肝散加陳皮半夏で少しは改善することもあるので，診療を求められた場合には処方するが，実際には心因的な要素も多いため，著者は治療に難渋しており，十分な改善が得られないのか，やがて患児は診療から遠ざかって行くことも多い。

小児科医の眼　　小児に対する消化器系の薬剤は，数も種類も少ない。これは技術的な問題ではなく，ニーズの問題と考えられる。成人にみられる胃炎，胃・十二指腸潰瘍，逆流性食道炎，膵炎などは極めて少ない。これらの消化器系の小児疾患には，現在の小児用西洋薬の他に漢方があれば，更に十分な対応が可能になるのではなかろうか。

12. 頭　痛

　「こんな子供でも頭痛があるのですか？」と，幼稚園児を連れてきた母親に聞かれることがあるが，著者は，「子供でも頭が痛いんですよ」と答えることにしている。表現方法の違いと言えばそれまでだが，著者は乳児は不機嫌，嘔吐，幼児は不機嫌，嘔気，嘔吐に加えて「頭が痛い」と言えば頭痛の存在を考え，学童は言ったままの受け止め方をしている。確かに鑑別診断をすべき疾患は多数あるが，患児の訴えと状況，進行度をよく観察すれば，鑑別はそれほど難しくはない。漢方の適応する頭痛を来す疾患は図1に示したが，急性のものは殆ど効かない。慢性というか，反復性のものによく効く。

　母親や父親に偏頭痛持ちがいたりすると，意外と体質が似ていることもあるので，低学年の学童でもそのことをよく聞くことが大切である。中でも最も多く見られるものに筋緊張性頭痛がある。これらの頭痛の起こり方は，患児の病歴を聞いてみるとおおよその見当がつく。

　また，特徴として，幼児・学童でこれらを訴える殆どの小児に，一様に肩こりを認めることが挙げられる。この肩こりは本人も家族も殆ど気がついていない。「時には肩を揉むと気持ちが良いのですよ」と言う母親もいるが，著者が診察室で直接両肩を摘むと患児が痛がるのを見て，初めてそのことに納得するようである。肩こりの特徴は葛根湯タイプのように広範囲ではなく，柴胡桂枝湯や小柴胡湯の肩こりといって，肩から頸部にかけて幅の狭い肩こりで，肩井（けんせい）というツボ（第7頸椎棘突起と肩峰の中間点）を押さえると一様に痛がる。この現象は一般の小児には殆ど

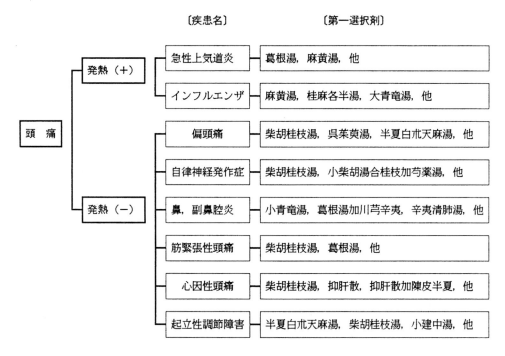

図1　漢方の適応する小児の頭痛

見られず，肩こりが強いか否かの大切な診断法である。原因はどうあれ，肩こりの存在が頭痛を引き起こす引き金となっていることは間違いない。彼らはやはり普段から神経が細やかで，ストレスに敏感であり，たえず緊張を強いられている。また，昨今のテレビやテレビゲームなどの影響も大きい。幼児期から勉強，お稽古事などで毎日多忙な生活を送っている結果として，筋肉も緊張してくる。漢方を使用したり，鍼や皮内鍼を使ったりして緊張に対する閾値を上げてやれば，それだけで改善することも多い。このうち，「芍薬」を含む処方が最も効果的である。成人に使われているような，呉茱萸湯や釣藤散，葛根湯は殆ど使用する必要はなく，効果もない。

　代表的なものは小建中湯と柴胡桂枝湯である。小建中湯が効く頭痛としての特徴は，頭痛がさほど激しくなく，すぐに治ってしまうものが多い。反復性臍疝痛は本方でかなり改善するが，同時にこのような頭痛もかなり良くなる。また，肩こりの程度は柴胡桂枝湯より弱い。柴胡桂枝湯が効くタイプは肩こりも頭痛の程度も小建中湯よりもやや強い。腹証で軽い胸脇苦満が認められることが多い。それまで習慣的に訴えていた頭痛は，極めて短期間のうちに消失する。早い例は1～2日，遅くとも2週間～3週間以内に消失し，殆ど1～2ヶ月の服用のみで廃薬してよいが，これらの小児は他にも自律神経系の症状を有していることが多く，長期に服用させた方が良い場合が多い。服用中止により再び繰り返すこともあるが，その程度は軽い。症状が強ければ再度服用させ，最初よりも長期間服用させればより効果的である。

症例検討

〔症例1〕

患　児　平成１年生まれ，女児。
主　訴　頭痛。
初　診　平成15年７月。
現病歴　中学１年生頃から頭痛・肩こり・吐き気がひどく，最近では毎日頭痛に悩まされている。そのため，学校を月１回の頻度で欠席。
現　症　身長148cm，体重37kg。疲れやすい，かぜを引きやすい，朝起きにくい，アレルギー（花粉症），寝つきが悪い，手のひらに汗をかく，頭痛（全体），目が痛い，視力が弱い，耳が時々痛む，肩こり（縦にこる，横にこる，首筋がこる），月経痛がひどい，神経質，集中力がない，食欲がない，偏食がある。手掌・湿。
腹　証　軽い腹直筋攣縮。
経　過　平成15年７月，柴胡桂枝湯＋皮内鍼。平成15年８月，楽になる。平成15年９月，時々頭痛がある。平成16年１月，皮内鍼をしてほしい。平成16年６月，漢方薬がなくなると調子が悪い。平成17年５月，その後，過敏性腸症候群のため，柴胡桂枝湯合桂枝加芍薬大黄を服用中。
解　説　本症例は典型的な筋緊張性頭痛で，特にこれといった原因がないのに頭痛がひどくなって学校を休みがちであった。皮内鍼との併用により改善したが，その後，下痢と便秘を繰り返すようになり，桂枝加芍薬大黄湯や柴胡桂枝湯合桂枝加芍薬大黄湯で再び軽減した。本症例は心因背景というよりも自律神経過敏がベースにあるものと考えられる。

〔症例２〕
患　児　13歳，女児。
主　訴　頭痛，易疲労。
現病歴　小学校４年頃より頭痛，鼻閉，疲れやすい，肩がこるなどを訴え始めた。休日は疲れて家でゴロゴロしている。漢方治療のため来院。
現　症　身長153cm，体重41kg。脈候は浮，弱。手掌は湿，腹候は腹直筋攣急（＋），手が冷える，足先の冷え，気力がない，手掌に汗をかく，朝の頭痛（雨の前日に痛む），鼻閉，便秘傾向，月経痛。

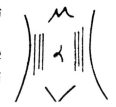

経　過　小建中湯（１）合人参湯（1/4）。１ヶ月後，頭痛軽快，少し元気が出る。辛夷清肺湯（1/2）追加。２ヶ月後，鼻汁，鼻閉，便秘は軽快。元気がよくなる。頭痛は少ない。

〔症例３〕
患　児　14歳，女児。
主　訴　頭痛，便秘。
現病歴　夏休みに入ってから頭痛が増強し頭全体がガンガン痛く，カバンも持てず，食欲不振，嘔気，便秘が強くなり，通学しなくなる。改善しないため来院。
現　症　体重40kg，肩こり（♯，帯状），脈は微，細。月経周期は不規則。理学検査所見は全て異常なし。
経　過　柴胡桂枝湯と鍼治療。１ヶ月後，症状軽減し通学が可能となる。２ヶ月後，便秘改善，

頭痛消失。8ヶ月後，治療を中止。

〔症例4〕

患　児　15歳，女児。

主　訴　頭痛。

現病歴　小学校2年から発作性心頻拍症（?）。1年6ヶ月服薬。小学校4年から中学校2年まで服薬。最近は頭痛が続いている。某病院で高血圧かもしれないと降圧剤も服用したが，改善しない。CTは異常なし。

現　症　身長150cm，体重45kg。手掌は湿，脈は浮・大，腹証は右図で上腹部に腹動を触れる。肩こり(卅)，頭痛は後頭部で朝はよいが学校に行くとひどくなる。筋緊張性頭痛（?）。

経　過　柴胡桂枝湯5.0/2×1と皮内鍼をする。2週間後，皮内鍼をしている間はよかった。4週間後，症状は少しずつ軽減。中断。3ヶ月後，私学の入試が近くなって頭痛がひどくなる。服薬と皮内鍼を施す。その後，学校に入学してから頭痛消失。

小児科医の眼　頭痛の病態は様々だが，急性期の頭痛は漢方での対応はあまり大きな期待は出来ない。むしろ，慢性的な頭痛に対してよく病態や背景を考えながら漢方の証を検討するのがよい。鎮痛剤はあくまでも単なる対症療法の一つとして捉えた方がよい。

13. 痙　攣

　痙攣及び痙攣類似疾患の治療で，漢方が有効な場合を図11に示したが，痙攣発作には漢方は効かない。また，癲癇もあくまで補助的な効果を期待した方がよい。

　漢方では痙攣を急驚風と呼び，癲癇は，「癲は小児の病なり。10歳以上を癲となし，10歳以下を癇となす」（『諸病源候論』）と言われていた。代表的な生薬に羚羊角，犀角，竜骨，牡蠣などの動物薬，天麻，釣藤鈎，芍薬，厚朴などの生薬があるが，いずれも即効性では西洋薬の抗痙攣薬の方が優れている。

　痙攣性疾患に対して漢方に期待するとすれば，やはり小児の体質傾向からのアプローチで，これらの症状を軽減するということになろう。一般に痙攣発作の抑制には西洋薬の抗痙攣剤を用いるが，発作の程度が軽かったり，抗痙攣剤が無効だったりした疾患には漢方の単独投与も一つの選択肢である。

　なお，各疾患に対する漢方治療については，第Ⅲ章で再度詳しく述べるが，概略を記しておく。

1）憤怒痙攣，息止め発作(breath-holding spell)（泣き入り引きつけ）

　乳児に突然起こる呼吸停止，意識不明，硬直などの発作で，激しく泣いた後に生ずることが多い。チアノーゼ型と蒼白型があり，前者は「瘀」の強いタイプ，後者は副交感神経過敏タイプに起こりやすい。予後良好な疾患であるが，保護者の不安は強い。抗痙攣剤が無効であるため，消極的な治

療に終始している現状では東洋医学的治療が功を奏する。

漢方ではまず，甘草大棗湯がファースト・チョイスに挙げられる。本来は女性のヒステリーと思われる症状に使われているが，小児の夜泣きや本疾患に速効的に作用する。本方の服用により，比較的速やかに痙攣発作が消失する例が多い。しかし，長期投与をする場合には抑肝散や抑肝散加陳皮半夏もよい。本方は小児の「疳」の薬として作られているが，この方剤の服用により，自律神経過敏が改善される。本方には釣藤鈎が含まれており，その薬理作用からも伺われるように，憤怒痙攣を起こしやすい心身の安定に役立つ。また，可能であれば，証に随って芍薬，黄連，厚朴などの生薬（あるいはエキス末）を加えることにより，一層の効果が期待できる。

2）熱性痙攣

本疾患は一般に予後良好であるが，発作の程度により抗痙攣剤の服用を必要とする。しかし，これらの薬剤でも発熱は予防できず，十分な抗痙攣剤を投与しないと痙攣発作が起こりうる。今後はこれらの薬剤と漢方との積極的な併用が望まれる。その理由として，漢方薬を投与することにより感染の予防が可能となり，発熱の機会を少なくすることができる。

熱性痙攣は過敏性体質児に起こりやすく，その予防と治療は虚弱児の場合と同様である。小柴胡湯，柴胡桂枝湯，柴胡清肝湯，小建中湯などは小児期の虚弱体質改善の方剤として著効を現すが，熱性痙攣に対する方剤の使用目標もそれと同様でよい。抗痙攣剤の減量や早期離脱が可能になるばかりでなく，これらの小児が持つ虚弱傾向も改善される。

3）癲　癇（てんかん）

小児の癲癇には，Lennox-Gastaut症候群のような難治な疾患から，小児欠神癲癇のように予後良好なものがあり，それぞれの発作，疾患に応じて抗痙攣剤を使用する。しかし，コントロール

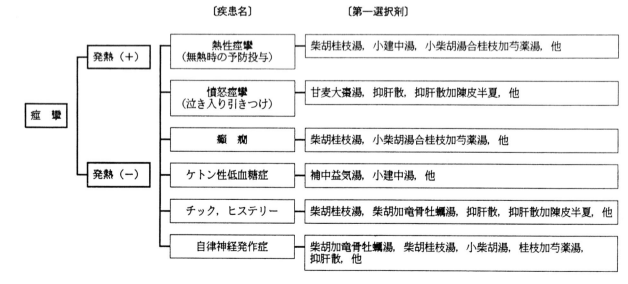

図1　漢方の適応する小児の痙攣及び痙攣類似疾患

がうまくできず，種々の抗痙攣剤を組み合わせ，徐々に増量している例も多い。このような場合，まずファースト・チョイスに柴胡桂枝湯の投与が勧められる。相見[1]は本方の有効性を述べている。厳密には柴胡桂枝湯加芍薬であるので，エキス剤では小柴胡湯合桂枝加芍薬湯がよい。本方の薬理作用は既に報告されているが，今後の研究に期待するところが多い。

　柴胡桂枝湯は神経質で，漢方医学で言う軽度の胸脇苦満（小児の場合，腹診時にくすぐりがある例が多い），腹直筋の拘攣を認める場合が多く，一般には自律神経系の疾患に奏効するが，癲癇を起こしやすい体質や癲癇児に共通して多く見られる性格と，柴胡桂枝湯が奏効する漢方医学上の診断，いわゆる証とがよく類似しているので有効であろうと言われている。癲癇の診断が付けば，初期から抗痙攣剤と漢方との併用でもよいし，発作の程度が軽度であれば，漢方方剤のみでしばらく経過を見て，再度発作があればその時点から抗痙攣剤を使用してもよい。

　著者は，脳波異常のある例で漢方の単独投与をし，うまくコントロールしている例を少数経験しているが，一般には抗痙攣剤と漢方の併用が最も適していると考えている。抗痙攣剤の減量については，一般の方法に準ずる。なお，抗痙攣剤の投与によって肝機能障害を来す例は柴胡桂枝湯や小柴胡湯合桂枝加芍薬湯が従来から使われており，その意味でも抗痙攣剤の副作用防止に有効である。

　夜間に眠りが浅く，夜泣きや寝ぼけを起こす例には柴胡加竜骨牡蠣湯がよい。本方中の竜骨，牡蠣の鎮静作用が精神状態の安定に役立つ。その他，イライラが強いタイプには抑肝散，抑肝散加陳皮半夏，月経の前後に強い発作が多くなる例では駆瘀血剤である桂枝茯苓丸，桃核承気湯がよい場合もある。思春期の発作でうまくコントロールされない女子の例では，この点に着目する必要もある。また，学童期に見られるチックや発作性頭痛などは柴胡桂枝湯が奏効する例が多い。

　脳波の改善については報告があるが，今後，諸家の追試を期待する。

〔参考文献〕
1）相見三郎：柴胡桂枝湯による癲癇の病名治療について，東洋医学 13, 115-118, 1963.

小児科医の眼　　　漢方はこの種の疾患に関する限り即効性に欠けるが，体質的な傾向を考えながら治療すると驚くほど有効な事がある。特に現代小児医療で治療できない憤怒痙攣などの治療は，漢方の独壇場であるので大変面白い。

14. 血 尿

　血尿には，肉眼的なものと顕微鏡的なものがある。その中で，最近では急性糸球体腎炎は少なくなった。

　著者は30年前に高血圧，浮腫，血尿と3徴候の揃った本症に小柴胡湯合五苓散（当時は柴苓湯が作られていなかった）エキスを多用した。勤務した病院が地域における小児腎疾患のセンター的存在でもあったことから，急性糸球体腎炎の入院例が多く，その後，赴任した病院でも当初本疾患が多かったので，この時は保険に収載された柴苓湯を積極的に使用した。本来，急性期に対しては有効な西洋薬剤は対症療法の域に留まるもので，現在もその基本は変わらないが，柴苓湯はもう少し

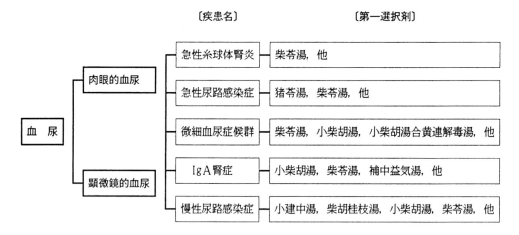

図1 漢方の適応する小児の血尿

一歩踏み込んだ治療薬剤と考えられる。対照群が無いので確実なことは言えないが，慢性化したものが殆どなかったことから，病初期に柴苓湯を使う意義は十分あるものと考えている。

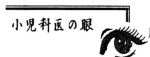　血尿の背景をきちんと把握することが大切である。その上で，止血作用のある漢方薬を選ぶ眼を養って欲しい。

15. 疲　労

　最近の子供の日頃の行動を見たり，診察室での訴えを聞いていると，著者の駆け出しの小児科医の頃に比べて，確かに「疲れた」と言う子供が多く見られることは事実である。友人の小児科医が校医をしている小学校で，特にこれと言った基礎疾患のない小児を対象にアンケートをとった時も，何らかの症状の中で「よく疲れる」という項目は確かに上位を占めていた。

　時代の反映というべきであろうか。食生活の変化，テレビやテレビゲームの波及，外で遊ばない子の増加，受験の加熱など数多くの要因があろうが，これらの疲れた子供たちとどのような対応をすればよいか，頭を痛めている小児科医は決して少なくない筈だ。これを漢方の目からどのように眺め，どのような対応をすればよいか，より具体的な点から述べてみたい。

1）疲れた小児が持つ諸症状

　外来には必ずしも「疲れたから」と言って子供がやって来る訳ではない。頭が重い，痛い，目が疲れる，肩が凝る，食が細い，食欲がなかなか出てこない，時々お腹を痛がる，微熱が取れない，盗汗が出る，頭から汗をかく，機嫌が悪い，笑わない，顔色が悪い，顔色が冴えない，顔につやがない，舌苔がある，家でゴロゴロしている，いつまでも寝てばかりいる，朝なかなか目が覚めない，いくら起こしてもすぐ寝てしまう……こういった様々な症状を抱えた子供を見て，彼らの体の中に

重大な変化があるのではないかと心配した母親が連れてくるのが一般的である。
さて，このような小児が来院する時はどのような状況かは次のようである。

ⅰ．かぜ，インフルエンザ，急性気管支炎，肺炎，溶連菌感染症などの急性感染症に罹患し，発熱や咳嗽などの急性期の大きな症状が改善，軽減しても，その後いわゆる微症状（先ほど述べたような症状）が数日間から数週間持続し，何ら改善されることがないと，これらの疾患とは別に大きな病気が潜んでいたり治療していた疾患とは違うものを心配している場合である。勿論，臨床検査の上では何の問題もないが，これらの訴えに対して，検査の結果「心配ない」ということは言えても，現代小児医療ではそれ以上の対応ができないので，ここに大きな問題があるが，これを漢方で処理することは決して難しくはない。

ⅱ．いわゆる虚弱傾向のある小児（虚弱児）に見られる疲労。
先ほど述べた諸症状が日常生活の中で頻繁に見られる場合である。この場合は勿論，何が病気の原因であるか否かをチェックすることは当然であるが，大抵はその原因をきちんと探すことは難しい。この場合の治療法については後で述べる。

ⅲ．典型的な起立性調節障害（OD）に見られる疲労。
本症は小児の体質性疾患の中では診断も治療も体系化されている代表的な疾患と言ってもよい。しかし，現代の小児のOD治療を集約すれば，低血圧対策を始めとしたいわゆる対症療法の域を出ない治療と言っても過言ではない。漢方治療は現代小児医療と比較すると，より時間はかかるが，より有効性が高く且つ持続性がある。これについても後で漢方治療を詳しく述べる。

ⅳ．心身症に見られる疲労。
しばしばODと本症は診断を間違えることがある。なかんづく不登校に見られる易疲労感の場合，初期の対応は容易ではない。このことについても後で述べる。

ⅴ．慢性疾患に見られる疲労。
小児医療の慢性疾患と言えば気管支喘息，慢性腎疾患，ネフローゼ症候群，癲癇，悪性腫瘍などがある。

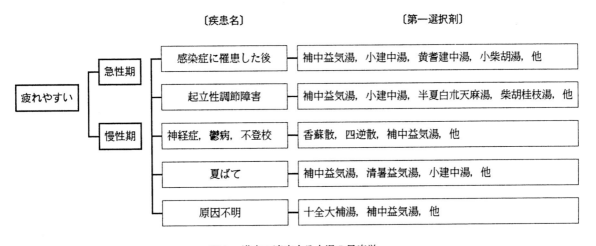

図1　漢方の適応する小児の易疲労

これらの慢性難治疾患の治療は，既にガイドラインもでき上がっているので，その治療を進めていけばよいが，この疾患を反復したり難治化する背景に，免疫力の低下がベースにあることが多い。しかし，現代小児医療ではその視点からの治療が考えられている訳ではない。

別の視点（漢方の視点）から考えると，より有効な治療法が存在することに気がつくはずである。これも後で述べる。

２）小児の疲労の漢方病理

漢方の基本的な考え方に「陰・陽・虚・実」，「気・血・水」，「臓腑」などの漢方生理や病理観があるが，これらとの関係の中で疲労とのつながりを考えれば，より鮮明に疲れの病理が分かる。

一般的には気虚（脾気虚，肺気虚），血虚，水滞，腎陽虚などが疲労と関係が強いが，必ずしも当てはまらないことがある。虚証ばかりではなく，実証も大いに疲労と関係あるので，このことについては後の各論でも少し触れてみたい。

３）小児の疲労への対応について

(1) 感染後の対応

疲労に関しては，漢方の病位で言えば少陽病位が大変多い。太陰病位や少陰病位もあるが，小児ではまず少陽病位が多い。この場合，何と言っても柴胡剤が有効である。中でも小柴胡湯は，まず小児のファーストチョイスである。成人では，少陽の虚証で寒証の柴胡桂枝乾姜湯がファーストチョイスだが，小児では適応が少なくなる。それだけ小児は熱証，またはより実証が多いということかも知れない。疲れに加えて食欲がないなどの消化器症状があれば，六君子湯などを合方することもある。また，より虚証であれば，小建中湯，補中益気湯なども適応となる。感冒性嘔吐下痢症などの消化管症状がメインの場合は人参湯や真武湯などで改善するが，この場合は疲れが主体ではないので適応が少ない。いずれにしても，感染後の疲労はこのような観点に立って治療すれば，予期した以上の結果をもたらすし，またしばしば起こる再感染への予防ともなり得る。

(2) 虚弱児の疲労についての対応

虚弱児という小児がいつも存在する訳ではないが，彼らを日常診療の中でしばしば見かけても，意外とその存在に気付かない小児科医も多い。しかし，その対応に有効な手段を見出せないこともあって，つい放置されがちである。

疲れやすいということを次のような考えから整理すると十分な対応も可能である。

最も多いのは漢方で言う脾胃の虚，つまり消化管機能の低下で，これに目を向けることである。脾胃は人間の臓器の中でエネルギーを産生する最も大切な所で，この働きが悪ければ当然のことながら疲れやすくなる。食が細い，一度に多く食べられない，食べてもなかなか体重が増えない，下痢がちである，などの症状を普段の診療の中でよく聞き出すことである。

この脾胃の働きを向上させる漢方薬は，六君子湯，人参湯，小建中湯，補中益気湯などがあり，

また，それらのうまいコンビネーション（合方）でも効果を上げることができる。

　次に，漢方でいう肺の問題である。呼吸機能（肺）もエネルギー産生にとって大切なことで，例えば気管支喘息などで発作が続けば，当然のことながら疲れやすくなってくる。漢方では黄耆や柴胡，麻黄の入っている方剤をよく使うが，代表的な方剤では，黄耆建中湯，補中益気湯，柴朴湯，柴胡桂枝湯，小青竜湯，麻杏甘石湯などである。

　いわゆる気管支の弱い子（喘息性気管支炎を繰り返す小児）の治療は，先ほどの方剤を服用することで少しずつ呼吸機能が強くなり，かぜを引かなくなったり，気管支が強くなったりする。この脾胃と肺の機能を強くすることがまず大切である。また，この二つの機能が向上してくれば，まず疲れがとれてくる。一方，耳鼻咽喉科領域の感染を繰り返す小児も虚弱児ということができる。先ほどから述べている方剤で改善しない場合も多いが，この場合は柴胡を含む方剤（柴胡剤）を中心として治療をするとよい。小柴胡湯，柴胡桂枝湯，柴朴湯，または柴胡清肝湯もよい。

　これらの服用で発熱を繰り返しが少なくなり，咽頭周辺の炎症も少なくなるので，小さな病巣感染が減り，結果として疲れが少なくなる。

(3) 起立性調節障害（OD）児に見られる疲労への対応

　ODは先ほど述べたように，治療として体系化されている疾患でもあるが，短期間で効果を上げても現代小児医療では長期間の対応が難しい。長い目で見れば，漢方の治療が明らかに有効である。

　まず，ODの病態の基本に，気虚と水滞があると考える。朝起きられない症状の最も大きな要因が気虚であり，めまいや動悸では水滞が大いに関係する。小症状の基本は脾虚や過敏性体質で，この三つか四つの考え方を勘案して治療法を考えるとよい。

　例えば大症状がメインの場合は，補中益気湯と苓桂朮甘湯との合方，または半夏白朮天麻湯の単独投与が有効で，また，小症状がメインの場合は，柴胡桂枝湯や小建中湯の投与が有効である。しかも従来の治療では，服薬を中止すると比較的速やかに症状が戻るが，漢方の場合では，中止しても寛解期間が数週間続くこともある。しかも疲れをはじめとする多くの諸症状が同時に消失することも多い。この場合，後で述べる心因が起因する症状との鑑別が大変難しいが，数週間〜数ヶ月間の服用で疲れやすさをはじめとした諸症状は確実に改善することは確かである。

(4) 心身症に見られる疲労への対応

　不登校に代表される心身症では，疲れやすさは諸症状の中で上位を占める。これらの症状は初期の頃，ODの症状と極めて類似しているため，しばしば見誤ることが多い。勿論，心因の背景に潜んでいるものを見出すことが大切だが，なかなかそれを察知することは難しい。

　著者がこれらの鑑別に使うのは漢方治療である。例えば，頭痛や腹痛の訴えがあった時，ODの場合，大抵は桂枝加芍薬湯，小建中湯，柴胡桂枝湯などの投与で，早ければ1週間以内，遅くとも2〜3週間以内に改善し，痛みを訴えなくなるケースが多い。

　また，疲れやすさに関しても少し時間がかかるが，補中益気湯や小建中湯の投与で，3週間で何らかの改善のサインが見られるが，心身症の場合は，反応のスピードも遅く，しかも全く反応しな

いケースすらあるので，こういう経過から心身症であることを初めて知ることもある。

いずれにしても，心因の要素が強く，しかも昼夜逆転の生活リズムが持続すると漢方治療ではいかんともしがたい状況となる。

(5) 慢性疾患に見られる疲労への対応

小児の慢性疾患と言えば，気管支喘息をはじめとする各種のアレルギー疾患，ネフローゼ症候群，IgA腎症をはじめとする腎疾患，癲癇などの神経疾患，白血病に代表される悪性腫瘍など，数多くあるが，これらの治療は確立されているとはいえ，慢性疾患の管理で最も大切なことは，これらの疾患を反復したり，増悪させたりしないことである。

このきっかけは，疲労→感染というルートで，これをブロックすればかなり管理がうまくいくようになる。特にアレルギー疾患や腎疾患には大切で，その基本的な治療の骨子は虚弱児の疲労の対応と同じである。小建中湯に代表される建中湯類や小柴胡湯に代表される柴胡剤を中心に方剤を与え，長期間投与することで，これらの慢性疾患を治癒改善に向けることが可能となる。

症例検討

患　児　8歳，女児。
主　訴　倦怠感。
現病歴　父親と共にA型肝炎に罹り，本人も入院した。結膜の黄染，著明な胸脇苦満（肝臓は腫大して2横指触れる）などの所見から，小柴胡湯合茵陳蒿湯を投与。4週間でほぼ肝機能は改善したが，その後，食欲不振，倦怠感が改善せず，補中益気湯を投与して元

表1　症例の検査所見

	2/IV	27/IV	28/VIII
Bil	1.8(mg/dl)	0.9	1.0
GOT	50(K.U)	27	21
GPT	93(K.U)	18	10
ZTT	14.3(U)	18.0	12.9

気になった。かぜなどの感染症や肝炎などの調理の剤としての補中益気湯は大変有効だが，これを応用してこれといった大きな原因もなくゴロゴロしている子供を見つけたら，まず補中益気湯を試してみるとよい。

小児科医の眼　フィジカルな疲れは回復が早く，メンタルな疲れは回復が遅い。このことは小児でも成人でも同じである。また，患児の体質をよく観察することも大切だ。検査に異常がなく，病態が十分に把握できない時は，患児の体質やメンタルな面での究明をする必要がある。それには漢方が大いに役立つ。

16.　四肢関節痛

1）急性期

ウイルス性疾患の中でも，インフルエンザは発熱と共に急性の四肢関節痛をよく伴うことがある。

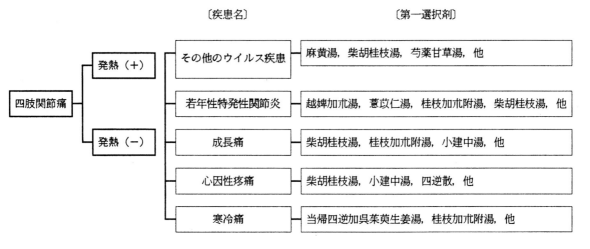

図1 漢方の適応する小児の関節痛・四肢痛

急激な筋肉痛では，時としてCKの時に伴う急性筋炎もある。また，伝染性紅斑，風疹などでも軽い四肢関節痛を見かけることも少なくない。インフルエンザの場合は麻黄湯が効き，その他の場合も柴胡桂枝湯がよいが，いずれも自然経過でよくなることも多く，必ずしも漢方が効くとは言えない。インフルエンザ筋炎で芍薬甘草湯を数回使った時はよく効いたが，全てによく効くかどうかは分からない。若年性特発性関節炎の急性期には漢方の効果は弱い。

本疾患の治療は慢性期の対応を考えるべきである。

2）慢性の疼痛

原因のよく分からない小児の四肢関節痛を一般に成長痛と言っているが，本当に成長痛であるかどうか疑わしいと著者は考えている。心因反応（甘え，ヒステリー），寒証のための血管痛などもひっくるめて成長痛と診断されているが，予後が良好なだけにそれをひっくるめて成長痛と言っているに過ぎないのではないかと思っている。

本疾患には柴胡桂枝湯がなぜか良く効く。

原因不明の痛みを訴えて小児科，整形外科を受診する小児がいるが，いずれも診断がハッキリしない例が多い。普段から冷え症で手足が冷たく，プールに入った日の夜か翌日に手足の痛みをよく訴えたり，しもやけ（凍瘡）を毎年作るような小児であれば，寒冷痛は間違いない。

症例検討

〔症例1〕

患　児　6歳，男児。

主　訴　下肢痛，睡眠障害。

現病歴　約1年間，下肢の痛みを訴えていた。湯タンポを入れて温めると楽になる。眠りが浅い，夜ぐずる，食が細い，扁桃炎を繰り返す。

現　症　体格小，羸痩が目立つ，皮膚色蒼白。

経　過　柴胡桂枝湯で下肢痛は消失。甘麦大棗湯，柴胡加竜骨牡蛎湯で睡眠障害は改善。その後，柴胡桂枝湯を長期服用した。

解　説　本例は心因要素が強い下肢痛だった。下肢を温めると楽になるというので，桂枝加朮附湯や当帰四逆加呉茱萸生姜湯なども当然考えたが，神経反応が強いので，甘麦大棗湯や柴胡加竜骨牡蛎湯なども考え，投与した。柴胡桂枝湯は一般に成長痛に使えるが，成長痛と言っている例の中にはよく心因性の疼痛がみられる。本例も発症状況，経過などから柴胡桂枝湯がよかったが，古い症例なので記憶が曖昧で家族背景などの詳細は不明である。

〔症例2〕

患　児　8歳，女児。

主　訴　下肢痛，特にふくらはぎからアキレス腱にかけての痛み。

初　診　昭和55年11月。

現　症　上記のような痛みがあるが，安静時には全く痛まない。歩行時に痛みは増強し，歩行困難・通学不能となって長期休学を余儀なくされ，当院へ紹介されて入院した。某病院での診断は小児科では不明，整形外科は腱鞘炎，精神科はヒステリーと，それぞれ診断が異なり，決め手がなく，治療にも抵抗していた。現在考えられる臨床検査は殆ど行われていたが，異常所見は全くなかった。他覚的所見では，下肢から足先にかけて異常な冷たさが感じられた。前医の治療は冷湿布とインドメサシンの内服で，それも無効だった。

経　過　冷えに由来する痛みと考え，温湿布，鍼治療，ビタミンE，漢方方剤（当帰四逆加呉茱萸生姜湯），紫雲膏によるマッサージを加え，果物の過食を禁じた。その結果，非常に短時日の内に主訴が消え，歩行も可能になった。

解　説　この例は多くのことを著者に教えてくれた。風呂に入って痛みが楽になるという事実にも関わらず，冷湿布とインドメサシンを長期に投与していたことは矛盾する治療である。漢方では陰（寒）に対して陽（熱）の治療を加え，寒熱のバランスをとる。これは痛みのみならず，食生活などでもその基本概念を大切にする。例えば，小児が高熱時にも関わらず悪寒を訴えておれば，無理に解熱剤を投与してはならない。ましてや氷枕を嫌ったり，蒼白で四肢の冷感が強ければ温めた方がよく（寒に対しての熱），逆に暑がって布団をはね除け，水を多く欲しがる場合で顔面が紅潮していれば冷やす。こういう時に解熱剤を投与しても殆ど事故は起きない。新生児や未熟児が臨床所見と相違して意外と重症化していたり，症状がサイレントであることは一種の「陰」であり，老人にみられる現象とよく類似している。また，第Ⅰ章でも述べているが，体質の面からみると大きく虚証体質，実証体質という概念があるが，小児の場合，虚弱児などは典型的な虚証体質である。しかし，大半が実証，虚実中間証の傾向があり，そのつもりで治療しても支障がない。例えば，成人の実証に使う種々の方剤を服用しても，小児は意外とその副反応が弱く，成人に見られる過敏な現象をそれほど経験しない。麻黄剤や石膏を含む方剤を服用して食欲が落ちることはあるが，成人に比べると遙かに少ない。しかし，虚証状態をしっかり把握して治療しないと，インドメサシン坐剤によるショックや気管支拡張剤の吸入時の事故につながる可能性もある。虚証に「補法」の治療を行うことは漢方治療の一大原則だが，現代医学ではこの点が見過ごされ，法則化されていない。

その観点から小児科臨床を再点検すると新たな発見も可能である。漢方ではこの他，気・血・水の概念があるが，このうち，最も小児と関連の深いものは「水」であろう。小児の体液に占める水分の比率は成人より多く，その変調はただちに病的状態につながる。過敏性体質における滲出性体質という概念も，漢方でいう一種の水滞（水毒）とも言える。しかし，成人に比べて瘀血や水滞の現象は少なく，この理由は，小児がこれら病的状態の途上にあって未完成である故と考えられる。思春期以降にこれらの病態が完成するのではなかろうかと著者は考えている。

> **小児科医の眼** 急性の疼痛には，漢方の出番はあまりない。慢性の疼痛には，寒熱，心因などから病態を考えると解決への手掛かりをつかむことができる。

17. 発育の遅れ

　基礎疾患の不明な発達・発育の遅れが目立つ小児への対応を，方法，手段として現代の小児医療には見出すことができない。

　漢方ではどうか。これを五臓の視点から見ると，脾の問題，腎の問題として捉えることもできる。食が細いなどの消化機能の遅れ・低下などがあれば，治療としてはアプローチしやすい。腎の発達は率直に言って大きな物差しはないが，先程の脾の問題が存在しない時，また脾の問題だけで解決しないと考えられる時は六味（地黄）丸の適応を

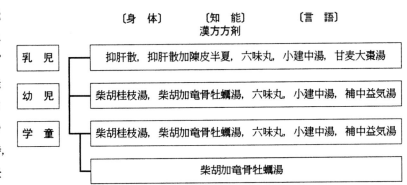

図1　漢方の適応する基礎疾患の不明な小児の発育・発達の遅れ

考えるとよい。その意味で，食に関する問題が存在すれば，小建中湯，六君子湯，補中益気湯などを起点とした治療を進めていくのが常道だ。知能の遅れなどは，一般的にはこれといった方法はないが，著者はほぼ一律に六味丸を単独ないし補中益気湯などと併用投与をすることが多い。

> **小児科医の眼**　「様子を見ましょう」という言葉は，残念ながら極めて消極的な治療である。何か一つでも積極的に治療するという意味では，漢方も大きな治療手段の一つとして考えるべきだ。

症例検討

〔症例1〕

患　児　1歳，男児。

主　訴　下肢の力が弱い，ハイハイしない，体重増加不良。

初　診　昭和58年7月。

現病歴　3ヶ月半に定頸。9ヶ月でお座り（不完全）。1歳になっても下肢の力が弱く，つかまり立ちをしない。お座りしても前へ倒れてしまう。ハイハイしない。固形物を食べないなどの症状が目立つ。

現　症　体格は小，体重7.5kg。歯2本，腹証は凹，DQ58.5，手根骨2個，T_3，T_4 正常範囲，軽い鉄欠乏性貧血，脾・腎虚？。

経　過　(1)小建中湯3.0g/2×1日，(2)六味丸1.5g/2×1日。1週間後，つかまり立ちをする。食欲↑，人見知りをする。3週間後，活発に動くようになった。座り方がまだおかしい。その後，同方を続けて処方し，1歳6ヶ月でほぼ正常児と同じレベルになった。

〔症例2〕

患　児　3歳，女児。

主　訴　言葉の遅れ。

初　診　昭和59年1月。

現病歴　歩行開始は2歳。身長，体重の伸びが悪い。単語が少ない。十分に口が開かず言葉が聞き取りにくい。

現　症　体格は小，体重11kg。食欲は良好，手根骨2個。T_3 155.7(80〜200)，T_4 11.0(5.0〜12.0)。

経　過　(1)ホパテ0.5g/2×1日，(2)六味丸3.5g/2×1日。10日目，長い言葉が話せる。単語が多くなった。その後，言葉を覚えるようになった。

〔症例3〕

患　児　8ヶ月，女児。

主　訴　体重が増えない，かぜを引きやすい，すぐ嘔吐する，疳が強い，他。

現病歴　生下時体重 3174g。生後7ヶ月よりかぜを繰り返し体重増加が悪い（3174g→6.2kg），夜泣き（＋）。

経　過　抑肝散加陳皮半夏1.5g/3×1日。1週間後，食欲↑，夜泣き↓。人が変わったみたい，毎日が明るいと母親は言う。喜んで薬を飲む。2週間後，一人で昼寝をする。1ヶ月後，ご飯を食べる。体重は6.8kg。2ヶ月後，メチャメチャ食べる（母親の言）。体重は7kg。その後ハイハイができた。

小児科医の眼　「脾」と「腎」を丈夫にするという古人の考え方は，虚弱児群や発達遅延群の治療に大きな指標となるし支えにもなる。なお，症例3の「疳」の症状としては，落ち着きがない，怒りやすい，疲れやすい，すぐ横になる，だっこしてもらいたがる，歯ぎしり，夜驚，寝ている時半分白目を開ける，弄舌（舌をべろべろと出し入れすること），不安がる，爪を嚙む，食欲がない，嘔吐する，腹を痛がる，異

食症，食事をするが肥らない，等々である。

18. 発達障害

1）発達障害とは

人は発達の過程で，様々な能力を手に入れていくが，認知や言語，運動，社会的な能力や技術の獲得に，偏りや遅れがある状態を「発達障害」と呼んでいる。これらは幼児のうちに現れることが多く，どんな能力に障害があるか，どの程度なのか，人によって様々だ。生まれつきの脳機能のアンバランスが多いが，現在のところはハッキリとした原因は分かっていない。一般に，見た目には障害があると分かりにくいため，「わがまま」「親の躾けが悪い」などと誤解されたり，「心の病」を疑われたりすることがあるが，いずれも発達障害に起因することが多い。

2）漢方の視点から見た発達障害

発達障害を漢方の視点から見ると，多くの点に「肝」の異常を見出すことが多い。その中で，肝陽上亢（肝陽が亢進したために起こる病態）の症状（イライラ，怒りっぽい，不眠，落ち着きがないなど）としばしば一致することもある。また，学習障害や発達性協調運動障害などの場合は，「腎」の発達との関連から六味（地黄）丸を投与することもある。しかし，いずれの疾患も近年注目されてきた新しい概念に基づく疾患なので，漢方領域でも新たな取り組みが必要である。

症例検討

〔症例1〕

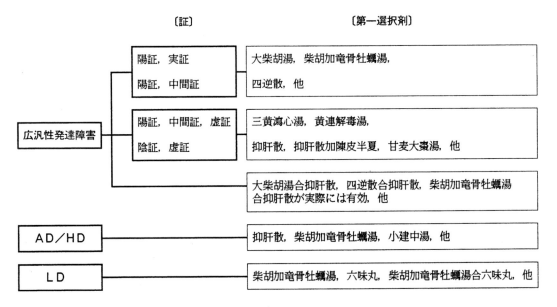

図1　漢方の適応する発達障害

表1　主な発達障害の分類と特徴　（それぞれの障害は共存することが多い）

広汎性発達障害	自閉症 *知的発達の遅れがない場合を高機能自閉症と言う	・社会性の障害 　他者との交流がうまくいかない（孤立型，受動型，積極・奇異型がある） ・コミュニケーションの障害 　表現や言葉の理解が不自然，場の空気や表情を読むのが苦手 ・想像力の障害 　見立てやゴッコ遊び，一般化ができない⇒物や習慣への「こだわり」につながる ・感覚異常 　視覚・聴覚・嗅覚・味覚・皮膚感覚に過敏さ，または鈍感さがある
	アスペルガー症候群	・自閉症と同様の特徴があるが，知的発達の遅れと，言語獲得の著しい遅れがない状態
注意欠陥障害（AD）多動性障害（HD）		・注意散漫（集中力の維持困難）や，多動（じっとしていられない），衝動性（唐突な行動）がある
学習障害（LD）		・聞く・話す・読む・書く・計算する，などのどれかあるいは幾つかに知能に見合わないほどの障害がある
その他		・発達性協調運動障害（運動面で極端に不器用）など

（2005年4月施行の発達障害者支援法での定義などより引用）

小児科医の眼

　これらの疾患は，いずれも新しい疾病概念の基に分類されている。これを漢方の目から見てもなかなか解析が難しい。現在のところ，大柴胡湯，抑肝散や柴胡加竜骨牡蠣湯などがある程度効果を現すが，薬物療法としての充分な治療薬がない現代の小児医療の中では，漢方がそれなりに充分な意義を持っていると考えられる。

第III章

日常よく見る疾患と
診療のポイント

1. 呼吸器・胸部疾患

1）急性上気道炎〔かぜ症候群〕

(1) 現代医学における考え方

小児の一般外来は上気道炎，かぜに終始すると言ってもよい。発熱，嘔吐，下痢，頭痛，咳嗽などの症状の大半はウイルスに起因することが多い。しかし，小児の特徴でもある二次感染のスピードも速く，抗生物質を比較的早期に使わざるを得ないが，我が国ではいささか乱用の傾向もあり，反省すべき点も多い。さて，実際の治療をしていると次のような特徴もあって，この点が成人や高齢者のかぜ症候群と異なるので，その違いを理解した上で治療を考えればよい。

ⅰ．小児のかぜ症候群の特徴

まず，年齢層によってかぜの病態が異なる点である。一般に小児は乳児期，幼児期，学童期に分けられるが，乳児期は発熱の機会は少ない。生後6ヶ月から1歳までに初めて発熱するのが，たいていは突発性発疹症であるように，幼児期と比べると大きな違いがある。ただ，新生児期から乳児期前半まで，突発性発疹症以外には尿路感染症があり，かぜ様症状がなければ必ず検尿してその有無を確かめる必要がある。

嘔吐，下痢などのウイルス感染による感冒性胃腸炎は大変多く，特に冬期に多い。これらの疾患で容易に脱水状態になり，治療に難渋することも珍しくない。この時期は滲出性体質期でもあり，鼻粘膜，気管支粘膜にも反応や変化が起こりやすい。鼻閉や喘鳴に悩まされることも多い。

幼児期になると，幼稚園や保育園などで集団生活をし始める時期になり，感染の機会も多くなって発熱することも珍しくない。しかも，急性扁桃炎のように急速に高熱になり，熱性痙攣なども多くなる。腹痛，頭痛を単なる不機嫌だけでなく，自分の言葉として表現するようになる。よく小児の頭痛に疑問を挟む人もいるが，幼児期になればもはや学童期と同じ症状が発現すると考えてよい。

学童期に入ると，発熱する頻度が少なくなる。免疫力の増強が見られたためで

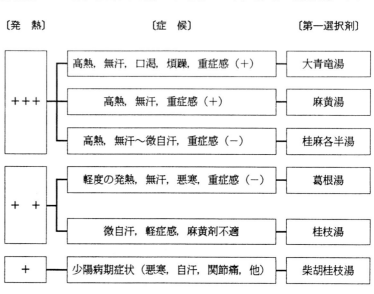

図1　急性上気道炎（かぜ症候群）の漢方治療（A）

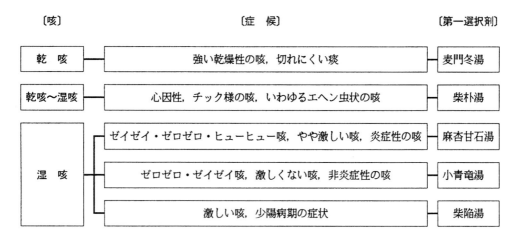

図2 急性上気道炎（かぜ症候群）の漢方治療（B）

ある。神経炎体質期でもあるので，かぜの時にしばしば頭痛，関節痛，筋肉痛を訴えるようになる。幼児期は比較的発熱に強いが，この時期になると成人と同様，症状が重くなり，一般に発熱に弱くなる。また，抗生物質，鎮痛解熱剤などの副作用も出現しやすく，薬疹も出やすくなる。幼児期の発疹は，殆どが溶連菌などの細菌やウイルスによることが多いが，学童期には成人と同じような反応をすると考え，慎重な対応が望まれる。

ⅱ．季節によってかぜのタイプが異なる

小児のかぜ症候群は季節によって，つまり気候などの影響やそれに伴う起因ウイルスの種類の違いによって，かぜのパターンが異なってくる。一言でいえば春は咳型，夏は咽頭・発熱型，秋は軽症の発熱型，冬は消化器型かインフルエンザのような高熱・咳型に分けられる。極端に言えば，夏期は咽頭さえ診ればたいてい診断がつく。それに伴って当然のことながら治療形態が異なってくる。

ⅲ．全身症状を現しやすい

発熱と同時に腹痛が強くなることは日常ではしばしば経験するが，単なるかぜであっても全身症状を現しやすいので，重症のように錯覚することもあるが，その場合は適切な処置により回復するので，冷静な観察が必要である。

ⅳ．急性中耳炎，急性副鼻腔炎などの併発

耳鼻咽喉科領域の疾患を併発しやすく，必ずこのような視点で患児の診察をしなければならない。

(2) 漢方医学における考え方と治療

小児一般の漢方医学上の病態については，既に第Ⅰ章の総論で述べているので，ここでは省略する。『傷寒論』における三陽三陰の病期については小児では同様だが，実際にはその病態の把握は大変困難である。つまり証がとりにくい。少陽病期と陽明病期の違いはあるが，よほど観察を丁寧にしないと鑑別がしにくい。

ⅰ．かぜ症候群の漢方治療の原則

原則的には麻黄湯や葛根湯などの麻黄剤や桂麻各半湯のような桂枝湯類と麻黄剤の合剤からス

麦門冬湯	一般の鎮咳剤が効かない場合で，咳が響くような乾いた咳なので，病期で言えば太陽病期には少ない．柴陥湯と本方を合方するとより効果的．
柴朴湯	一般の咳嗽疾患に使う場合は気管支炎によいが，何といっても心因性の咳嗽，チック，咳喘息によい．時に湿性の咳があるので，その場合は本方に麻杏甘石湯を合方するとよい．
小青竜湯	湿性の咳によいが，咳そのものは激しくなく，鼻汁を伴う軽い咳によい．
麻杏甘石湯	ゼイゼイ，またゼロゼロ咳という感じがする急性気管支炎，喘息性気管支炎，気管支喘息の処方として有用である．聴診上明らかにラッセル音が聴こえるので，それも参考になる．いわゆるゼイゼイ咳，ヒューヒュー咳によいが，乳児ではゼロゼロ咳にも適している．小青竜湯との鑑別に困った時は本方と小青竜湯を合方するとよい．
柴陥湯	一般の鎮咳剤，抗生物質が無効の時，本方は有用である．病期で言えば少陽病期なので，下気道の炎症がある場合で湿性も乾性もいずれの場合にもよい．本方と麦門冬湯，場合によっては本方と麻杏甘石湯または五虎湯を合方すると効果的な処方となる．

図3　咳嗽を伴う急性上気道炎（かぜ症候群）の漢方処方解説の要点

タートするが，証の把握が困難であれば，桂麻各半湯から治療する．数日後，少陽病期か陽明病期に入れば，柴胡桂枝湯や小柴胡湯あるいは白虎加人参湯を使用する．しかし，実際には咳や頭痛，食欲不振など，同時に症状が出現し，柴陥湯や柴陥湯合麻杏甘石湯，柴朴湯合麻杏甘石湯，柴朴湯合麻杏甘石湯合麦門冬湯などの合方による治療が必要となってくる．また，当初から小柴胡湯合葛根湯合白虎加人参湯（柴葛解肌湯）を投与する方法もある．太陽病期に漢方を投与する際は，漢方により却って血液循環動態がよくなり，体温が一過性に上昇する現象がみられるので，患児および家族には予めそのことが起こる可能性を告げておく必要がある．

ii．発熱にどのように対応すればよいか

発熱に対する家族の受け止め方は状況によってまちまちだが，一般に高熱→脳神経障害の不安という図式が現在でも多く，外来ではその危険性のないことを常にムンテラしなければならない．著者は解熱剤は原則として使用しない．抗生物質の中に解熱剤を入れると不必要に解熱させる懸念がある．家族が不安がる場合は坐剤などの頓用的なものを渡しておくが，それでもできるだけ使わないようにムンテラする．特に熱性痙攣児は却って刺激になったり，急激に熱が上がったりするので，使用を禁止する．麻黄湯にしろ，桂麻各半湯にしろ，漢方薬を服用すると一時的に熱が上がる．方剤の性質上当然だが，その可能性のあることを予め告げておく．夜間上昇しても，朝には下がる可能性が強い．熱型表を渡して，多分こうなるであろうと熱型予想図を書いて説明すると，母親は安心する．結局，強力な解熱療法は副作用だけではなく，臨床効果の点でも好ましくない．

iii．抗生物質などの西洋薬との併用による治療の検討

a．原則として抗生物質を必要としない例

漢方治療をする場合，いつまで漢方のみで治療するか迷うことが多い．しかし，現実には小児科医はつい抗生物質を過剰に投与する傾向があり，著者自身も多々反省すべき点がある．

次のような例には漢方のみで治療が可能ではなかろうか．

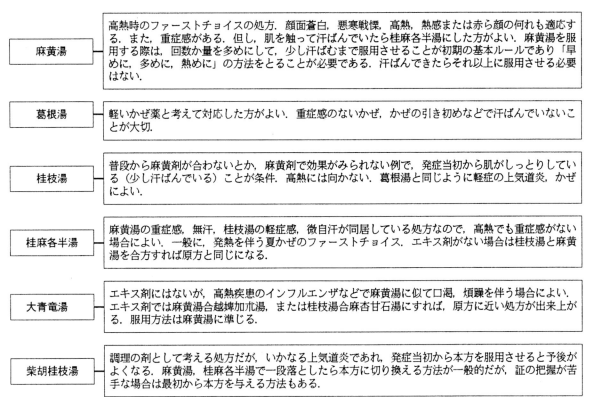

図4　急性上気道炎（かぜ症候群）に使用する漢方処方解説の要点

①発熱直後から1～2日間

この時期は重症であっても二次感染の起こる心配はまずない。

②夏のかぜ症候群

俗に言う夏かぜは，咽頭発赤，口内炎，発熱，下痢型が多く，肺炎，気管支炎になる確率は極めて少ないので，原則として漢方のみでもよい例が多い。

③消化不良型

嘔吐，下痢で血便を伴わないものは，ウイルス性のものが多い。治療については後述するが，殆ど漢方で治療が可能である。

④抗生物質による副作用が出現する例

　b．漢方と抗生物質などの西洋薬との併用を必要とする例

①インフルエンザのような発熱と咳嗽が同時に来る例では，二次感染の出現も早いので，早期に併用することが望ましい。

②乳幼児から幼児期にかけての喘息性気管支炎で，喘鳴だけではなく咳嗽，不機嫌を伴う例は二次感染の心配がある。抗生物質と麻杏甘石湯との併用などで効果のみられることが多い。

③血便を伴う下痢

抗生物質を使うか否かは賛否両論があるが，サルモネラやキャンピロバクターによる細菌性下痢については，抗生物質を当初から使用した方が臨床上効果があるのではなかろうか。

④発症後，3日以上しても発熱が遷延している場合は，二次感染の可能性がある。咳嗽などの一般症状の出現と全身状態の状況を検討して考えてもよいが，この時点では躊躇なく抗生物質を使うべきであろう。

⑤咽頭痛の強い場合，咽頭発赤の強い場合は，溶連菌などの細菌感染が疑われるので，当初から投薬してよい。桔梗石膏や小柴胡湯加桔梗石膏との併用も効果があるが，黄連解毒湯を水に溶いてうがい用として併用するとより効果的である。方剤の苦味が残るが，激しい痛みがよく取れる。但し，乳幼児では不可能なので，学童期以降しか出来ない。

⑥普段から耳鼻咽喉科領域の疾患，例えば慢性中耳炎（化膿性・滲出性）や，慢性副鼻腔炎に罹っている小児は，感染と同時に抗生物質を投与しておいた方がよい。普段から病巣があるだけに，比較的早く急性増悪する可能性があり，早期から抗生物質の投与を心掛ければよい。

さて，以上のような例に併用療法をするわけだが，普段から漢方薬を服用している場合はそのまま継続し，新たに抗生物質を併用する。例えば，気管支喘息があって柴朴湯を服用している場合は，新たに抗生物質などを投与し併用する。また，その場合は，比較的早期に治癒する例を多く経験するので，特に新たに漢方薬を投与する必要はないと考えるが，症状の変化が強く，抗生物質などに反応しない場合は，病態に応じた漢方の投与を考えて併用する。継続投与中のものは一時中止する。

著者の経験では，小柴胡湯，柴朴湯などの柴胡剤と，西洋薬との併用例が比較的効果をみる場合が多い。咳嗽例で湿性のものでは，それに麻杏甘石湯や五虎湯などの麻黄剤，乾性のものでは麦門冬湯や麦門冬湯合半夏厚朴湯を合方し，西洋薬と併用するとより効果的である。小児では，成人に比べて抗生物質などの副作用である胃腸障害は少ないが，それでも下痢する例は多い。この場合，病態に応じてではあるが，早期に漢方のみに切り換えてもよい。いずれにしても，いつまでも抗生物質を投与することは問題がある。少なくとも1週間か10日間で初期の目的を達すれば，速やかに漢方薬に切り換えた方が効果も早いと考える。

ⅳ. 感冒性嘔吐・下痢症の治療

小児の場合は，夏期よりも冬期に圧倒的に多い。ウイルスによるものが多く，嘔吐に対しては五苓散がファーストチョイスである。五苓散を水に溶いて飲ませる。顆粒のままでもよいが，乳幼児には予め乳鉢やミキサーで散剤にしておくとよい。手指に付けて口の中に付ける方法でもよい。五苓散の服用でも嘔吐する例もある。

嘔吐が激しくて顔色不良など，一般状態がよくない時は注腸療法を試みる。エキス剤1.0〜2.0gを蒸留水か生食水に溶くか，溶けにくい場合は湯で溶いて冷ましてから5〜10mlを注射器か浣腸器で浣腸をする要領で試みる。10〜15分後に顔色がよくなってくれば，ほぼ治っていると考えてよい。水かお茶を飲ませて嘔吐しなければ帰宅させる。点滴中でも注腸療法は効果がある。刺激による排便の心配はいらない。

下痢が長引く場合は裏寒と考えて，啓脾湯，人参湯，真武湯，人参湯合真武湯などが有効である。

一般に使う止痢剤を使わなくても，漢方で充分対応が可能である。

第Ⅲ章　日常よく見る疾患と診療のポイント　　103

症例検討

〔症例1〕

患　児　7歳，女児。

主　訴　発熱。

初　診　昭和59年1月19日。

現病歴　基礎疾患に気管支喘息がある。前日より軽い喘息の発作が見られた。19日の朝より37.8℃から39.8℃と熱が上昇し，当初は強い悪寒がみられたが，来院時には手足も熱く，悪寒は消失していた。咽頭は強く充血し，胸部に軽い乾性ラ音が聴取されたが，これは前日の喘息発作によるものと考えられた。

現　症　舌苔（－），脈は浮，数。腹部には特記所見なし。皮膚は軽く汗ばんでいる。

経　過　悪寒を伴う高熱と，軽く発汗があることより，『傷寒論』で言う太陽病期であるとして，麻黄湯は除外した。第一方剤に桂麻各半湯を考え，桂枝湯 3.0g，麻黄湯 3.0gとして（2日分），1日3回お湯に溶いて飲むように指示し，咽頭の充血がかなり強く，胸部局所ラ音があることより，抗生物質（セファレキシン）も併せて投与した。39.8℃の状態は夕方まで続いたが，夜には38.8℃，翌日には37.4℃，午後には37.8℃。1月21日には36℃に下がり，元気良く来院した。

〔症例2〕

患　児　2歳，男児。

主　訴　発熱。

初　診　昭和59年1月。

現病歴　その日の朝37.4℃から38.8℃に熱が上昇し，来院した。

現　症　やや元気がないが，咽頭，胸部所見には特記すべきものなし。軽く汗ばんでいた。

経　過　軽く汗ばんでいたことが方剤決定の根拠で，症例1と同様に桂麻各半湯1.5gを分3で投与したが，乳児のため抗生物質も併用した（漢方薬を飲まない可能性もあるため）。その日の午後，同方を服用後，38.2℃まで解熱したが，再び夜半に39.5℃まで上昇し，更にもう一服させたところ，25日朝には37.4℃，同午後には36.2℃。その後は平熱になり元気が出たが，その頃より咳が強くなり，マクロライド系の抗生物質と鎮咳剤で治癒した。

〔症例3〕

患　児　10歳，男児。

主　訴　発熱。

初　診　昭和59年1月23日。

現病歴　前日39.8℃の発熱があり，母親が高熱を心配してインドメサシンの坐薬を3本使用したために却って元気がなく，顔色不良，発汗（びっしょり），35.6℃の低体温の状態で来院。

現　症　体格は中等度，舌，咽頭，胸部所見は特記すべきものなし。脈は浮，数。

経　過　発汗過多による誤治で，陰病の状態と考え，真武湯や四逆湯の投与を考えたが，脈が浮・数であるためにまだ陽病と考え，悪寒，発汗を加味して桂枝湯6.0gを分3で投与した。24日の朝

に37.6℃，午後には37.8℃と熱が上昇したが，一般状態は改善し，元気が出て，25日には平熱になった。

〔症例4〕

患　児　10ヶ月，男児。

主　訴　高熱。

初　診　昭和59年1月。

現病歴　1月20日より38.5℃の高熱があり，3日目の1月23日にやや元気もなく来院。

現　症　食欲は普段とあまり変わりなく，咳も鼻汁もない。舌苔は軽い白苔。　経　過　水分摂取は少ないが，既に陽明病期と考え，抗生物質はセファレキシンを投与し，白虎加人参湯2.0gを処方した。便が出ていないので，外来でグリセリン浣腸を行った。同日夜半には39.5℃，朝方には37.2℃，午後には36.8℃に解熱し，以後は平熱になった。

解　説　以上の4例は日常，小児科医が最もよく遭遇する発熱疾患の症例である。我々が診療上困る問題として，①病初期の発熱，特に高熱，②解熱剤の乱用，③高熱の遷延，の3点が挙げられる。①について言えば，この時期は抗生物質も解熱剤も効果がないことが多い。②については，症例3のようなことが起こりうる。③について言えば，本来なら補液中に経静脈性の抗生物質やステロイドなどを投与することも必要だが，外来治療では実際問題として困難なことも多い。以上の問題を解決するために今までの治療に漢方治療を加えてみると，症例のように意外と功を奏する場合も少なくない。従来の桂枝湯や葛根湯は，小児の高熱には無効であると言ってよい。悪寒と無汗，高熱では麻黄湯や大青竜湯が挙げられるが，この悪寒と無汗は小児，特に乳幼児では極めて鑑別が困難で，著者はまず桂麻各半湯を処方することが多い。しかし，悪寒を全く伴わない「温病」では，葛根湯合小柴胡湯加桔梗石膏や小柴胡湯合葛根湯合白虎加人参湯の処方が有効である。

桂麻各半湯は『傷寒論』では「発熱，悪寒，熱多寒少，其人不嘔」とあり，麻黄湯のような激しい症状で明らかに無汗である場合を除いては，実際には本方を使い，効果をみる例が多い。小児の場合，発汗，悪寒の鑑別が実際問題として困難であるし，スルピリンやアスピリンで既に少し解熱した後に発熱した場合には，本方が有効なことが多い。しかし，限度は2日間で，それでも解熱効果のない場合，舌が白苔を呈してくれば，陽明病期に移行していることが多い。

〔症例5〕

患　児　2歳，男児。

主　訴　かぜを引きやすい，発熱を繰り返す，他。

現病歴　乳児期よりかぜを繰り返し，肺炎，気管支炎で何度も入院している。月に1週間位，咳，発熱を繰り返す。熱性痙攣も数回起こしている。数ヶ月間，他医で漢方薬を服用していたがよくならない。食は細いが水分をやたらと摂り，異常なくらい汗をかく。寝汗も多い。

現　症　体重12.5kg，IgE 15.0IU/ml，RAST. D_1（−），卵白（−），牛乳（−），大豆（−）。汗が多い→表虚？，桂枝加黄耆湯？，小建中湯？。水分をやたら摂る→熱証？，麻杏甘石湯？。

経　過　麻杏甘石湯 3.0/3×1。1週間後，今週は調子がよかった。汗が少し減った。3週間後，かぜを引いたがひどくならず。1ヶ月後，熱が出ない。汗をかかなくなった。2ヶ月後，元気がよ

くなった。麻杏甘石湯 3.0/2×1。3ヶ月後，調子がよい。5ヶ月後，気管支炎，肺炎に罹らない。

小児科医の眼 "かぜと言えば抗生物質"という診療図式が，現代の小児科医の診療の実態でもある。我が国では，成人同様，小児の場合でもいささか抗生物質を過剰投与する傾向がある。確かに溶連菌感染による合併症の出現などが極めて稀になったことは事実だし，かつて治療に難渋した重症感染症も激減した。それにしても，感染症に対しての薬物療法もそろそろ再検討する必要がある。小児科医や耳鼻科医が子供の腸内環境をどれほど熟知しているか疑問である。乳児の乳酸菌やビフィズス菌が，一服の抗生物質によって一時的に激減する事実を知っているのであろうか。それに替わるものとして，漢方によるかぜ症候群の治療も案外面白いと考える。是非お勧めしたい。

2）インフルエンザ

病態と治療法

インフルエンザの治療は，キットによる迅速な診断法と抗ウイルス剤（タミフル）の登場によって様相が一変した。従来の治療に比べて確かに速やかに解熱し，治療もしやすくなった。二峰性発熱の頻度も減り，合併症も少なくなったと感じている。また，インフルエンザと診断されれば，アスピリン，ジクロフェナクナトリウム（ボルタレン），メフェナム酸（ポンタール）の投与は禁忌となったが，これらの新しい考え方，治療の登場によって漢方の意義をどのように考えればよいのであろうか。

著者は従来通り漢方薬単独か，抗ウイルス剤や抗生物質と共に漢方薬を併用している。また，新しい生薬方剤による治療も試みている。その対象として，①解熱するまでの時間は，抗ウイルス剤単独療法と漢方の併用療法に大きな違いはないが，悪寒，頭痛，関節痛，筋肉痛，咳嗽，腹痛，下痢などのインフルエンザに伴う諸症状は，漢方との併用療法をした方が速く消失する。②解熱剤の頓用療法は以前からよくないものと考え，これまで行ってこなかったが，漢方治療の考え方が改めて認識された形での，最近の治療原則が登場したのではないかと考えている。今後も，インフルエンザに限らず，高熱疾患には，従来から行われているこれらの解熱療法は不適切と考え，対応すべきと考えている。③小児では抗ウイルス剤，抗生物質の目立った副作用は少ないが，漢方併用療法はその予防に役立っていると感じている。実際の治療法は，麻疹などの項で詳述する。

小児科医の眼 タミフルの登場によってインフルエンザの治療は激変していることも事実だ。また乳児の使用，最近話題となっている神経症状な

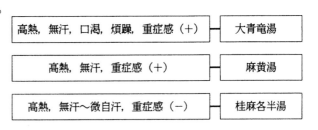

図1　インフルエンザの漢方治療

どの副作用も問題である。しかも必ずしもこれらでうまくいくとも限らない。著者は麻黄湯などの漢方単独かタミフルとの併用をして，これらの薬剤が奏効しない例をうまく処理している。治療法の原則はかぜ症候群と同じである。

3）急性気管支炎

病態と治療法

本症では，殆どが抗生物質を始めとする現代小児医療の治療をまず優先とする。漢方治療が効果を示すのは，これらの治療をしても咳や痰がなかなか改善しなかったり，発熱が収まらなかった時，罹患後体調が優れなかったり，一旦よくなっても再発を繰り返したりする時に効果を発揮する。しかし，本疾患では，発症と同時に現代医療と漢方医療を併用した方が明らかに予後がよくなることを著者はしばしば経験しているので，漢方治療に興味のある方は，表に沿った治療をお勧めしたい。

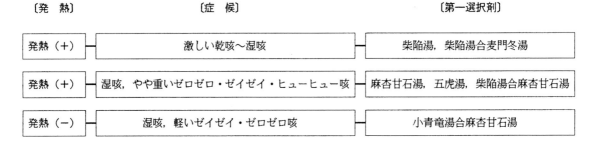

図1　急性気管支炎の漢方治療

小児科医の眼　本症は漢方単独で治療するには，気管支炎がそれ以上に悪化する可能性もあることから，勇気を必要とする。一般の治療が奏効しない時に，併用療法をするのが無難である。

4）喘息性気管支炎

病態と治療法

本症と気管支喘息は，実際の診療上での鑑別は大変難しい。発症状況や病気の経過から患児の病態が気管支喘息であるか否かを常に考え，それにうまく対応することが大切である。漢方治療では，本症と気管支喘息の治療は基本的に同じであると考えてよい。しかし，本症は常に炎症性疾患であることを念頭に置いておく必要がある。そうすれば，最も適切な漢方治療は麻黄剤と柴胡剤の合方が望ましい。例えば，柴朴湯合麻杏甘石湯や柴朴湯合小青竜湯といった類である。また，急性気管支炎と気管支喘息の漢方治療をミックスした治療と考えてもよい。

乳幼児の喘息性気管支炎では，常に副鼻腔炎，鼻炎の存在を念頭に置く必要がある。副鼻腔炎は隠れた喘息性気管支炎の病巣であるからだ。ただ，3歳以上にならないと副鼻腔のレントゲン撮影

は評価ができないので，注意深い臨床的な眼で副鼻腔炎の存在を常に確認する必要がある。
　いずれにしても，むやみに抗生物質を多用することは慎むべきである。

小児科医の眼　本症は漢方治療の大きな適応症の一つとなる。反復する喘息性気管支炎はやがて気管支喘息発症の大きな引き金となるので，漢方でその前に手を打つ必要がある。

5）先天性喘鳴

病態と治療法

　本症は，生後間もなくから数週間の間に吸気時に「ゼーゼー」または「ヒューヒュー」と喘鳴を発することが続くが，実際には喘息性気管支炎などとの鑑別が大変困難である。一般に，経過をみているだけで喘鳴が自然に軽減する症例が多い。漢方ではこういった症例にひとまず麻杏甘石湯を与えて様子をみることが多い。著者はかつて喉頭麻痺による1例を経験したが，当然のことながら麻杏甘石湯で改善しなかった。いずれにしても，多くは予後が良好なので，敢えて漢方治療の必要性がないのかもしれない。

小児科医の眼　基礎疾患がなく，自然経過で改善しない場合は，麻杏甘石湯または五虎湯を投与してみるのもよい。

2．消化器疾患

1）口腔内疾患

(1) 病態と治療法

小児の口腔内疾患には，次のようなものがある。
①口唇の疾患（口角炎，口唇炎，口唇ヘルペス，口唇浮腫，兎唇）。
②歯齦の疾患（歯肉炎，真珠腫，他）。
③口腔粘膜の疾患（アフタ性口内炎，ヘルペス性歯肉口内炎，ヘルパンギーナ，手足口病，鵞口瘡，他）。
④舌の疾患（苺舌，地図状舌，舌炎，舌小帯短縮症）。
⑤唾液腺の疾患（流行性耳下腺炎，反復性耳下腺炎，ガマ腫，他）。

　口腔の変化は，五行の考え方からすれば脾胃と唇，心と舌の関係になるが，実際には舌も唇も脾

胃の関係が最も強いと考えられる。そのような視点からこれらの疾患の漢方治療をすると，思わぬ効果をみることがある。

表1　漢方の適応する小児の口腔内疾患

疾　患	第一選択剤
1．反復性アフタ性口内炎	黄連湯，半夏瀉心湯，黄連解毒湯，温清飲，六君子湯，他
2．反復性口角炎	上記1の処方．アトピー性皮膚炎を伴うものでは柴胡清肝湯，他
3．口　臭	平胃散，胃苓湯，半夏瀉心湯，他
4．疼　痛	甘草湯，桔梗湯，立効散，黄連解毒湯，細辛末の内服・外用・塗布
5．反復性耳下腺炎	小柴胡湯加桔梗石膏，他

　さて，漢方が得意とする口腔内疾患は，①反復性アフタ性口内炎，②原因不明の口臭，③各種ウイルス性疾患時の疼痛緩和，④反復性耳下腺炎の再発防止，⑤口角炎などである。その他，ガマ腫にも五苓散が有効なこともあるが，効果は必ずしも一定ではない。

(2)　反復性アフタ性口内炎

　小児では，本疾患は必ずしも多くはないが，ビタミンB₂投与で改善しない例には漢方薬の投与を試みるとよい。口腔内の炎症や口内炎は，俗に胃熱といわれるように，胃腸の炎症を伴うもの（食べ過ぎ，特に油っ濃い食べ物の過剰摂取などによる）や，消化機能の低下に伴うもの（感染や疲労によって起こるもの）によって起きやすい。黄連，黄芩などの清熱薬を含む処方（半夏瀉心湯，温清飲，黄連解毒湯など）や，黄芩はないが黄連を含む処方（黄連湯）を継続して服用すると速く改善する。

　また，抗生物質の服用中しばしば口内炎ができたりするが，ビタミンB₂や半夏瀉心湯を併用すれば，ひどい口内炎を起こさなくなる。普段から食が細く，胃腸が強くない小児には，補中益気湯や補中益気湯に六君子湯を合方した処方を服用させておくと，口内炎が出来にくくなる。

(3)　原因不明の口臭

　著者はまず平胃散を投与する。口臭は，一般に①歯科疾患，②鼻腔，副鼻腔の炎症，③胃腸の炎症，④その他，に分けられるが，大半は原因が分からないことが多い。成人の場合，口腔神経症となって心療内科などで向精神薬などを投与される場合もあるが，小児ではこういった例は稀である。しかし，対応策がないのも事実で，この場合はまず平胃散か胃苓湯を投与するとよい。これで改善しない場合は，著者は（当院でしか扱っていないが），天然鉱石パウダー（九州深山から採掘される天然鉱石を直径1ミクロン程度に粉砕したパウダーで，主成分は天然珪酸アルミニウム）を服用してもらっている。効果は他のいかなる漢方薬と比べてもよく，これはこのパウダーが腸管内のメタン，水素などの有毒ガスの発生を有為に抑制する効果と関連すると考えている。しかし，成人では多くの治験があるが，小児では殆ど経験はない。

(4)　口内炎，歯肉炎の痛み

ヘルパンギーナ，手足口病，ヘルペス性歯肉口内炎で起こる口内炎，歯肉炎の痛みは，疾患の改善と共に疼痛も軽減するが，この間の痛みの除去や軽減に，適切な外用薬や内服薬はない。甘草を含む甘草湯や桔梗湯は，少量の水や湯で練って直接患部に塗布するが，うがいをする要領で，湯に溶いたエキス剤を口に含んでしばらくそのままにしていると，エキス剤が直接患部に触れて患部の痛みを和らげる。

また，炎症の強い時は，黄連，黄芩などの清熱薬を含んでいる黄連解毒湯を，先程と同様の方法で試みるのも一つの方法である。その他には，抜歯時や抜歯後の痛みに立効散が効くのを応用して，これらの疾患に使用するのもよい。立効散の中には細辛が入っているので，局所麻酔薬的な作用のために一時的に疼痛が去るが，口内炎や歯肉炎の痛みには少し効果が薄いようだ。

(5) 反復性耳下腺炎

小柴胡湯加桔梗石膏などの柴胡剤が適応する。

なお，地図状舌については，第Ⅰ章で既に述べてある。

(6) その他

アトピー性皮膚炎などの消毒に使う強（超）酸性水を使うと，口内炎，咽頭炎の痛みが速く和らぐ。外用薬や塗布剤でもアフタ性口内炎，ヘルペス性口内炎，ヘルパンギーナなどの痛みはなかなか去らないが，幼児以上には強酸性水のうがいや洗口をうまく指導すると予想以上に早く楽になる。

小児科医の眼　口は胃腸の玄関口であることは漢方を知らなくとも充分理解出来る。ビタミンB₂だけで口内炎の治療を考えることはもうやめよう。抗生物質を多用すると，よく口内炎ができる。夏かぜウイルスも口内炎を伴うことが多い。これらは胃腸と口腔内の密接な関係を如実に物語っている。古人は五臓六腑の関係をよくみていた。こういう観察眼を常に持つことが大切である。

2）急性乳幼児下痢症

病態と治療法

本症にはウイルス性と細菌性があり，一般には表1のような鑑別ができるが，これらの症状が混在していることも多い。最も多くみられる下痢はいわゆる感冒性下痢症で，最も代表的な疾患はロタウイルス感染症である。その他にはアデノウイルス，エンテロウイルス，ノロウイルスなどがある。これらの中，漢方が適応する下痢症には以下のものがある。

①頑固な嘔吐と頻回の水様性下痢を伴うロタウイルスやノロウイルス感染症。

②ウイルスの特定出来ない比較的軽症の急性下痢症。

③体重減少がない非特異的下痢症。

④ウイルス性，細菌性下痢症で，各種の治療をして，ある程度改善しても，その後，下痢が遷延する例。
などである。

小児科医の眼　最近はロペミンなどのかなり効力のある止痢剤があるので，ひとまずこれらの薬剤を投与し，急性期の強い症状を除去した後に，漢方薬に切り換える方法や，著者のように病初期から漢方を併用する治療法がある。いずれも，速やかな患児の状態の改善を目的とするが，全身状態の改善には漢方を投与すると回復が早い。

なお，細菌性下痢症も漢方治療が有効ではあるが，抗生物質との併用療法の方が全体の改善に有効なので，軽症例では漢方単独，中等症～重症例には併用療法をお勧めしたい。

下記に急性乳幼児下痢症に有用な漢方方剤の鑑別を簡便に記した。図1の方剤と併用してその使用目標と鑑別をご理解戴きたい。

表1　乳幼児の急性下痢症の鑑別

		ウイルス性	細菌性
初発症状		嘔吐	下痢
不機嫌		軽度～中等度	中等度～高度
便の性状	硬度	水様	水様ないし泥状
	色調	淡黄色或いは白色	褐色
	粘液の混入	稀	認めることがある
	血液の混入	極めて稀	認めることがある
	臭い	酸臭	腐敗臭

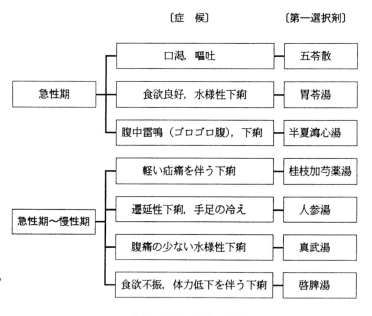

図1　急性乳幼児下痢症の漢方治療

漢方の処方鑑別

五苓散

本方は，嘔吐には大変よく効く。口渇が必要かつ十分条件である。ただ，嘔吐が止み，下痢が始まっても，この下痢は直ぐには止まらないことも多い。

人参湯

やや遷延性で口渇がなく，手足が冷たいなどの裏寒症状がみられる。

胃苓湯

食欲もあり，水様性下痢または軟便で，一般状態は良好。

人参湯合五苓散（人参五苓散）

五苓散では嘔吐が止んでも下痢が続くことも多いので，嘔吐の激しさが少ない時に初期から本方を投与しておくと下痢が早く治まる。

真武湯

比較的水分が多く，腹痛のない下痢が遷延した時。

人参湯合真武湯（真理湯）

証に関係なく，腹痛のない下痢の遷延した時。

啓脾湯

食欲がなく，体力のない状況での下痢の遷延がある場合。また，上記の処方で全く効果のみられない場合。

小児科医の眼 急性・慢性を問わず，下痢に関しては漢方が有効である。その理論的根拠として，裏寒，裏急，痰飲などの漢方の病態が下痢にマッチしていると考えられる。止痢剤が無効の時，患児に起こっている消化管内での病態をじっくりと考えるチャンスにもなる。

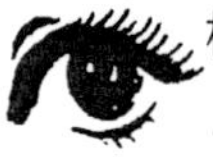

3）周期性嘔吐症

病態と治療法

本症の中には①アセトン血性嘔吐症（自家中毒），②ケトン（血）性低血糖症，③代謝性疾患，④周期性ACTH・ADH放出症候群などがあるが，漢方は①の発作予防には確実な効果，②，③は無効，④は一部に予防効果が認められる。いわゆる自家中毒児は6歳以下のスリムな男の子に多いと言われているが，察するところ本症を起こしやすいタイプは，過敏性体質などの自律神経不安定体質に根ざしているのではないかと思われる。この疾患が発症する場合を考えてみると，感染，過食，精神的緊張，睡眠不足，環境の変化などが誘因になっているが，これらがストレスとなって嘔吐の発作を引き起こすとすれば，漢方では普段からの小建中湯や柴胡桂枝湯の服用が最も有効であると考えられる。実際，著者はこれらの服用によって，それまで繰り返してきた自家中毒発作を

〔症　候〕　　　　　　　　　　　　　　　　　　〔第一選択剤〕

食が細い，またはよく食べても太れない，反復性臍疝痛を起こしやすい，虚弱傾向，特徴的な腹証	小建中湯
朝起きが悪い，疲れやすい，暑さに弱い，食が細い	補中益気湯
過緊張，頭痛〜肩こり，特徴的な腹証	柴胡桂枝湯

図1　周期性嘔吐症（予防）の漢方治療

予防することが出来た例を何度も経験してきた。ただ，嘔吐が止まらない例には五苓散はあまり効果がない。口渇という五苓散証に必要な症候がないことも起因するが，六君子湯や小半夏加茯苓湯などにも証から考えれば効果があるはずだが，実際には期待するほどの効果がみられない。この場合は，補液が最も有効な手段であろう。結局，普段の小児の体質傾向をよく勘案して，小建中湯，柴胡桂枝湯，補中益気湯などから適切な処方を選ぶのが最もよいのではないかと考える。

症例検討

〔症例1〕

患　児　12歳，女児。

主　訴　腹痛と吐き気。

現病歴　受診1年前から周期性嘔吐症，過敏性腸症候群などに似た状況で，吐き気，頭痛，低血圧，脳貧血症状を訴えてきた。そのため小建中湯を服用していたが十分な効果がないため来院した。

現　症　体格は中等度，舌の中央にやや厚い白苔があり，腹証では軽い腹直筋の拘攣がみられた。

経　過　典型的な脾虚，痰飲型と考え，小建中湯の方意を活かして六君子湯を1/2加え，合方とした。その後，2年間，同方を服用しているが，それまでの1年間と違い，殆ど嘔吐や頭痛が消失し，学校を休まない日常生活を送っている。

解　説　本症例は，小建中湯証に加えて痰飲の治療をしたため，著明な改善をした例と考えられる。

〔症例2〕

患　児　10ヶ月，男児。

解　説　患児は生後4日目から嘔吐が始まり，その後，2週間周期で，1日20回ほどの発作ともいうべき相当頑固な嘔吐に悩まされていた。その度ごとに入退院を繰り返し，母親も疲れていた。これほどの頑固の嘔吐であれば幽門狭窄を疑うが，検査してもそれもない。内分泌関係の周期性ACTH・ADH放出症候群を疑われ，アレビアチンの投与，フェニールアラニン，チロシン制限特殊ミルクなどを投与されていたが無効。生後10ヶ月にも関わらず，体重7.5kgの低体重で来院。所見は特にないが，これほどの嘔吐を脾虚証と考え，小建中湯を成人の1/6量投与した。当初何の変化もなかったが，投与2ヶ月頃から変化の兆しが現れ，発作周期が3週間間隔となり，7ヶ月頃には体重が1.5kg増え，8ヶ月目には1ヶ月に1回ほどとなり，その後，順調に発作が軽減した。投与1年3ヶ月目には，体重が普通児と同様の11kgとなり，廃薬した。結局のところ，本当の原因はよく分からないが，内分泌疾患でない可能性もあった。

小児科医の眼　自家中毒の予防には漢方が大変よく効く。治療のポイントは虚弱児の治療に準じるが，中でも小建中湯が効く確率が高い。しかし，一旦嘔吐が始まれば，漢方の出番は極端に少なくなる。

4）反復性臍疝痛

病態と治療法

　一過性の腹痛を何度も反復するこの疾患は，幼児期から小学校低学年までの年齢層によくみられるが，本当の原因はよく分からない。誘因として，心因，食物，アレルギー，便秘などがあるが，これらの症状は殆ど一過性なので，一般外来では経過観察となる例が多い。痛みの様子からは「疝痛」と言われるように，腸管の攣縮痛ではないかと思う。これには漢方が大変よく効く。芍薬甘草湯を主とする桂枝加芍薬湯や小建中湯を投与すると，本症の場合は殆ど痛みを訴えなくなる。しかし，心因が誘因となっている場合は，本方の服用によって痛みが一時的に軽減しても，しばらくすると再発するので，逆に両者の診断上の鑑別が出来る位である。著者は，便秘傾向のない小児でこのような腹痛を繰り返す場合は，特に検査せず，両者の内のいずれかをまず服用してもらうことにしている。それで十分な効果が得られれば，それ以上検査を進める必要は全くない。桂枝加芍薬湯も小建中湯も，痛みの消失には同程度に有効である。後者は処方中の膠飴の量が多いので，1回の服用量が多くなり飲みづらいため，前者でもよい。それまで数ヶ月間にわたって時々痛みを訴えていても，2週間も服用すれば，殆ど訴えは聞かなくなる。

　食物アレルギーによる場合では，抗原を除去しなくてもこれらの服用により痛みの程度が軽くなっていくことが多い。

小児科医の眼　本疾患は小建中湯（本方がなければ桂枝加芍薬湯）がファーストチョイスで，その90％が2〜3週間で消失する。もし本方で効かない場合は，便秘が普段から少しあるか，もしくは心因の要素が強い，または他の器質的疾患が考えられるが，小児の場合，それ以上検査することは不可能だ。しかし，その点は小児をよく観察すると察しはつく。

5）過敏性腸症候群

病態と治療法

　本症は成人の疾患の範疇に入るが，この芽は既に学童期の初期にみられることが多い。また，幼児期の一過性の反復性臍疝痛がいずれ本症に発展する場合もあるが，自律神経系の転換期でもある学童期後半，思春期にかけては頻回にみられるようになる。また，本疾患は不登校の最初のサインとも類似しているので，そのサインがみられれば，漢方で積極的に治療することもよい。

　消化器系疾患に対する漢方病理の中で，裏寒（消化管の冷え），裏熱（消化管の炎症），裏急（消化管の攣縮），痰飲（消化管の水滞）の4つが代表的なものだが，小児の本症では，裏寒，裏急を呈しやすい患児が様々な病態を現すことが多い。一般に，裏寒，裏急の病態を十分理解していないと，臨床の場で患者（児）の表現することをよく理解出来ないことが多い。例えば，冷たい飲み物で腹痛を来すような，腸管の攣縮痛による痛み表現などは裏急そのものなので，このことを念頭に置いて臨床的な眼を養う必要がある。

本症は，中学生になるとはっきりと症状が出現する。ストレスにさらされた時の腹痛，下痢，ガス，腹満，便秘や冷えによる同様の症状などは，この年齢で多くみられるようになる。また，潰瘍性大腸炎やクローン病の初期の症状が出現する。特に高校受験生に多く

〔病　型〕	〔症　候〕	〔第一選択剤〕
不安定型（下痢・便秘交代型）	便秘傾向	桂枝加芍薬大黄湯
	下痢傾向	桂枝加芍薬湯，柴胡桂枝湯
	虚弱な小児	小建中湯，柴胡桂枝湯
持続下痢型	腹痛，腹満	桂枝加芍薬湯，人参湯，四逆散
	下痢が持続	真武湯，啓脾湯，人参湯

図1　小児の過敏性腸症候群の漢方治療

現れるが，普段のテスト前などに一過性の症状などとして現れることも少なくない。授業中にお腹がゴロゴロ鳴ったり，ガスが出そうになったりするのを我慢する中学生も少なからず見られる。また，ガスが出てクラスメートの失笑を買ったのを機に不登校になっていくケースもある。このような病態に対しては，漢方は有用な手段となりえる。

本症で，裏寒には人参湯，真武湯，桂枝加芍薬湯，裏急には桂枝加芍薬湯，桂枝加芍薬大黄湯，柴胡桂枝湯，四逆散などが適方である。最もポピュラーな処方は桂枝加芍薬湯で，まずファーストチョイスとなる。本方は裏急と，ある程度の裏寒を備えている必要があるが，主訴で最も多いのは腹痛なので，本方が適していると考えられる。下痢型と便秘型で，下痢傾向には桂枝加芍薬湯，便秘型には桂枝加芍薬大黄湯がよい。その他については表1を参考にされたい。

表1　桂枝加芍薬湯の方剤解説

出　典：『傷寒論』
構　成：桂枝，芍薬，大棗，甘草，生姜．
適　応：軽いしぶり腹，時々腹がキューッと痛む，下痢がスッキリ治らない，何度もトイレへ行きトイレを占領する，腹にガスが溜まる，残便感がある，食欲は落ちない，便秘がちなこともある，腹直筋が2本棒，フニャフニャした腹，体格は痩せ型〜中間型．
解　説：大建中湯と合方（中建中湯）すると効果大．

症例検討

〔症例1〕

患　児　15歳，女児。

主　訴　下痢。

初　診　昭和58年3月。

現病歴　中学3年生になってからすぐ下痢をするようになった。朝，水様便が出るがスッキリしない。給食後もトイレへ走り，1日5〜6回の排便がある。腹が張り，よくガスが出る。近医を転々としたが，改善しないため来院した。

第Ⅲ章　日常よく見る疾患と診療のポイント　　115

　現　症　身長157cm，体重48kg。手掌の発汗著明。腹直筋の緊張が強く，打診で多量のガスの存在を認める。典型的な過敏性腸症候群で，しかも腹直筋の緊張が強いが，胸脇苦満を全く認めない。

　経　過　桂枝加芍薬湯を投与。2週間～1ヶ月後，主訴はかなり軽減したが，高校入学後には再び悪化した。6月より灸治療を加え，同方を継続投与したところ，夏休み後には殆ど症状を訴えなくなる。秋には廃薬したが，その後も良好な経過をたどっている。

　〔症例2〕

　患　児　14歳，女児。

　主　訴　腹痛。

　初　診　昭和59年4月。

　現病歴　昭和59年1月より便が出にくく下痢もしやすくなり，腹全体が痛むようになった。朝のクラブ活動後や授業中に多い。食欲は良好，偏食はない。足が冷え，毎年凍瘡を作る。

　現　症　体重45kg。手掌は軽度発汗，舌は薄い白苔を呈し，他覚的に肩こりが著明で，腹診時に笑いこけるほど過敏である。クラブ活動が厳しく，足の冷えも強いことから，寒冷，過労により過敏性腸症候群の状態を呈したものと考えられる。なお，臨床検査では特記すべき所見は見られない。

　経　過　四逆散を投与。2週間後の来院時には便がスムーズに出るようになり，腹痛も軽減した。これによって不安が解消され，クラブ活動にも専念出来るようになったという。1ヶ月後には全く腹痛を訴えず廃薬したが，その後も経過は良好。

小児科医の眼　　本症は案外小児にもみられるので，小児の本症に対して適切な薬剤がない現在，漢方を応用すると意外な手応えを得ることが多く，驚かれるであろう。

6）肝　炎

病態と治療法

　小児の肝炎では，①ウイルス性肝炎，②薬剤性肝炎，③自己免疫性肝炎などがある。

　この内，治療が有効なのは①で，②についてはステロイド剤との併用で一部に有効例がある。

　①の内，小児のB型慢性肝炎は自然治癒率が高いので，自然経過を観察してもよいと言われるが，成人でも漢方（小柴胡湯など）の服用により，知らないうちにHBe抗体が陽転することも多いので，著者は小児では主として小柴胡湯の服用を勧めるべきであろうと考えている。

　30年前，初めて乳児肝炎（新生児肝炎の一種だったかもしれない）と言われていた生後6ヶ月の男児に小柴胡湯を投与したところ，それまで数ヶ月にわたって3桁を変動していたトランスアミナーゼが，2週間で劇的に正常化した例を経験したことがあり，以後，原因不明の肝機能障害にはファーストチョイスに小柴胡湯を投与したところ，有効例がかなり多かった。

　小児の慢性肝炎には先ず小柴胡湯を与え，1～2ヶ月で効果がみられない場合は柴苓湯，次いで柴胡桂枝湯を考えればよい。成人に使う小建中湯や補中益気湯，加味逍遙散は除外してよい。

また，一般に腹証を考慮しながら漢方投与をする必要があるが，腹診の項目で述べた通り，小児の場合には殆ど考慮する必要がない。

小児科医の眼 　急性肝炎でも同じだが，まず小柴胡湯，または柴苓湯がファーストチョイスだ。著者の例で，本方が効かなかった中に糖原病があったが，起因ウイルス不明の場合でもこれらの2方は大変よく効く。小児の場合，それで反応しない時はその後なかなか功を奏しない例が多い。

3．循環器疾患

1）起立性調節障害（OD）

病態と治療法

起立性調節障害（orthostatic dysregulation, 以下ODと略す）は，小児の自律神経失調症の一つである。特に朝起床時の起立という動作に対して，循環器系の反応及び調節が不十分で，多彩な症状を示してくる。

これは，漢方でいう気虚または水滞の典型的な症状ともいえる。

訴えは登校前の午前中に多く，登校出来ても午前中の活動性が低下しており，学習に身が入らない。このため，症状の悪化する1学期に成績が低下する。更に，学校を休みがちな不登校の予備軍ともいえる患児も見られ，学校保健の面からも大きな問題となっている。ところが，体型，日常行動，過去の既往歴などを詳しく点検し，よく観察してみると，突然始まった症状もかなり長期間の流れの一区間であることが分かる。しかも，これは不登校と鑑別がつきにくく，余程の注意が必要

表1　起立性調節障害（OD）の診断基準

〔大症状〕	A．立ちくらみあるいはめまいを起こしやすい． B．立っていると気持が悪くなる，ひどくなると倒れる． C．入浴時あるいは嫌なことを見聞きすると気持が悪くなる． D．少し動くと動悸あるいは息切れがする． E．朝なかなか起きられず，午前中調子が悪い．
〔小症状〕	a．顔色が青白い． b．食欲不振． c．臍疝痛（強い腹痛）を時々訴える． d．倦怠あるいは疲れやすい． e．頭痛をしばしば訴える． f．乗物に酔いやすい． g．起立試験で脈圧狭小化（16mmHg以上）． h．　〃　　　収縮期血圧低下（21mmHg以上）． i．　〃　　　脈拍数増加（1分21以上）． j．　〃　　　立位心電図TⅡの0.2mV以上の減高，その他の変化．

大症状3以上，大症状2小症状1以上，大症状1小症状3以上で，他の器質的疾患を除外すればODと診断．

表2 起立性調節障害（OD）の漢方治療の要点

〔西洋薬との使い分け〕
・第一選択剤は西洋薬でも漢方薬でもよいが，漢方薬からスタートすると効果が確実に現れる．
・朝の低血圧が著明であれば，昇圧剤を短期間併用すると効果が速い．
・漢方薬を基本とし，状況に応じて西洋薬を適宜使用するのが効果的な治療法である．

〔経過の見方〕
・3週間で漢方薬の効果が現れなければ，他の方剤に変方する必要がある．
・漢方薬は一般に考えられる以上に速効性がある（1〜2週間で効果が現れることも多い）．
・1ヶ月間の治療で中断しても，持続効果は西洋薬よりも漢方薬の方が長い．
・漢方薬の服用期間は少なくとも1ヶ月間，できれば3ヶ月以上服用することが望ましい．

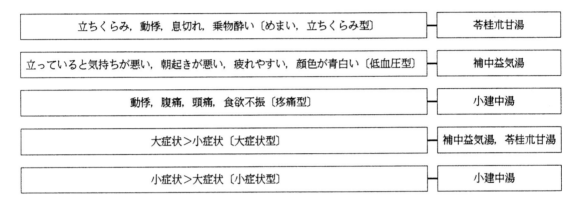

図1 起立性調節障害（OD）の漢方治療 A

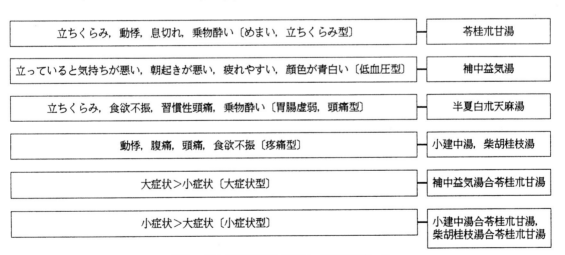

図2 起立性調節障害（OD）の漢方治療 B

表3　起立性調節障害（OD）の病態と方剤の選択		苓桂朮甘湯	補中益気湯	半夏白朮天麻湯	小建中湯
・起立性調節障害（OD）の診断基準に沿って治療を考える. ・これらの内, 大症状には苓桂朮甘湯, 補中益気湯などが適している. ・小症状には小建中湯などが適している. 〔起立性調節障害の診断基準と方剤の選択〕					
大症状	A. 立ちくらみあるいはめまいを起こしやすい.	○	○	○	
	B. 立っていると気持ちが悪くなる, ひどくなると倒れる.		○	○	
	C. 入浴時あるいは嫌なことを見聞きすると気持ちが悪くなる.	○			
	D. 少し動くと動悸あるいは息切れがする.	○			○
	E. 朝起きが悪い.		○	○	
小症状	a. 顔色が悪い.		○	○	○
	b. 食欲不振.		○		○
	c. 臍疝痛（強い腹痛）を時々訴える.				○
	d. 倦怠あるいは疲れやすい.		○	○	○
	e. 頭痛をしばしば訴える.			○	○
	f. 乗物に酔いやすい	○			

である。

　患児は虚弱傾向があり，高頻度に低血圧がみられることから，一般に自律神経安定薬や昇圧薬が使用されている。これらの西洋薬は長期の投与を余儀なくされることや，十分な改善がみられない症例も少なくない。これらの症例には，漢方療法で著明な改善がみられる。漢方療法は，西洋薬との併用あるいは漢方薬単独でも十分な効果が期待できる。漢方の本態は気虚，水滞だが，過敏性体質もベースにあることが多い。小症状などもこれから起因することも少なくない。

　漢方治療は分かりやすいように図1と図2に分類した。図1は初心者向け，図2は合方をしてよい強固な治療を必要とするもので，少し高度なテクニックである。もし単方で治療するのであれば，苓桂朮甘湯，補中益気湯，柴胡桂枝湯，小建中湯，半夏白朮天麻湯などを治療目的の優先順位で選ぶのも一つの方法だ。

小児科医の眼　本疾患は典型的な漢方の適応する疾患で，漢方病態を知る意味でも貴重な疾患と言える。気虚，水滞の概念など，小児では数少ない漢方病理や病態を本疾患は教えてくれる。そういった意味では，昇圧剤や頭痛薬をできるだけ使わずに経過をみていると，漢方薬と西洋薬の効果の差も比較出来て興味深い。

　また，つい心因疾患と考えがちな昨今，患児をよく観察して漢方治療をし，それに反応しない場合には心因疾患と考えてもよい。心身症と間違えられて大変悩んだ学童も少なくない。

2）不整脈（心室性期外収縮，上室性期外収縮）

　著者は，小児の不整脈の漢方治療経験はない。果たして漢方が期外収縮にどれほど効くのか疑問であったが，著者の1年後輩であるT先生が以前，東洋医学会の地方支部会で，西洋薬の効かない難治性の不整脈に苓桂朮甘湯を使ってよくなった例を報告したことがあった。24時間心電図での結果なので，根拠ははっきりしている。苓桂朮甘湯が効いたということは，心室性期外収縮が水滞に起因するか否かは更に検討を必要とし，またOD体質であったか否かも興味のあるところだが，そ

れについては確証が得られない。同様の症例で大人に試みてみたが，苓桂朮甘湯は無効であった。しかし，Ｔ先生は苓桂朮甘湯の例を数例経験されているので，興味ノある方は是非追試をして欲しい。

また，大塚[1]は，自験例を基に小児の期外収縮に対して炙甘草湯を投与し，自覚症状の改善，抗不整脈薬無効例への有効性を報告している。彼は「非緊急性不整脈の治療及び予防に，漢方薬は抗不整脈薬の代替薬あるいは併用薬として選択肢の一つになりうる」と提言している。

〔文　献〕
1）大塚祐一：小児の漢方治療，小児科診療Vol. 67, No. 9, p109-112, 2004, 診断と治療社.

小児科医の眼　　一般の小児科医がこのような例に苓桂朮甘湯や炙甘草湯を投与する機会は少ないが，本症を水滞や疲労の一種と考えると，漢方の面白さが少し伝わって来るようだ。

4．ウイルス性疾患

1）麻　疹

病態と治療法

麻疹生ワクチンの普及で，最近，外来で麻疹を見かけなくなった。著者は現在開業して16年になるが，自院で麻疹を経験したのは僅か数例である。それ以前，11年間勤務した総合病院では，かなりの数の麻疹例を経験し，第Ⅱ章の発疹の項でも述べたように内攻で急死した例を1例経験している。

このような最近の状況下で漢方が麻疹に果たす役割は何であろうか。それまでの臨床経験と合わせて著者は次のように考えている。

①升麻葛根湯を代表とする方剤で発疹の発表をスピーディーに行い，内攻などの重症化を予防する（しかし，本方の投与が果たしてどれほど重症化を予防するのか，厳密な比較をしたわけではないので，あくまでも印象として述べる）。

②咳嗽，下痢などの麻疹に併発する諸症状を軽減する。

③気管支炎，中耳炎などの合併症を予防する。

④回復期や治癒の遷延に対して，いわゆる調理の剤（ＱＯＬの改善，感染症の終焉，再発予防などの調整の方剤）として期待する。

また，これまでの経験で，著者は次のような運用に漢方の意義を見出している。

①麻疹では，他のウイルス性疾患に有効な麻黄湯よりも，升麻葛根湯に発表の剤としてだけではなく，全体の臨床効果も見出している。

②麻杏甘石湯，小柴胡湯，小柴胡湯加桔梗石膏，柴陥湯，小柴胡湯合麻杏甘石湯は，発疹期，急

性気管支炎などに有効である。

　③下痢には，人参湯，真武湯もある程度有効である（かつては真武湯をよく使ったが，成書に書いてあるような劇的な効果はなかった）。

　④漢方を使ったため，合併症を予防できたか否か確信はないが，印象として肺炎，中耳炎の併発が少なかった。

　⑤回復期やその時期を過ぎても，微熱や食欲低下，元気のなさなど，どことなく遷延した状態が続いている場合に，調理の剤として十分な意義を認める。小建中湯，柴胡桂枝湯，柴胡桂枝乾姜湯，補中益気湯などを長期（３～６ヶ月）に続けるのがよい。これによって，その後の上・下気道感染の頻回再発を予防することができる。特に虚弱児，気管支喘息などのアレルギー疾患を有する小児は，このような方法を積極的に続けるとよい。著者はその後の経過が必ずしも良好ではない麻疹とマイコプラズマ感染症に罹患した小児に対し，積極的にこれらの調理の剤を投与していたが，比較的良好な予後であったと記憶している。

　なお，調理の剤としては，補中益気湯，柴胡桂枝湯，柴胡桂枝乾姜湯，小建中湯，黄耆建中湯，六君子湯などを挙げたい。

　また，麻疹は漢方の六病位を知る上では大変貴重な疾患なので，『傷寒論』に書かれている病態や治療原則を理解するには，極めて適切な疾患であると考えている。しかし，実際に麻疹児を入院させて補液をしながらベッドサイドで色々と観察していると，ますます証の把握が難しくなって，自分でも混乱した覚えがある。

　その後，あまり証を考えず，一つの治療パターンを作った。麻疹児が来院すると，まず抗生物質の投与と共に，次のような漢方を処方し，併用した。

　①カタル期＝升麻葛根湯。

　②発疹期＝升麻葛根湯から小柴胡湯加桔梗石膏，または柴陥湯に変方。

　③回復期＝補中益気湯。

　加えて，下痢がひどければ真武湯，痰の絡む咳があれば麻杏甘石湯か五虎湯，食欲不振が続けば六君子湯などを合方した。

　抗生物質はカタル期，発疹期に併用し，回復期は漢方のみとした。

　概ねこれで比較的良好な麻疹の経過をみることができた。

　なお，参考までに，日本の成書によく挙げられている麻疹の適応方剤を記す。

(1)　升麻葛根湯

(2)　竹葉石膏湯

(3)　小柴胡湯，小柴胡湯加桔梗石膏

(4)　真武湯

(5)　小青竜湯合麻杏甘石湯。

　残念ながら，麻疹はもはや若い小児科医には遠い存在となってしまい，先述のようなダイナミックな動きに応じた漢方治療を行うことはできない。しかし，再度述べるが，カタル期，発疹期という典型的な経過を通じて，『傷寒論』の病態や治療原則を少しでも理解する上で大切なモデル疾患

第Ⅲ章　日常よく見る疾患と診療のポイント　121

である。またこのことは，肺炎などの比較的重症の感染症を治療する上でも重要な示唆を与えてくれる疾患でもある。

小児科医の眼　麻疹を経験しない小児科医が増えている。麻疹こそ様々な『傷寒論』の病態を理解する上でのモデル疾患と言えるが，近年それを学習する機会が減ってしまったのは残念なことである。

2）風疹，突発性発疹症，伝染性紅斑

病態と治療法

　本疾患は，いずれも自然治癒傾向があるので，特にどの治療が優れているとは言えないようだ。抗ウイルス剤や抗生物質が無効なことは明白だが，さりとて漢方がどこまで有効であるかも不明である。

　一般に，これらの疾患は高熱などの重症感もなく予後もよいので，漢方として考えた場合，太陽病〜少陽病の過程を経るため，当初は発表⇨その後に調理という考えに基づいて治療すればよい。

　的確な処方として，桂麻各半湯，柴胡桂枝湯が挙げられる。前者は発表剤との意味から，後者は調理の立場からだが，前者で発熱などの諸症状が軽減すれば，後者に速やかに切り換える必要がある。

　突発性発疹症は高熱になるので，当初診断が付かず，抗生物質を投与することも多いが，その際も漢方と併用すればよい。

　伝染性紅斑は殆ど投薬の必要性のない疾患だが，家族に発表剤としての漢方という意味で了解してもらい，投与すればよい。

　これらの疾患の証を無視するのであれば，発症時から柴胡桂枝湯を投与するという方法もある。

小児科医の眼　発疹性疾患で漢方投与の意義は，「発表」という考えや手法にある。一般の薬剤投与の意義が少ない疾患なので，「発表」や「漢方投与後の経過」を知る意味では面白い疾患かもしれない。

3）水痘，帯状疱疹

病態と治療法

　抗ウイルス剤の登場により，本疾患の予後は大変よくなった。それまで漢方でも，本疾患が水滞を伴うことから，五苓散，越婢加朮湯がよいのではないかと言われ，著者もしばしば処方してきた。痂皮の形成が速いという印象を受けたが，実際に比較したわけではないのでよく分からない。

　越婢加朮湯は麻黄，石膏の作用で解熱の効果もあり，ファーストチョイスに使ってよいが，時には麻黄剤のために食欲不振などを来すこともある。

五苓散は，帯状疱疹に抗ウイルス剤と併用すると予後がよいと言われている。著者は水痘の場合，理由を話した上で抗ウイルス剤と越婢加朮湯の併用を行っている。

小児科医の眼 いずれも水疱を伴う疾患なので，水滞と考えて治療することは意義があるが，痒みなどの苦痛がより速く消えるか否かはよく分からない。併用療法の追試を望みたい。

4）手足口病

病態と治療法

本疾患で問題になるのは，口腔内の症状だけである。治療は口内炎に準ずるので，第Ⅲ章の2．1）口腔内疾患の項目を参考にされたい。

5）プール熱

病態と治療法

本症は，夏季に好発するアデノウイルス感染による咽頭結膜熱で，幼児，学童に好発する。突然の高熱で抗生物質が効かないことや，その他の臨床症状や抗原検出迅速診断法で確実に診断できるが，長期間の発熱状態が抗生物質の治療ではなかなか解熱しないことから，実際に困ることが多い。
漢方では桂麻各半湯をファーストチョイスとするが，明らかに発熱期間を短縮するというデータはなく，著者もその経験がない。むしろインフルエンザよりも漢方が効きにくいのではないかとの印象を持っている。

小児科医の眼 本症に対する確実で有効な漢方治療は，著者の経験にはない。

6）流行性耳下腺炎

本疾患に効く抗ウイルス剤も抗生物質もない。
漢方では駆風解毒湯（出典『万病回春』：防風，牛蒡子，羌活，連翹，荊芥，甘草）がよいが，エキス剤にないので葛根湯加桔梗石膏でもよい。前者は出典に「痄腮（扁桃炎，耳下腺炎）腫れ痛むを治す」とあり，難治性の咽頭炎，扁桃炎の治療に有効である。後者は，服用すると耳下腺炎の痛みが和らぐことを経験することもある。また，発症から数日経っても耳下腺痛，発熱などがあれば，小柴胡湯加桔梗石膏合葛根湯を処方するのもよい。
なお，髄膜炎などの合併症を予防する効果が漢方にあるかどうかは不明である。

第Ⅲ章 日常よく見る疾患と診療のポイント　123

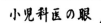
本疾患の適切な治療法がない現在，漢方を積極的に使ってみてもよいのではないだろうか。

5．細菌感染症

1）百日咳

病態と治療法

3種混合（OPT）ワクチン接種を受けていない乳幼児に極く稀に発症することはあるが，近年は殆ど百日咳を経験することはなくなった。著者は昭和54〜55年にかけて大流行した本症を経験し，積極的に漢方薬を併用したが，その際，出た結論は次のようであった。

①最も効果的な治療剤は「鶏胆」（または「鶏胆汁」）であった。

②漢方薬では麦門冬湯，麦門冬湯加石膏（合桔梗石膏），柴陥湯合麦門冬湯を使ったが，いずれも鶏胆（汁）の効果よりも明らかに低かった。

③早期診断をして，エリスロマイシンとこれらの漢方方剤や鶏胆（汁）を併用すると，エリスロマイシン単独よりも咳の期間や強さが短縮された。

④エリスロマイシンを使う時期を失して，その他の西洋薬剤を使っても殆ど無効だが，その場合には漢方の効果がみられた。

⑤燐酸コデインの効果は鶏胆（汁）と漢方エキス剤の中間位であった。

ⅰ．鶏胆汁の作り方と飲み方

鶏胆は，鶏肉を扱っている専門店なら比較的容易に入手できる（料理には使用しないため破棄している）。しかし，著者が一番困った問題は，その臭いと味の点である。鶏胆汁を一度でも舐めた人ならお分かりだと思うが，大人ならとても飲めない代物である。砂糖入り，ハチミツ入り，レモン，シャーベット，カプセルなど，様々な工夫をした。カプセルの中に入れて飲ませる方法は，年長児にはうまくいった。フリーザーの中で少し固めて，シャーベットに入れて飲ませる方法も少し良いようである。後は一長一短である。生のまま服用するのが最も効果的だが，細菌やウイルスの問題もあり，30分蒸気殺菌としたのはそのためである。

出来上がった胆汁を小さいスプーンで一杯，夜間，寝る前に服用させる。原典には，3歳児の場合，1回に胆嚢1/2と書かれているが，そんな量

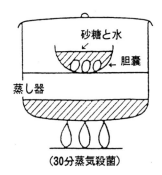

図1　鶏胆の作り方：胆嚢4〜5個を盃に入れ，砂糖と少量の水を加え，針で胆嚢を突っ付いておく．30分蒸気殺菌をして，出来た上澄みを服用させる．

はなかなか飲みきれないものである。いずれにせよ，飲ませればそれなりの効果は確実だった。

ii．鶏胆についての症例検討

　鶏胆は別名を鶏苦胆とも言われており，『本草綱目』には「〔気味〕苦，微寒，無毒。〔主治〕目不明肌瘡……」とあり，当時は眼疾患，皮膚疾患に外用薬として用いられていたようである。いつ頃から百日咳に使われているのかは不明であるが，1959年の『中華児科雑誌』には百日咳に対する臨床応用として使用されており，文献上見られるものはまだ最近のようである。また，『中薬大辞典』には，「慢性気管支炎，小児の細菌性下痢に有効」と書かれており，消炎効果がかなり強力であると考えられる。以下の例は，百日咳やマイコプラズマ肺炎が流行して困った時に鶏胆（汁）を使って効果をみた例である。

症例検討

〔症例1　百日咳の例〕
　患　児　2歳，男児。
　初診は昭和55年3月。外来を受診する1週間前より咳が強くなり，4日前より強度の咳き込みとレプリーゼが著明なため，百日咳と診断され入院した。入院第1日目に無呼吸発作が出現し，2日目にはそれが徐々に頻回となってきた。その度ごとに人工呼吸を行い，酸素テントに収容して，24時間集中管理の状態となった。3日目の深夜には1時間ごとに無呼吸発作を繰り返すので，レスピレーターの装着まで考えていた。その間，補液治療，抗生物質の投与など，各種の処置を行ったが改善しない。4日目にやっと鶏胆が手に入り，その夜飲ませることが出来た。その日は前日よりやや無呼吸発作が減っていく傾向にあったが，服用後は本当に不思議な位，無呼吸発作がない。翌日には全くと言っていいほど発作もなく，あっても軽く，すぐ自力で回復する。その後，ひどい発作は全く影を潜め，機嫌もよくなってニコニコと笑うようになった。付き添いの母親も入院後ずっとひどい状態を見てきたので，鶏胆の効果に目を見張ったのである。生命の危険に晒されていただけに，その効果がはっきりとしていた。

〔症例2　百日咳の例〕
　患　児　7ヶ月，男児。
　初診は昭和55年1月。昭和54年12月下旬より咳があり，大晦日にはレプリーゼが出現している。正月には咳がひどく，家族もその度ごとにハラハラして付き添っていたが，幸い呼吸は止まることもなく，正月明けに外来を受診した。しかし，その頃よりウトウトと傾眠状態となってきたため早速入院させ，補液治療を開始した。チアノーゼはないものの，咳は極めて強く，全身状態は決してよくない。しかも頻回の咳で，症例1と同様に24時間集中管理状態だった。入院3日目の朝，鶏胆を服用させた。その夜はレプリーゼの回数が激減している。4日目にはやはり咳の回数も減り，笑顔が出てきた。この日は1日4回の下痢があったが（鶏胆の副作用と考えられる），1日あっただけでその後は見られない。その後は順調に回復した。

〔症例3　マイコプラズマ気管支炎の例〕
　患　児　5歳，男児。

初診は昭和55年10月で，主訴は咳。昭和54年2月に百日咳に罹っているが，今回の咳には殆ど関係がない。初診1ヶ月前より夜間の咳が止まらず，ヒューヒュー・ゼイゼイ言っていた。日中は比較的静かであるが，夜間は特にひどく，暴れたり興奮したりすると咳が増悪する。近医で治療していても一向に治る気配がなく，来院した。所見としては，胸部に乾性ラ音が聴取される他には特に目立つものはない。胸部レントゲン所見では少し気管支炎像を呈している。白血球は僅かに増加，IgEは低く，好酸球数は多くない。気管支喘息でないことは分かったが，寒冷凝集価とマイコプラズマ抗体価が異常に高いことが分かり，マイコプラズマによる気管支炎と診断した。当初，エリスロマイシンと鎮咳去痰剤，麻杏甘石湯合半夏厚朴湯を投与した。喘鳴音は取れたが，咳の程度，回数はあまり変わらない。3日目に来院した折り，鶏胆を勧めてみた。早速購入して服用したところ，翌日に軽い下痢はみられたが，数日後には殆ど咳が消失した。その後，時々かぜに罹っては，その度ごとに咳がひどくなっていたが，鶏胆の服用でいつも咳が減っていた。

〔症例4　マイコプラズマ感染症の例〕

　患　児　6歳，男児。

　主訴は頑固な咳。チックがあるため，外来で鍼治療を行っていた。昭和55年10月下旬より喉がいがらっぽい咳をし始めた。初めはかぜと思い，抗生物質，鎮咳剤を投与していたが1週間後には顔面を真っ赤にして咳と共に吐きそうな状態になった。いつものように麦門冬湯を投与したが無効。次いで燐酸コデインも投与したがやや効果があるだけなので，発症後3週間目に鶏胆を服用させた。患児は生のままで飲んだが，やはり咳がびっくりするほどよく止まった。その後はひどい咳が出ずに経過した。後で血液検査によりマイコプラズマ感染症と診断した。

小児科医の眼　本疾患に遭遇するチャンスはなかなかないが，鶏胆を使う機会があれば，是非一度試みて欲しい。

2）溶連菌感染症

病態と治療法

　本症は，当然ながらペニシリン系の抗生物質をファーストチョイスとして使用すべきで，一般に漢方治療の必要性はないと考えている。しかし，著者はこれまで柴胡桂枝湯や小柴胡湯を本症に併用してきた。その理由として，①予後を良好にすること，②合併症の予防を目的とすること，などが挙げられる。経験上，他の感染症と同様に，漢方薬（主として柴胡剤）と併用すると①②の効果が得られるのではないか，との印象を強く持っている。

小児科医の眼　抗生物質を長期に使わざるを得ない疾患には，漢方の併用を試みるとよい。

6．免疫・アレルギー疾患・リウマチ性疾患

1）アレルギー疾患総論

(1)　小児を診る視点のシフト

今までも述べたように，漢方ではひとまずアレルゲンを考慮せず，ホスト側の様々な条件を勘案して治療の要点を見つけることが大切である。その中で大切な視点を挙げてみよう。

(2)　虚弱性の把握

このことは，これらの漢方治療を行う上で最も大切なことである。著者はかねてから虚弱児の漢方治療を声を大にして実際にその治療を行ってきたが，これは小児の急性疾患にとっても慢性疾患にとっても，彼らが普段どのような虚弱傾向を有しているか把握することが大切である。アトピー性皮膚炎やアレルギー性鼻炎，気管支喘息にも共通することなので，少しこの点について説明してみよう。

また，「実」「実証」は健康上の物差しではなく，むしろ逆に健康被害の物差しとみてよいと考えている。飽食，肥満，運動不足は，これが小児の実証の一面とも言うべきものであろう。

(3)　五臓の関係

日常会話での「五臓六腑」は，医療関係者や医師の間ではもはや死語に近い。その理由は，この五臓の持っている本当の意味を，小児の実際の臨床に活かしていないからという意味である。

五臓は肝，心，脾，肺，腎である。このことについては既に第Ⅰ章の1．4）で述べたが，再度ここでも触れてみる。脾は現代医学の脾臓ではなく，むしろ膵臓に近いが，消化機能一般と考える。腎は腎臓，副腎，その他のホルモンなどを指し，肝は疳や癇に近く，神経反応のようなもので，臓器としての肝臓という意味ではない。

解剖的な実体として考えれば，ある意味で古代の人の考えは荒唐無稽だが，これを機能的なものと考えれば理に適っている点も多い。例えば，肺（臓）と大腸（腑）と皮膚の関係である。古来からこの3者は大変関係が強いとされてきた。一見，何のことか分からないかも知れないが，アトピー性皮膚炎と気管支喘息，食物アレルゲンから，この3者の関係を考えてみればよい。腸管免疫，ビフィズス菌の繁殖とアトピー性皮膚炎の関係も，大腸と皮膚の関係になるであろうし，気管支喘息（肺）とアトピー性皮膚炎（皮膚）の関係は言うまでもなかろう。アトピー性皮膚炎を皮膚の疾患と考えるから，いつまで経ってもなかなか小児科医（内科医）と皮膚科医の溝は埋まらない。アトピー性皮膚炎は，結果としては皮膚の疾患だが，本態は大腸（腸管や腸管免疫，腸内環境）や肺，鼻（細菌や抗原の侵入口）にあると考えれば，もう少し双方の歩み寄りが出てくるはずである。

我々は，あまりにも疾患を臓器別に細分化し過ぎて，どうしても「木を見て森を見ず」の傾向に

なりがちだが，常にこのような全体観を見失わないように診療をすすめ，治療に困った時は，別の視点から考え直すことが必要ではないか。

(4) 具体的な虚弱性の捉え方

漢方を知らない小児科医でも比較的よく知っている漢方処方に，小建中湯と五苓散がある。この処方の持っている意味から次のステップを考えてみよう。

小建中湯の処方構成は，桂皮，芍薬，生姜，大棗，甘草，膠飴から成っている。古来，医食同源とか薬食同源と言われるが，この処方で桂皮はニッキ，生姜はショウガ，大棗はナツメ，甘草は調味料，膠飴はアメと，実に多くのものが普段食物として我々の口に入るものであることが分かって戴けると思う。唯一，芍薬だけが薬のみの作用とも言える。小建中湯の建中の「建」は，人間で言えば真中，漢方では中焦と言うが，いわば消化管のことで，この消化管の機能を高めるという意味合いのある処方である。漢方処方にはそれなりの意味のあるネーミングがされているが，生薬を中心としたものと，処方の働きを表しているものとがある。古方の葛根湯，麻黄湯，後世方の補中益気湯，抑肝散などがそれを表している。小建中湯は，小児にとって大変有り難い存在の薬だ。基本的には，胃腸機能の虚弱性が見られた時の処方なので，反復性臍疝痛，周期性嘔吐症，気管支喘息，アトピー性皮膚炎，起立性調節障害にも応用でき，また，胃腸の機能を強化することが，結果として現在の状況を改善することにつながっている。

また，唯一，薬としてのみ作用している芍薬は，前述疾患の中では，鎮痛，鎮静として働くので，腹痛を取り，メンタルな面で軽いマイナートランキライザーとしても働いている。逆の面から見ると，アトピー性皮膚炎にしろ気管支喘息にしろ，まず疾患を見るのではなく，本人の持つ虚弱性がどこにあるかを常に察知する姿勢が必要である。

一方，五苓散はどうであろうか。この処方は注腸でよく知られている。あちこち講演に行くと，たいてい，一人か二人，五苓散の注腸で難治性の嘔吐が止まって喜んでいる小児科医に出会う。しかし，それ以上の応用ができないのも現実だ。処方構成は茯苓，沢瀉，蒼朮（白朮），猪苓，桂皮で，桂皮を除けば食品としては適さないものばかりである。特徴として，前4者はいずれも漢方でいう利水剤（利尿剤は水分が正常な状態でも作用して利尿を来すが，この場合は生体にとっては不利な水分過剰な時のみ作用する）の代表的なものだ。嘔吐の時は，消化管内の水分の流れがスムーズにいっていない時が多い。胃や腸管に水分が停滞していると，嘔吐の原因になる。水分の巡りをスムーズにするのがこの処方の大きな作用の一つだ。注腸により嘔吐が治まるのは，胃から腸管への水分の移動がスムーズに行われ始めたと理解することもできる。

(5) 小児のアレルギー疾患をみたときに何を指標として漢方処方をするか

i. かぜに罹りやすいか否か

このことはどのような治療をするにも非常に大切な視点となる。臓器（五臓）で言えば，肺の虚弱があるかないかである。また，同じかぜでも，意外と脾（胃腸）の弱さからかぜを引くこともあり，小建中湯の服用でかぜを引きにくくなることも多いが，これはこの例である。

ⅱ．食は細いか，太いか，体重の増減はどうか

基本的には，脾胃（胃腸）の機能がどうかということになる。また，これに関連したものでは，便秘，下痢，口内炎，腹痛，嘔吐などの症状も脾の機能と密接な関係がある。

ⅲ．咽（喉）が強いか否か，耳，鼻はどうか

基本的に耳鼻咽喉科領域の疾患に罹りやすいかどうかということだが，よく扁桃炎を繰り返したり，慢性的な耳鼻科疾患に罹ったりするかどうかなどをチェックする。漢方で言えば柴胡，黄芩といった，やや清熱（抗炎症）作用のある生薬が配合されたものを処方する。

典型的な処方は，小柴胡湯である。小柴胡湯をずっと服用していると，扁桃炎を反復しなくなる。また，耳鼻科疾患に罹りにくくなる。一般にはこの処方は肝・胆疾患に使われるが，一方，耳鼻科領域にも有効である。この処方に半夏厚朴湯を加えると柴朴湯，五苓散を加えると柴苓湯となり，前者は心因咳，気管支喘息，咳喘息，後者は腎・ネフローゼ疾患，滲出性中耳炎に有効な処方となる。また，ニュアンスが違うが，柴胡清肝湯や荊芥連翹湯も耳鼻科領域で大変有効な処方となる。

ⅳ．寒熱はどうか

漢方は一方で「寒熱の医学」と言われている。基本的に人間の体は冷えの傾向（寒，陰）にあるか，熱の傾向（熱，陽）にあるかで，同じ疾患であっても対応が異なってくる。慢性的な痛みにも，内側から温めて痛みを取る方法か，炎症を取り除く方法（内部から冷やす）の，いずれか二つの手法を選択する。

ⅴ．気と血と水はどうか

漢方病理に気，血，水がある。

気は狭い意味ではメンタルなことを指す。気に関しては，昨今の小児のストレス過敏性をみれば，かなり大きなウエイトを占めていることが分かる。

水は「水毒」とか「水滞」と言うが，これも小児の体に占める水分の比率から，このアンバランスによって諸疾患が起こりえることで理解できると思う。

血は，小児が成人への発達途上という点で未完成であるので，その影響のウエイトは少ないと考える。

以上の点を勘案しながら，気管支喘息やアトピー性皮膚炎への対応を考えることが必要である。

２）小児気管支喘息

病態と治療法

これまでも述べたように，小児気管支喘息（以下，気管支喘息と略）と五臓の関係は，肺，脾，腎の虚，つまり，これらの臓器の機能低下と密接な関係がある。虚弱性の把握の中で「咳・喘鳴」，「動悸・息切れ」は肺，「体力のなさ・食の細さ」などは脾・腎の虚を現している。このような観点と，一方では気血水，特に気・水の病態を考え合わせて，気管支喘息

表1　『黄帝内経素問』（欬論篇三十八）

黄帝問曰，肺之令人欬何也
岐伯對曰，五臓六腑皆令人欬 非獨肺也

表2 「喘 満」

「喘息ハ素問ニ出テ，古今通名ナリ．金匱ニ載スル所ノ肺脹ハ即チ喘息ノコトナレドモ諸註家之ヲ明辨セヌユエ遂ニ此名ヲ唱フル者無シ．哮喘哮吼ノ類ハ喘聲ヲ以テ名ヅケタルニテ別證ニ非ズ．此病多クハ父母ノ遺毒ヲ受テ患ヒ又其毒ヲ子孫ヘモ傳フル者ナリ．一タビ發スル寸ハ宿疾ニナリテ一年ニ二三發或ハ月ニ一二發ニ至ル多クハ春夏ノ交氣候ノ変ル時ニ發スルモノナリ．故ニ喘家ハ秋林ノ紅葉スルヲ見レバ預メ宿疾ノ發作スルヲ恐ルルモノナリ．又過飲或ハ感冒等ニテモ必ズ再發ス．醫薬ニテ一旦ハ治スレドモ再發シテ根治スル者少シ．食禁ヲ謹ミ永ク薬用ヲシテ根治シタル者僅ニ指ヲ僂スルノミ．」

(本間棗軒『内科秘録』(1)，1862.)

にマッチする方剤を決定していく。

『素問』には，咳は肺に限らず，五臓六腑が皆関係していると書かれている（表1）。しかも，江戸末期に本間棗軒は，『内科秘録』の中で，「この喘息は古くからある疾患だが，遺伝的な素因の関係する疾患で，いかなる治療をしても難渋で，しかも再発するので，大変厄介である」とも述べている（表2）。

我が国では，古くから柴胡剤と言われている一連の方剤が，江戸時代から今日に至るまでよく使われ，しかもその有効性も確認されてきた。この背景には，日本人の土地，風土，気性にも合っているためとの指摘もある。その代表的な処方が柴朴湯である。

小柴胡湯（小児の体質治療剤の代表的な処方）と半夏厚朴湯（メンタル

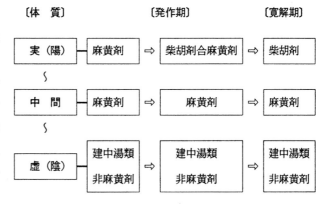

図1 小児気管支喘息の漢方治療の順序（A）
（日本漢方のスタンダード治療）

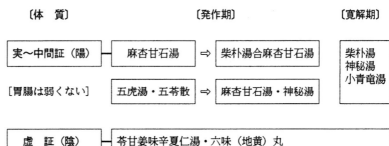

図2 小児気管支喘息の漢方治療の順序（B）
（漢方エキス剤による治療）

な疾患に対する代表的な処方）を合方したのは，先師の慧眼で喘息の病態をつぶさに観察していたからに他ならない。このような考えに基づいた治療は，中国や韓国では殆どないと言ってよい。腹診を大切な診断の一つに用い，また，日本人の性格や特性に基づいて柴胡剤を使うのではないかと考えられている。

一般に，気管支喘息の治療は，麻黄剤と言われる一連の方剤によって行われる。麻黄剤には，麻杏甘石湯，小青竜湯，神秘湯などがある。麻黄は「肺の水を逐う」と言われているように，肺の水

滞とも大変つながりが強いため，その意味でも麻黄剤がよく奏効する。

乳児期から学童期にかけては滲出性体質期があり，これもその意味では関連性が強い。しかし，今日のように喘息の治療法が進歩している時，発作を止めることより発作が起きないようにすることに漢方の効果が期待され，このことから，麻黄剤もさることながら，寛解期にはより効果的な柴朴湯や小建中湯を使い，また，これらと麻黄剤との合方をする方が，より効果的ではなかろうかと考えている。

症例検討

〔症例1〕

患　児　9歳，男児。

主　訴　喘息発作。

初　診　平成10年6月。

現病歴　アトピー性皮膚炎（2歳まで），7歳時から喘息発作で頻回に入院。アレルギー性鼻炎，アレルギー性結膜炎。

現　症　体重27kg。インタール（エアゾール）＋柴朴湯（1/3）合小青竜湯（1/3）。神経質，落ち着きがない，イライラしやすい，喉が渇いて飲物をよく飲む（冷たいものを好む），すぐ眠りたがる，暑がり，少し動くとすぐ汗をかく，くしゃみ・鼻水・鼻詰まりが多い，よく咳・痰が出る，またはヒューヒュー・ゼイゼイしやすい，湿疹が出来やすい。

経　過　1ヶ月後，入院。2ヶ月後，4回の小〜中発作。今までのようにひどくはならない。3ヶ月後，1週間入院。4ヶ月後，発作（−）。6ヶ月後，発作なし，入院なし。

〔症例2〕

患　児　13歳，女児。

初　診　昭和53年9月（9歳時）。

現病歴　小学校入学後より毎月のようにかぜを引き，かぜを引くと気管支喘息，小発作がみられ

表3　小児気管支喘息の漢方治療方剤

麻黄剤	麻杏甘石湯，五虎湯，小青竜湯，神秘湯
柴胡剤	柴朴湯，柴胡桂枝湯合半夏厚朴湯
建中湯類	小建中湯，黄耆建中湯，桂枝加厚朴杏仁湯
非麻黄剤	補中益気湯，苓甘姜味辛夏仁湯
地黄剤	六味（地黄）丸

表4　小児気管支喘息の漢方治療方剤の投与目標

神秘湯	虚証ではない，呼吸困難型，運動誘発発作型
柴朴湯	神経過敏，腹診時の過敏反応，感染型，咳型，運動誘発発作型
小青竜湯	寒（冷え）と湿（水滞）に弱い，水様性鼻汁，ゼロゼロ型
小建中湯 黄耆建中湯 補中益気湯	体力がない，胃腸が弱い，疲れると発作出現
六味地黄丸	体力がない，難治性で再発を繰り返す

表5　小児気管支喘息の漢方治療の考え方

発作期	・口が渇き，呼吸困難が強い場合（熱性） ・さほど口渇がなく，呼吸困難も強くない場合（寒性）	麻杏甘石湯，五虎湯，五苓散，小青竜湯
寛解期	・全ての気管支喘息 ・または鼻アレルギーを伴い，透明な痰が多い場合 ・虚弱体質（易感染性，他）に	神秘湯，柴朴湯，小青竜湯，六君子湯，補中益気湯，六味（地黄）丸，黄耆建中湯，小建中湯

た。体格は大で体重34kg，肥満型，顔面は赤ら顔で腹部は膨満を呈している。汗をかきやすく，普段より水分を多く摂取する傾向がある。皮内テストではハウスダスト，カモガヤに陽性を示し，IgEは1000IU/ml（500以下が正常値）。

経　過　熱症，水分過剰型より典型的な麻杏甘石湯証と考え同方を5.0g投与した。効果はただちに現れ，その後は小発作は殆ど消失していった。時々軽い発作がみられたが，54年10月で治療を中止し，以後も1年に1回程の小発作がみられるのみであった。

〔症例3〕

患　児　9歳，男児。

初　診　昭和53年10月（5歳時）。

現病歴　兄が同様に気管支喘息で軽症。2歳頃より気管支喘息が発症し，某病院で51年にヒスタグロブリン，52年よりパスパート療法を施行している。発作は頻回で，大発作も多く，入院し補液療法も頻回に受けていた。某小児科より東洋医学による治療を依頼されて来院した。

現　症　体格は痩せ型で，体重は14kg。皮膚色は顔色とも不良で蒼白。腹壁は薄く腹部は凹型，腹直筋の拘攣はなく，軽い胸脇苦満がある（ここでいう小児の胸脇苦満は腹診上くすぐったがることをいう）。発作は通年型で小児アレルギー研究班の分類による重症型。IgEは3310IU/ml，RASTはハウスダスト（＃）で混合型。

経　過　寒がり，顔色，水鼻を目標に発作期には小青竜湯加杏仁石膏（小青竜湯合麻杏甘石湯）を投与し，毎週1回小児鍼を施行した。本方投与後2ヶ月間は発作が著明に軽減し，出現してもすぐ改善する傾向があった。

その後，54年5月までは安定していたが，6月に再び悪化し補液治療をしている。治療2年目に入ってかなり安定してきたが，その間，小青竜湯，小青竜湯合小建中湯，六味丸，小青竜湯合補中益気湯と処方を変えている。

結局3年目に入り，胸脇苦満が徐々に増強してきたので柴胡剤の適応症と考え，柴胡桂枝湯合半夏厚朴湯を投与したところ発作が出現しなくなり，56年12月に廃薬している。

その後は全く発作が起きておらず経過良好である。なお，IgEは2260IU/mlに減少し，体重は18kgに増加した。

〔症例4〕

患　児　3歳，男児。

初　診　昭和56年12月。

家族歴　祖父が気管支喘息，父親がアレルギー性鼻炎，両親は教師で，患児は一人っ子で保育所生活をしている。

現病歴　56年7月に初めて喘息発作が出現，その後9月下旬より発作が頻発するため，某病院小児科で入退院を繰り返しており，10月には10回の発作回数がみられた。混合型。その他，疲れやすく，食欲にバラつきが多く，よく水鼻を流している。体格は小で体重は12kg。皮膚は乾燥型湿疹の状態，腹部は立位で蛙腹で，胸脇苦満はみられない。IgEは2515IU/ml，この時点では当科の他医が診察をし，小青竜湯2.0g合半夏厚朴湯1.0gを投与し，インタール（鼻用）を併用した。

経　過　その後，しばらく軽快していたが，発作が57年2月に頻発し，某病院に長期入院をしていた。

3月に退院し，当科で再び治療を開始したが，病状は一進一退であった。

7月下旬，著者の外来を受診し，詳細なアナムネをとったところ，①体力的に極めて弱くて2時間保育所で遊ぶだけで疲れて横になってしまう。②当科で診察を終えると翌日必ず発作が起きるという（かなり遠距離から通院するので診察で疲れるらしい）。③食欲にムラがある。④普段からよく眠る（保育所生活がつらい？）。⑤夜尿がある。

以上のことより，まずこの虚労状態を改善することを治療の要点と考えた。皮膚も枯燥状であることより気血両虚と考え，十全大補湯2.0g，小建中湯4.0g加厚朴杏仁エキスを2方投与した。そして来院時には必ず小児鍼を併用した。

1ヶ月位すると今までの虚労状態はかなり改善され，保育所で座り込むことはなくなってきたという。子供本来の活発さが現れ，血色がよくなってきた。10月下旬，激しい発作に襲われ，当院に短期間入院したが，その後は順調に経過している。

最近発売されたトラニラスト（商品名・リザベン）を併用しているが，56年の秋から冬の経過と比較すると，すこぶる元気がよいという。

ただし，この症例は一人っ子で甘えが強いという点から，心因要素も発作に強く影響していると考えられた。

〔症例5〕

患　児　15歳，男児。

初　診　昭和54年6月（12歳時）。

現病歴　3歳頃より発作が出現し，入退院を繰り返している。インタール，ヒスタグロブリンは無効で，その他の治療も効を奏さないため来院した。発作は6月から8月にかけて最も多く，冬期は比較的安定している。IgEは175IU/ml。家族歴にも気管支喘息はみられない。発作の特徴としては，必ず大量の胃液の嘔吐を伴うことで，その他しばしば下痢をしやすいという。皮膚色は蒼黒く，手掌は黄色気味で湿潤している。眼の下にはクマドリがみられる。舌には薄い白苔があり，肩は帯状にこりが強く，肩を摘むとひどく痛がる。腹部は両腹直筋に軽い拘攣がみられ，心下部に振水音が聞こえる。これらの症状より，脾虚証と診断した。

経　過　鍼は週1回行い，公孫，陰陵泉，足三里，中脘，背部は肝兪，胆兪，脾兪，腎兪，身柱，肩井，天柱を中心に施鍼した。特に脾兪周辺のこりが著明で，捻鍼をすると患者は強く響きを訴えた。漢方処方は，小青竜湯を基本方剤としたが，二陳湯，半夏厚朴湯を痰飲を除去する方剤として合方，兼用方として処方。その間，下痢の多い時は半夏瀉心湯を加えた。

秋になると発作は軽減したが，体重が4kg増加し，鼻閉も軽減し，血色も改善した。55年の夏は軽く発作がみられただけで，結局1年の服薬で廃薬した。

〔症例6〕

患　児　3歳，男児。

初　診　昭和55年10月（1歳時）。

現病歴　気管支喘息発作が持続するため某医の紹介で入院。以後，入退院を繰り返している。体重10kg。体格は普通，顔色はやや蒼白気味以外には特記すべきものはない。IgEは3360IU/ml。

　経　過　小青竜湯，小青竜湯合小柴胡湯で経過をみていたが，以後，57年4月まで5回入院し，漢方治療の効果はみられていない。57年4月の入院時はIgE7500 U/ml，ＲＡＳＴでHD₁7.5，HD₂5.4，D₁11.7，D₂9.2とハウスダスト，ダニにも過敏性を呈していることが判明したので，この入院を契機に，①アレルゲン除去，②小児鍼，③乾布摩擦を実施し，虚弱傾向を考えた小建中湯加厚朴杏仁エキスに転方した。その後は軽い発作が2～3回みられただけで入院治療はしていない。

　解　説　この症例は，実のところ何が奏効しているか理由が分からない。しかし，IgEの高値は6500IU/mlと持続しており，まだ油断はできないが，発作頻発期に入院，その後外来で補液療法を行っていないので，多分，経過のよい症例であろうと考えられた。

〔症例7〕

　患　児　12歳，男児。

　初　診　昭和57年5月。

　現病歴　気管支喘息歴はかなり古く，父親が某国立病院の外科部長のため，自宅で補液治療をするという程，発作回数が多い。著者は未だ見たことがないが，発作はかなり強い大発作であるという。国立病院の小児科部長の依頼で診察すると，腹壁は薄く，胸脇苦満が著明，肝癪，脾癪周辺のこりが著明で，肩は帯状にこり，肩を摘むと強く痛がる。全身の筋緊張が強く，心理的にも不安感が強く，発作を頻発するらしい。感染傾向も少なく，食欲も普通程度。

　経　過　上記より柴胡桂枝湯3.0g合半夏厚朴湯3.0gを投与し，小児鍼をしたが，患児はその方が気持ちがよいという。

　小児鍼のついでに軽く背部をマッサージした。尺沢，肩井，腎癪は手でよく揉んでその周辺には小児鍼を強く加えた。毎週その治療を楽しみにやってくるので，これはうまくいきそうな予感がした。案の定，発作頻発期もうまく乗り越え，その後，大発作が2回みられたが，1年前に比較すると激減している。57年12月現在も柴胡桂枝湯合半夏厚朴湯を投与中である。

〔症例8〕

　患　児　2歳，男児。

　主　訴　気管支喘息発作。

　現病歴　気管支喘息の発作を繰り返している。インタール吸入，テオドール（RTC）などをしているが，点滴，入院の繰り返しで改善しない。健康調査表によると，かぜを引きやすい，偏食がひどい，寝付きが悪い，朝早く目が覚めてしまう，昼間汗をかきやすい，寝汗をかくことがある，悪心・嘔吐がある，蕁麻疹ができやすい，ヒューヒューゼイゼイいいやすい，咳・痰が多い。

　現　症　体重10.5kg。

　経　過　小建中湯（1/5)合六君子湯（1/7)。1ヶ月後，食欲が出る。2ヶ月後，入院。3ヶ月後，この1ヶ月で初めて入院しない。体重は10kgから13kgに増加。4ヶ月後，調子よい。5ヶ月後，かぜも引かない。6ヶ月後，テオドールが減った。

小児科医の眼

これまでの症例からもお分かりのように，かつては小児気管支喘息の漢方治療が，当時の小児医療と同じように大変有効であったと記憶している。しかしその後，小児気管支喘息の治療ガイドラインが確立し，新たな治療薬の出現や治療法の進化，特にステロイド吸入が低年齢児にも行われるようになってからは，重症喘息児や喘息入院児の著明な減少，また著者も苦しんだ喘息死も殆ど経験しなくなり，喘息治療に関する限り，当時と比べれば隔世の感がある。

しかし，気管支喘息を患っている患児を診ていると，それで全てが解決したわけではないと思わせる。テオフィリンの過剰投与による副作用も問題であるように，まだまだ小児の体質を「全体」として考える治療は未完成のままだ。特にステップ3，4などの重症型には，漢方治療を併用すべきであろうと考える。

肺，脾，腎の虚をどのように考え，どう対応していくのか。気管支喘息の治療では，これまでの多くの集積がヒントを与えてくれるはずだ。

3）蕁麻疹

病態と治療法

本症の治療は，慢性化すると大変難渋することは，経験したものなら誰でも感じている。急性の蕁麻疹の場合は，抗ヒスタミン剤，抗アレルギー薬，ステロイド剤などの内服で殆ど解決するが，慢性蕁麻疹になると，これらの薬の服用を止めると再燃して，結局長期に薬剤を服用しない限り安定しないことが多く，これらの薬剤から脱却することが難しくなり，なかなか西洋薬のみでは効かないことが多い。

漢方治療をするに当たっては，一般には，当初から患者の証を把握して抗アレルギー薬と併用することから治療を始め，数ヶ月（3～4ヶ月）後から徐々に抗アレルギー薬を減少したり，隔日投与にしたりして反応をみればよい。その場合，短期間（1～2日間）の休薬だけでもすぐ再燃すれば，これらの漢方治療が効果のないことを確認できるので，再度証を検討して別の方剤の投与を考慮することも必要である。

ただ，慢性蕁麻疹の証の把握は大変困難なことが多い。ストレスによって悪化する場合は気剤を配合したり，免疫の低下による場合は補剤を投与するが，多くの角度から情報を得ようとしても決定的な因子が見つからず，結局，数年間にわたって併用ないし西洋薬単

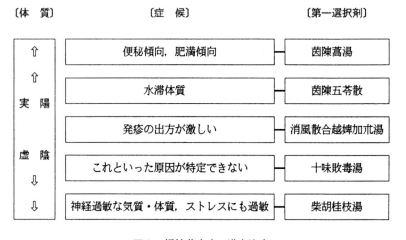

図1　慢性蕁麻疹の漢方治療

独治療をしなければならないこともある。また，自然に良くなっていくケースも多々あるので，腰を据えての治療が必要となってくる。

症例検討

〔症例1〕

患　児　7歳，女児。
主　訴　蕁麻疹。
初　診　昭和54年7月。
現病歴　54年3月頃より蕁麻疹が夕方出現。10円硬貨大よりも大きい。7月に腹痛3回。食事内容との関係無し。
現　症　扁桃Ⅱ°肥大。腹証は特記事項なし。
経　過　柴胡桂枝湯3.0g合茵陳蒿湯1.0g/3×1日。2週間後，3日に1回出現。腹痛消失。4週間後，殆ど出ない。1年後に廃薬。

〔症例2〕

患　児　4歳，男児。
主　訴　蕁麻疹。
初　診　昭和60年3月。
現病歴　約1年前より蕁麻疹が出現し，某医で抗ヒスタミン剤を服用していたが改善せず，漢方治療を希望して紹介来院。
現　症　体重19kgで体格は大。浸出体質，皮膚はpasty。IgE（RIST）68IU/ml，IgE（RAST）卵0，牛乳0，大豆0。
経　過　右図の通り。

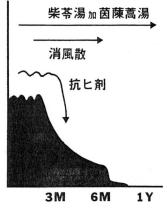

図1　症例2の経過図

小児科医の眼　慢性化した本症の治療は大変厄介だ。証の把握が難しい。しかし，数ヶ月単位で方剤を変える技術を持っていると，時間はかかるが，徐々に改善することも少なくない。

4）食物アレルギー

病態と治療法

　食物アレルゲンを特定できれば，それを常に除去するが，他に薬剤として，抗アレルギー薬や経ロインタールなどを使い，アナフィラキシーなどのトラブルを避ける必要がある。漢方の役割は，腸管免疫機能向上のスピーディ化である。漢方的には「脾胃の調整」を早めるための方剤を投与することが，食物アレルギーをより早く解決することになる。
　このような視点から，最も多く使用するのが補中益気湯である。同様の意味合いからも，小建中湯か黄耆建中湯を投与してもよい。この場合，年単位で投与することが必要である。食生活の生活

指導も併せて行うが，漢方治療を加えた方がより早く効果が現れるようだ。

　本症では，常に「脾胃の未熟さをより早く発達させる」という漢方の視点が必要である。これと言った策を講じなくとも，食物アレルギーが，患児の成長と共に徐々に改善していく事実は，漢方の脾胃の発達と関連していると考えられる。

5）薬剤アレルギー

病態と治療法

本症の治療は，原因が特定できる薬剤を避け，アレルギーを起こさない体質改善を漢方的に考えることだが，基本的には慢性蕁麻疹の治療と同じである。最もポピュラーな体質改善としては，十味敗毒湯がファーストチョイスに挙げられる。なお，患児に明らかに体質の差があれば，証によってそれ以外の方剤を投与すればよい。

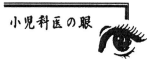　ひとまず，十味敗毒湯を投与しながら経過をみるのがよい。

6）アレルギー性紫斑病

病態と治療法

本症の治療には，確立されたものはない。重症の場合にはステロイド剤が最も効果的な薬剤だが，減量すると再燃して反復する場合には治療に難渋する。止血剤の効果もハッキリしないので，いずれの場合にも漢方を投与する意味は十分にある。

ステロイド剤を投与する際は柴苓湯を併用する。順調に減量できればそのまま併用する。ステロイド剤を減量して再燃する場合には桂枝茯苓丸を合方するが，患児の体質を再検討して，柴胡桂枝湯合桂枝茯苓丸としてもよい。出血を反復するのは瘀血の一種と考えて本方を投与するが，激しい出血の場合は血熱と考え，桂枝茯苓丸の替わりに黄連解毒湯を投与してもよい。いずれも数ヶ月にわたる長期投与となる。

症例検討

患　児　5歳，女児。
主　訴　アレルギー性紫斑病。
初　診　平成12年9月。
現病歴　3ヶ月間下肢の出血斑が反復（入院しても完治しない）。

現　症　身長110㎝，体重17.4kg。神経質，くしゃみ・鼻水・鼻詰まりが多い，喉がよく腫れ・痛む，喉が渇いて飲物をよく飲む，尿の回数が多い（10回/1日）。

経　過　小柴胡湯合桂枝茯苓丸を投与。1ヶ月ごとに診察したが，徐々に少なくなり，約8ヶ月で完治した。

解　説　本症例は扁桃腺が弱いため，時々咽が腫れるというヒントがあったので，誘因除去のため，小柴胡湯を考えてみた。桂枝茯苓丸はこのような反復例に瘀血の存在を考えてしばしば投与している。

小児科医の眼　再燃反復する場合には，柴胡剤が奏効することがあるが，ぜひ，漢方治療を試みてほしい疾患である。

7）川崎病

病態と治療法

本疾患は，熱性の急性病変なので，著者はかつて病院医療に携わっている時に積極的に漢方治療を試みたことがあった。麻黄湯などは無効で，次いで黄連解毒湯の治療も試みたが，思うような効果が得られなかった。20数年前の当時は，アスピリンによる抗凝固療法が主体であったが，やがて大量γグロブリン療法が提唱され，臨床的にはこの治療が最も効果的であることも分かった。

漢方が本疾患にどのように有用であるかは不明だが，アスピリンの抗炎症，抗凝固作用から考えると，柴胡剤（小柴胡湯，柴苓湯）合黄連解毒湯合桂枝茯苓丸の合方処方が適切ではないかと思っている。冠動脈病変の発症予防にこれらの漢方がどこまで有用であるか根拠が希薄だが，瘀血，血熱といった一連の漢方病態と本疾患との関連を考える時，漢方投与の意義があるのではないかと考えている。なお，厚生労働省による「川崎病診断の手引き」を次頁に転載した。

小児科医の眼　本疾患の漢方病態は十分に検討されていない。今後の諸家の研究に期待したい。

8）全身性エリテマトーデス

病態と治療法

本症は長い罹病期内に寛解，増悪を繰り返す疾患で，かつ腎病変などの進行性の非可逆的病変を蓄積する疾患なので，治療もそれに沿った考え方を持つ必要がある。一般にステロイド剤と免疫抑制剤の併用療法が行われているが，いずれもそれらの副作用を考慮しながら長期間にわたっての治療が必要とされる。漢方はこれらの膠原病は勿論のこと，ネフローゼ症候群などのようにステロイ

表1　川崎病（MCLS，小児急性熱性皮膚粘膜リンパ節症候群）診断の手引き

本症は，主として4歳以下の乳幼児に好発する原因不明の疾患で，その症候は以下の主要症状と参考条項とに分けられる．

A．主要症状
　　1．5日以上続く発熱（但し，治療により5日未満で解熱した場合も含む）
　　2．両側眼球結膜の充血
　　3．口唇，口腔所見：口唇の紅潮，苺舌，口腔咽頭粘膜のびまん性発赤
　　4．不定形発疹
　　5．四肢末端の変化：（急性期）手足の硬性浮腫，掌蹠ないしは指趾先端の紅斑
　　　　　　　　　　　　　　（回復期）指先からの膜様落屑
　　6．急性期における非化膿性頚部リンパ節腫脹
　　6つの主要症状のうち5つ以上の症状を伴うものを本症とする．
但し，上記6主要症状のうち，4つの症状しか認められなくても，経過中に断層心エコー法もしくは，心血管造影法で，冠動脈瘤（いわゆる拡大を含む）が確認され，他の疾患が除外されれば本症とする．

B．参考条項
　　以下の症候および所見は，本症の臨床上，留意すべきものである．
　　1．心血管：聴診所見（心雑音，奔馬調律，微弱心音），心電図の変化（PR・QTの延長，異常Q波，
　　　　低電位差，ST-Tの変化，不整脈），胸部X線所見（心陰影拡大），断層心エコー図所見（心膜液貯留，
　　　　冠動脈瘤），狭心症状，末梢動脈瘤（腋窩など）
　　2．消化器：下痢，嘔吐，腹痛，胆嚢腫大，麻痺性イレウス，軽度の黄疸，血清トランスアミナーゼ値上
　　　　昇
　　3．血液：核左方移動を伴う白血球増多，血小板増多，赤沈値の促進，CRP陽性，低アルブミン血症，
　　　　α_2グロブリンの増加，軽度の貧血
　　4．尿：蛋白尿，沈渣の白血球増多
　　5．皮膚：BCG接種部位の発赤・痂皮形成，小膿疱，爪の横溝
　　6．呼吸器：咳嗽，鼻汁，肺野の異常陰影
　　7．関節：疼痛，腫脹
　　8．神経：髄液の単核球増多，痙攣，意識障害，顔面神経麻痺，四肢麻痺

備考　1．主要症状Aの5は，回復期所見が重要視される．
　　　2．急性期における非化膿性頚部リンパ節腫脹は他の主要症状に比べて発現頻度が低い（約65%）．
　　　3．本症の性比は，1.3〜1.5：1で男児に多く，年齢分布は4歳以下が80〜85%を占め，致命率は0.1
　　　　%前後である．
　　　4．再発例は2〜3%に，同胞例は1〜2%にみられる．
　　　5．主要症状を満たさなくても，他の疾患が否定され，本症が疑われる容疑例が約10%存在する．この
　　　　中には冠動脈瘤（いわゆる拡大を含む）が確認される例がある．

厚生労働省川崎病研究班作成　改訂5版（1970年9月初版，1972年9月改訂1版，1974年4月改訂2版，1978年8月改訂3版，
1984年9月改訂4版，2002年2月改訂5版）

ド剤や免疫抑制剤の治療を必要とする疾患に大変有用である．これは勿論，漢方の単独治療ではなく，これらの西洋薬剤との併用療法が有用であるという意味である．柴胡剤，とりわけ柴苓湯は，ステロイド様作用，またはステロイド増強作用があると言われているが，本症の場合もネフローゼ症候群の治療に準ずればよい．ただ，膠原病は血管病変を伴う疾患で，漢方的にみれば瘀血の病態と考えられるし，また，長期間ステロイド剤や免疫抑制剤の服用をしなければならないので，それによって生ずる活性酸素による病変は，結果として瘀血病態を生ずるため，桂枝茯苓丸や通導散などの駆瘀血剤の併用を考えなければならない．しかも，罹患期間が長期間であれば，患児は虚証に

陥っているので，その視点も大切である。

小児科医の眼

膠原病の漢方治療は，柴苓湯で治療を開始し，次いで桂枝茯苓丸を合方したり，より虚証であれば補中益気湯などを考慮するといった漢方の視点

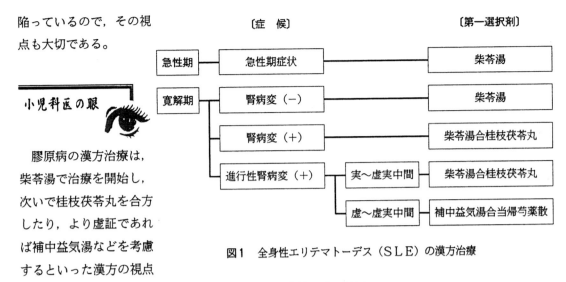

図1　全身性エリテマトーデス（SLE）の漢方治療

を常に持って，疾患というより，病態に対する眼を養う必要がある。

9）若年性特発性関節炎

病態と治療法

小児期の慢性関節炎は，原因不明の慢性滑膜炎による関節炎を主徴とする全身性炎症性疾患の総称で，小児期に始まる慢性関節炎疾患を網羅した症候群と考えられる。かつては若年性関節リウマチなどと称せられたが，現在はそれらは一次性慢性関節炎などに属し，その他は二次性慢性関節炎に属している。本疾患の漢方治療のポイントは麻黄剤と柴胡剤の適切な使用法にあるが，これは成人の関節リウマチと同じような治療となる。小児の重症例では，少量のステロイドやメソトレキセート（リウマトレックス）が治療の主流となっている。成人と同じように，小児でも越婢加朮湯や桂枝加朮附湯との合方や薏苡仁湯などがあるが，これらはいずれも標治方なので，本治方となる十全大補湯，補中益気湯との合方治療が望ましいと考えられる。本治方は，黄耆，当帰などの免疫に関連した生薬を含んでいる。麻黄剤などの標治方の方剤とミックスする治療が適切である。

表1　小児の慢性関節炎の分類

一次性慢性関節炎	二次性慢性関節炎
A．関節型若年性特発性関節炎 　1．リウマトイド因子陽性型 　2．抗核抗体陽性型 　3．血清因子陰性型 B．全身性若年性特発性関節炎	・強直性脊椎炎関連関節炎 ・炎症性腸疾患関連関節炎 ・付着部炎関連関節炎 ・反応性関節炎 ・乾癬関連関節炎

症例検討

患　児　10歳，女児。
診　断　若年性関節リウマチ（JRA）。
現病歴　昭和60年11月〜61年6月と61年9月〜62年1月に愛知県某病院入院。62年1月〜4月に

K大病院入院。プレドニン，アスピリン服用中。寛解期，かぜを引きやすい，すぐ咽頭炎を起こす，すぐ下痢しやすい。身体は細くてガリガリ（発症前）。

現　症　腹証は右図の通り。

経　過　柴苓湯合桂枝加芍薬湯加桔梗石膏，その後，小柴胡湯合桂枝加芍薬湯加桔梗石膏（柴胡桂枝湯加芍薬桔梗石膏）を投与。再発なし。

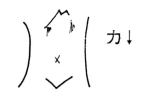

小児科医の眼　成人の関節リウマチの治療には，様々な意味で漢方が有用である。特に，強い免疫抑制を必要とする昨今，これと正反対の働きを持っている漢方なので，西洋薬の副作用軽減も含めて，両者の併用が生体のバランスを取ることになる。小児の場合でも，同様な視点を持った治療が必要ではないかと考える。

7．腎・尿路系疾患

1）尿路感染症

病態と治療法

　急性尿路感染症は，当然のことながら抗生物質や抗菌剤の治療で十分である。慢性尿路感染症の中で，特に膀胱尿管逆流現象（VUR）を伴っているものは，一般にⅡ度以上のものは抗生物質の少量投与を行うとよいとされている。Ⅱ度までのVURは，普通，3年以内に消失する可能性が高いので，これは漢方だけでも十分コントロール可能である。尿路なので，特に体質傾向に問題なければ猪苓湯や五淋散だけを長期投与する方法もあるし，虚弱体質の傾向があれば小建中湯や補中益気湯のみか，先述した処方と合方してもよい。問題は，Ⅲ度以上のものをどうするかである。これも，基本的には同じ考えでフォローすればよい。ただ，漢方でコントロール不

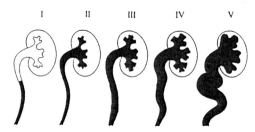

図1　膀胱尿管逆流（VUR）の重症度分類：国際分類
　　（黒い部分は逆流を示している）

表1　膀胱尿管逆流合併例の漢方治療

体質 \ 重症度	Ⅰ	Ⅱ	Ⅲ	Ⅳ	Ⅴ
実	柴苓湯	柴苓湯	柴苓湯合猪苓湯 抗生物質	柴苓湯合猪苓湯 抗生物質	柴苓湯合猪苓湯 抗生物質
虚	小建中湯	小建中湯	小建中湯合猪苓湯 抗生物質	小建中湯合猪苓湯 抗生物質	小建中湯合猪苓湯 抗生物質

能の場合，やはり抗生物質の少量投与を試みてみたい。一般に，乳幼児のＶＵＲの自然消失は年長児に比べ高いと言われているので，十分に漢方や少量の抗生物質でフォローすればよいと考えられる。著者はかつて先天的に片腎でしかも病変部がⅢ度の例を，先輩のアドバイスにより漢方のみで治療した経験がある。現在は成人しているが全く無症状で一般生活を送っている青年を知っている。

症例検討

〔症例 1〕

患　児　6歳，女児。

主　訴　発熱。

初　診　昭和57年4月。

既往歴　0歳，喘息性気管支炎。1歳，百日咳，尿路感染症，麻疹。2歳，尿路感染症，川崎病，溶連菌感染症。

現病歴　0歳時より上記疾患とかぜの反復で入院治療を5回経験している。尿路感染の原因については膀胱造影の結果，右膀胱尿管逆流現象とhydronephrosisが見つかり，以上の結果より漢方治療を開始した。

現　症　体重14kg，やや小。地図状舌で，腹力はやや軟，腹直筋の拘攣なし。皮膚は汗をかきやすく，特に入眠時の頭汗が著明。

経　過　腹力の弱さと汗，特に頭汗傾向は，漢方的には表虚証（体表部が虚弱）で，桂枝湯類の適応と考え，小建中湯4.0gを分2で投与した。投与後，軽く尿路感染があったが，抗生物質の投与で短時日の内に改善した。かぜを全くと言ってよいほど引かなくなり，入院治療も一度もしていない。幼稚園も殆ど休まず，インフルエンザの流行期も罹患していない。なお，その後，膀胱造影の結果，僅かに膀胱尿管逆流現象を認めるのみである。

〔症例 2〕

患　児　7歳，女児。

主　訴　易感染。

現病歴　喘息性気管支炎，尿路感染症などを繰り返し，いつもかぜばかり引いていた。解剖学的な異常が見つかり，尿路感染の原因は確かめられたが，抗生物質を長期間飲むわけにはいかず，漢方治療の併用を試みた。

現　症　痩せ型で，虚証を示す地図状舌がみられる。睡眠時に頭部にびっしょり汗をかく。皮膚はきめ細かく，摘むとふっくらしている（パステース）。

経　過　診察の結果，黄耆建中湯証と考え，1日3回，計5ｇを投与した。黄耆建中湯を服用するようになってから，まずかぜを引かなくなり，尿路感染の繰り返しも殆ど見られなくなった。4年後の現在，極めて元気な毎日を過ごしている。

小児科医の眼　尿路感染症は膀胱尿管逆流現象（ＶＵＲ）の程度にかかわらず，漢方を積極的に使うべきと考える。

2）慢性腎炎（IgA腎症・紫斑病性腎炎）

病態と治療法

　慢性腎炎には，大きく分けてIgA腎症と紫斑性腎炎，MPGN（膜性増殖性糸球体腎炎）がある。中等症や重症例には，いずれもステロイドや免疫抑制剤の内服，またはステロイドの大量投与によるパルス療法を施行するが，いずれも長期間の観察治療期間を必要とする。これらの疾患は，原因不明といっても，増悪因子のうち易感染が大きなウエイトを占めているのは誰しも認めるところだ。

　著者の師匠である故・細野史郎先生や故・坂口弘先生は，我が国で初めて慢性腎炎に小柴胡湯加減方である小柴胡湯腎加減（小柴胡湯去生姜加茯苓・黄連）を用い，効果を呈した。それまで腎炎と言えば，漢方では浮腫や水滞の視点から五苓散などを用いていたので，この処方に着眼したのは，慢性腎炎の病態から考えた上での大変優れた卓見であった。

　IgA腎症にしてもMPGNにしても，ファーストチョイスには小柴胡湯を用いる。浮腫があれば柴苓湯でよい。また，多少水滞体質があれば，それも柴苓湯の指標となる。柴胡桂枝湯も選択肢の一つだ。いずれも長期投与をする。ステロイドと併用する場合は，柴苓湯の併用がステロイドの副作用防止という点からも望ましい。小児に限らず，成人でも扁桃摘出術が行われることがあるが，漢方投与によりこれらの手術を少なくすることも可能である。

　また，小児の体質がより虚証であれば，補中益気湯や小建中湯の投与も選択肢の一つだ。

症例検討

　患　児　11歳，女児。
　診　断　紫斑病性腎炎。

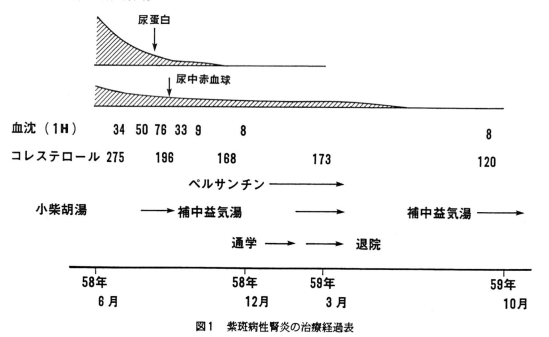

図1　紫斑病性腎炎の治療経過表

経　過　治療経過を前頁図に示す。

```
┌─────────────┐
│ 小児科医の眼  👁 │
└─────────────┘
```

　　　　　　　　　　腎疾患治療の要は，易疲労，感染対策にあると言っても過言ではない
ような気がする。運動制限はあまり効果がないことも分かってきたよう
だ。そうであれば，なおさら漢方薬を併用しながら，普通の子と同じ生
活を送らせるべきではないかと思っている。

3）ネフローゼ症候群

病態と治療法

　ネフローゼ症候群の9割は，微少変化型ネフローゼ症候群（minimal change nephrotic syndrome：MCNS）で，その9割以上がステロイドに反応し寛解するが，7割が再発し，1〜2割がステロイド依存性となると言われている。その他には，巣状分節性糸球体硬化症（focal segmental glomeruro screlosis：FSGS）があり，これは大変難治である。

　著者が小児科医となって初めに漢方治療を試みたのが，勤務した病院の特性もあって，これらを始めとする腎疾患であった。色々と試みた結果，結論として，病初期から柴苓湯や補中益気湯合五苓散（虚証の場合）をステロイドと併用すると，再発回数の減少，頻回再発例の減少，高血圧，異常肥満などのステロイド副作用のある程度の減少，などの効果を確認することができた。

　病初期から併用できない場合でも構わないので，ステロイド投与中はまず柴苓湯を併用する。柴苓湯の効果がみられない場合（3ヶ月〜6ヶ月投与で）は，より虚証と考えて補中益気湯合五苓散とする。それでも再発する場合は，六味丸を併用する。シクロフォスファミド，シクロスポリンなどの免疫抑制剤との併用も，ステロイド併用と同じ要領で継続すればよい。

　ステロイドの投与が長期にわたり，毛細血管拡張などのステロイドの副作用が出てくる場合は，ステロイド瘀血と考えて，桂枝茯苓丸や通導散などの駆瘀血剤を併用する必要がある。

　漢方併用は，早ければ早いほど有効であると著者は考えている。

症例検討

〔症例1〕
患　児　9歳，女児。
主　訴　蛋白尿，浮腫。
初　診　昭和58年1月。
現病歴　昭和57年12月下旬より全身倦怠感を訴えていた。その後，下肢に浮腫が出現し，近医で腎炎の疑いで治療を受けていたが改善しないため，昭和58年1月初旬，当科を受診し入院した。その間，体重は26kg〜30kgに増加した。
経　過　顔色は不良で，眼瞼は軽度浮腫，舌は中央には厚い白苔を認めた。腹部は軽度膨満し，腹水の存在を疑った。下腿の浮腫は著明であった。

入院時検査所見：血沈は1時間92㎜と亢進し，尿蛋白の1日排泄量は3.0〜3.5g，血中総コレステロールの上昇，著明な低蛋白血症などによりネフローゼ症候群と診断した。

入院後の経過：顔色不良，手足冷たく，漢方的所見より虚証，寒証と診断し真武湯とアモキシリンを投与した。1月8日よりプラズマネートを1日200ml点滴静注したところ，1日の尿量が700〜1000mlと増加し，プラズマネート終了後の1月14日には体重が入院時の29.5kgより26kgに減少した。

その後，手足の冷えが取れたので，一般的に虚証のネフローゼ症候群に使用する補中益気湯合五苓散に転方した。その後1日の尿量は600〜800mlと比較的よく出ており，一般状態もよく，浮腫も消失していた。

1月24日の血液検査では，血沈50mm/時，血清総コレステロール490mg/dl，血清総蛋白5.8g/dl，α₂グロブリン26.9%とやや好転し，1日の尿蛋白量も1.5gと減少していたが，それ以上の改善はみられなかった。ステロイドの投与法を検討したが，比較的良好な経過をたどっていることにより従来の国際投与法を行わず，ソルメドロールによるパルス療法を1月28日より開始した。投与量は体重1kg当たり20mg，1日量500mgを5％グルコース200mlに入れて約2時間，1日1回，3日間の連続投与を行った。終了後より顔色がよくなり，2月1日より尿蛋白も消失した。

その後しばらく尿蛋白が消失，3月2日の血液生化学検査では血沈7㎜/時，血清総コレステロール225mg/dl，血清総蛋白6.4/dl，α₂グロブリン18.1%，IgG657mg/dlと安定した状態を呈した。

しかし，3月中旬，かぜをきっかけに再び尿蛋白が1日0.5g出現し，血清総コレステロール264mg/dl，血沈17㎜/時とやや増悪傾向を呈したので，再びパルス療法を行った。

その後は順調な経過を辿り，外泊を繰り返した後5月中旬より通学を開始。同年8月に軽い再発徴候を呈したが，安静加療で改善した。従来，かぜを引きやすい虚弱体質であったが，その頃より顔色がよくなり，体重増加が著明となって健康状態を呈している。

服用後，一度，発熱がみられたのみで，殆ど点滴をすることはなくなった。成人した現在は，その後，再発もなく元気にＯＬとして活躍している。

解　説　当初投与した真武湯，補中益気湯合五苓散は，漢方で言う虚腫に使用する。『漢方用語大辞典』には，「腫の勢いは緩慢で，指で圧しても中々元に戻らず，呼吸は弱く，声低く，顔面は暗淡色で倦怠感があり，泄瀉し，寒がり，四肢冷たく，脈沈細で無力なもの」と書かれている。

今回の症例では患児は手足が冷え，顔色不良で浮腫も目立たず，上記の病態と類似していたので虚腫と考え，同方を投与した。なお，中医学の小児科学の教科書には，脾虚湿冷型には「異功散（四君子湯加陳皮）合四苓散加味」，脾腎陽虚型には「真武湯合防已黄耆湯加減」を処方しているが，補中益気湯合五苓散の原方は「異功散合四苓散加味」であり，その点での問題点はないと考えられる。プラズマネートと漢方との併用により，約3kgの体重減少がみられた。顔面の浮腫はないが，顔色は不良で，眼のクマドリが著明で，漢方で言う虚証の状態がよく表現されている。その後は血液生化学的にも一定の変化しかなく，結局，ソルメドールによるパルス療法を行い，寛解に至ったが，それでも顔色の不良，眼のクマドリはなかなか改善せず，発症約1年経過してから顔色が良好になった。

浮腫が取れてからは補中益気湯と六味丸を投与した。かぜを引かなくなり，一般状態が改善した

第Ⅲ章　日常よく見る疾患と診療のポイント　145

のはこの補中益気湯の効果であろうと考えられる。本方は李東垣の著した『脾胃論』に記載されている。本来は脾胃気虚,つまり消化機能の衰えにより種々の疾病状態を呈するものに使用され,急性期よりも慢性の病態に奏効する代表的な補剤の漢方である。本症例はネフローゼの中でも比較的,臨床的にも検査の上でも所見が軽く,そのこともあってこれらの漢方製剤によく反応したものと考えられる。しかし,その後の結果をみているとかぜを引かなくなり,発症前よりも健康状態が維持され,体重増加も順調であった。このことは,本方の効果と考えられる感染予防と過労防止に,漢方が積極的な役割を担っていく可能性のあることを示唆している。

〔症例2〕

患　児　4歳,女児。

主　訴　蛋白尿,浮腫。

初　診　昭和59年1月。

現病歴　昭和58年12月27日腹痛,29日より顔面浮腫,31日より全身浮腫,乏尿が生じ,近医の紹介で1月5日に当科を受診し,入院となる。

経　過　顔面の浮腫は著明(写真1)で,腹部は膨満し,腹水を認めた。

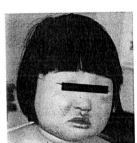

写真1

入院時検査所見:血沈値の亢進,尿蛋白排泄量の増大,血清総コレステロールの増加,著明な低蛋白血症などによりネフローゼ症候群と診断した。

入院後の経過:顔色良好,食欲もあり,その他の所見も総合すると,漢方的所見は実証ないし虚実中間証と診断し,柴苓湯とアモキシリンを投与した。

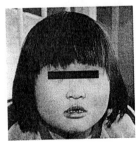

写真2

入院後2日目の時点で,患児が入院直後に水痘児と長時間接触したことが分かり,水痘ワクチンを緊急接種し,ステロイドの投与を延期して経過をみることにした。3日目(1月7日)よりプラズマネート250mlを1日1本点滴静注を開始した。4日目に39℃の発熱と咳が出現し,胸部X線像では軽い気管支炎を呈した。プラズマネートを始めてから尿量は1日200〜250mlであったが,入院後11日目(1月15日)より突然大量(1日1850ml)の利尿があり,以後2350ml,1100mlと引き続き,1月18日には体重が入院時の24kgから20kgに減少した。その後はプラズマネートを中止しても1日約400〜500mlの尿量を維持し,体重も20kgと安定していた。しかし,尿蛋白は1日約2〜4.5g排泄されていた。水痘の発症もなく,臨床的に安定しているので,ACTHテスト終了後,プレドニンを60mg/m²からISKDC方式に従って使用する予定でいた。2月1日から3日間コートロシンZを0.5mg毎日皮下注したところ,再び1日の尿量が650,1400,1310mlと増加し,2月7日には尿蛋白が消失し,2月14日まで完全に消失していた。血沈は15mm(1時間値),血清総コレステロール266mg/dl,血清総蛋白5.5/dl,α_2グロブリン17％,IgG546mgと血液生化学的にも改善徴候を呈した。しかし,2月16日から再び蛋白尿が出現し,1日量1.0〜5.0g,その後は7.0〜9.0gと増加した。2月21日の時点で血沈45mm/1時,血清総コレステロール250mg/dl,IgG759mg/dlであったが,2月27日,血沈110mm/時と明らかに悪化していることが分かった。ステロイドの投与方法について検討したが,ACTHテストに反応したこともあって,ISKDC方式の初期投与量を減量し,40mg/m²/日を3投4休法で4週間予定し,2月27日より投与した。3月6日には尿蛋白が消失,血液生化学的にも徐々に改善

し，その後は再発なく順調な経過を呈した。

　解　説　本症例は，入院後間もなく急性気管支炎を合併している。これらの感染が寛解の誘因となった可能性は十分に考えられる。なお，水痘ワクチンによってネフローゼ症候群が寛解した報告はなく，今回の症例では寛解の原因として否定してよいものと考えられる。しかし，柴胡剤の代表的方剤ともいえる柴苓湯がステロイド増強作用を有することからも，この薬方が有効であったことは否めない。特に，その後，少量のステロイド（初期投与量40mg/m²/日）に速やかに反応したことや，ＡＣＴＨで尿蛋白が消失した事実は，本方の役割を考える上で重要なことと考える。成人した患者はその後再発もなく，元気に看護師として活躍している。

〔症例3〕

患　児　7歳，男児。

診　断　ネフローゼ症候群。

初　診　昭和58年1月。

経　過　下図に治療経過を示す。

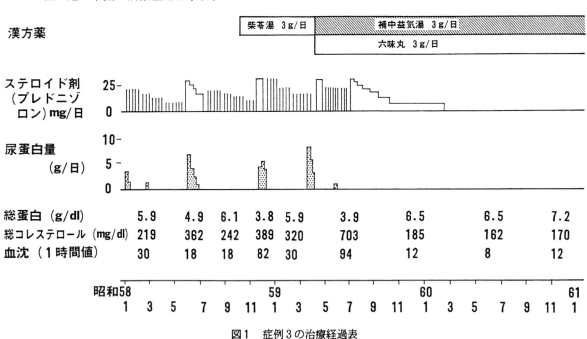

図1　症例3の治療経過表

　解　説　本例は頻回再発例で，柴苓湯で無効であったが，補中益気湯合六味丸で改善し，その後は再発していない。

小児科医の眼　ネフローゼ症候群は，発症時から漢方を併用すべきと考える著者の考えは，現在まで変わらない。その方が予後が良好であると信じている。しかし，西洋薬が効きにくい例やステロイドの副作用で困っている場合でも，漢方の出番は勿論ある。柴苓湯で駄目なら補中益気湯や補中益気湯合五苓散など，色々と試みてほしいと願っている。

8. 血液疾患・悪性腫瘍

1) 出血傾向

病態と治療法

　小児は成人と異なり，皮下出血や関節出血の原因のよく分かるケースが多いが，成人ではどちらかと言うとはっきりしない。更年期にしばしばみられる原因不明の四肢の出血斑，高齢者に多い皮下出血などは小児に比べると重症感がない。その点，血管性紫斑病や特発性血小板減少性紫斑病などのように原因疾患のはっきりしている例が小児に多い。その点は注意を必要とする。

　血管性紫斑病では，まず小柴胡湯や柴苓湯，柴胡桂枝湯などを使い，内部で起こっている何らかのアレルギー炎症を止めることが必要である。出血はこれらの変化で起こったものなので，まず柴胡剤をファーストチョイスに使うことになる。

　しつこく反復したり，急性の炎症が治まってからも下肢にしばしば出現したりする場合も同様の

表1　特発性血小板減少性紫斑病（ITP）の診断基準

---

1. 出血症状がある
   出血症状は紫斑（点状出血および斑状出血）が主で，歯肉出血，鼻出血，下血，血尿，月経過多などもみられる．関節内出血は通常認めない．出血症状は自覚していないが血小板減少を指摘され，受診することもある．
2. 下記の検査所見を認める
   1) 末梢血液
   (1) 血小板減少$10^4/\mu$l以下．自動血球計数のときは偽血小板減少に留意する．
   (2) 赤血球および白血球数，形態ともに正常．時に失血性または鉄欠乏性貧血を伴い，また軽度の白血球増減をきたすことがある．
   2) 骨髄
   (1) 骨髄巨核球数は正常ないし増加．巨核球は血小板付着像を欠くものが多い．
   (2) 赤芽球および顆粒球の両系統は数，形態ともに正常．顆粒球／赤芽球比（M／E比）は正常で，全体として正形成を呈する．
   3) 血小板結合性免疫グロブリンG（PAIgG）増加．
   　時に増加を認めないことがあり，他方，本症以外の血小板減少症においても増加を示しうる．
3. 血小板減少をきたしうる各種疾患を否定できる*
4. 1および2の特徴を備え，さらに3の条件を満たせば特発性血小板減少性紫斑病の診断を下す．除外診断にあたっては，血小板寿命の短縮が参考になることがある．
5. 病型鑑別の基準
   1) 急性型：推定発病または診断から6か月以内に治癒した場合．
   2) 慢性型：推定発病または診断から経過が6か月以上遷延する場合．
  *：血小板減少をきたす疾患としては，薬剤または放射線障害，再生不良性貧血，骨髄異形成症候群，発作性夜間血色素尿症，全身性エリテマトーデス，悪性リンパ腫，骨髄癌転移，播種性血管内凝候群，血栓性血小板減少性紫斑病脾機能亢進症，巨赤芽球性貧血，敗血病，結核症，サルコイドーシス，血管腫などがある．
   感染症については，とくに小児のウイルス性感染症やウイルス生ワクチン接種後に生じた血小板減少は本症に含める．先天性血小板減少症としては，Bernard‐Soulier症候群，Wiskott‐Aldrich症候群，May‐Hegglin症候群，Kasabach‐Merritt症候群などがある．

（旧厚生省特発性造血障害調査研究班作成）

表2　小児期新規診断ＩＴＰ治療ガイドライン

1．血小板数 1×10⁴/μl未満
　　積極的に血小板数の増加を図る目的で，免疫グロブリン大量療法を施行する．
　　免疫グロブリン大量療法はFc intactの免疫グロブリン製剤(1,000mg/kg)を8〜12時間かけて点滴静注する．
　　静注後血小板数が5×10⁴/μl以上に増加しなければ，再度同量を追加投与する．免疫グロブリンの投与方法としては，400mg/kgを5日間投与する方法もある．
2．血小板数 1×10⁴/μl以上，3×10⁴/μl未満
　　粘膜出血がみられる場合には，プレドニゾロン2mg/kg/日，経口を2週間投与し，その後は無治療で経過観察する．出血症状が紫斑のみで粘膜出血がみられないときは，無治療で経過観察してもよい．
3．血小板数 3×10⁴/μl以上
　　無治療で経過観察する．

（日本小児血液学会ＩＴＰ委員会作成）

治療をするが，頑固な場合はこれらの方剤（主として小柴胡湯か柴苓湯）に桂枝茯苓丸または桂枝茯苓丸加薏苡仁の駆瘀血剤を用いる。それでも効果のみられない場合は黄連解毒湯を加えるとよい。

　特発性血小板減少性紫斑病（ＩＴＰ）では表のような治療ガイドラインがあるが，著者は免疫グロブリンの大量投与法が開発される以前，発症当初から加味帰脾湯を投与することで慢性に移行することを防いできた。自験例は20例ほどしかないが，印象としてこのような西洋医学の治療と併行して加味帰脾湯を投与した方がよいのではないかと考えている。

　成人例では，ステロイド，γグロブリンの投与にもかかわらず再発する例に，帰脾湯や加味帰脾湯，十全大補湯などの補剤を投与して効果をみた例を10例近く経験しているので，小児にも適応するのではないかと推測している。

症例検討

〔症例1〕
　患　児　4歳，女児。
　主　訴　出血斑，鼻出血，腹痛。
　初　診　昭和59年5月。
　現病歴　5月下旬，かぜ気味であった。5月8日より下肢，11日より背部に出血斑出現。夕方より鼻出血。12日入院。
　現　症　下肢に2cm×2cm大の出血斑多数。腹証は特記所見なし。血小板 2.1万，出血時間10分以上。抗血小板抗体（－），骨髄所見はＩＴＰ。
　経　過　下図の通り。
〔症例2〕

患　児　2ヶ月，男児。
主　訴　全身の点状出血斑。
初　診　昭和59年3月。
現病歴　59年3月14日，全身点状出血斑に気付く。19日，近医を受診。27日当科入院となる。
現　症　元気良し。顔面，軀幹，下肢に点状出血斑。
経　過　下図の通り。

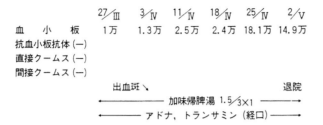

原因不明の出血傾向を来す場合，小児の治療薬では止血剤しかないのが現状なので，その点，漢方は様々なバリエーションを考えることが出来る。しかも，病態を考えながら治療薬を選択することも可能なので，その点でのメリットも大きい。

2）悪性腫瘍

小児疾患で悪性腫瘍と言えば，第一に白血病が挙げられる。本疾患は，著者が小児科に入局した頃（1971年）に比べると抗腫瘍薬が次々と開発され，それに伴って骨髄移植などの新たな治療法が

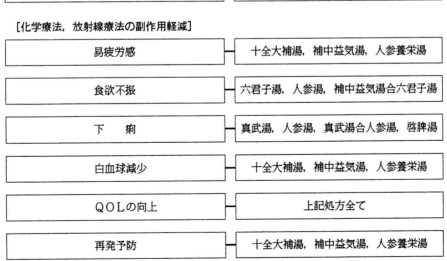

図1　悪性腫瘍の漢方治療

出現し，現在の小児白血病の治療成績の向上は実に目覚ましく，隔世の感がある。小児急性リンパ性白血病の標準リスク群の治癒率は80〜90％近い成績となっているし，再発症例についても造血幹細胞移植によって救われることも珍しくはない。

著者はこれまで1500例程の悪性腫瘍の漢方を中心とした代替療法の経験があるが，小児の白血病やその他の固形腫瘍の治療経験は数例に過ぎない。

成人に比べると，これらの疾患に対しては現代の小児医療で十分な成果を挙げていることに起因しているのかも知れない。しかし本疾患に対して，果たして漢方治療の意義はないのであろうか。著者はそのような状況にあっても，漢方はそれなりの役割を果たすものと考えている。

一般の悪性腫瘍の治療の際に生じる強い薬剤の副作用の軽減，ＱＯＬの向上は，一方が攻撃型の治療であるだけに，補剤としての意義を十分に備えているのではないかと考えている。

また，再発予防に関しても，従来から十全大補湯や補中益気湯に効果が認められ，著者もこれまでに成人例を何例も経験しているので，小児の場合，十分に意義のある治療と考える。

小児科医の眼 悪性腫瘍の治療には常に補剤の効用を銘記する必要がある。強い攻撃的な治療に耐えている小児だが，一方で小児の免疫を常に落とさないようにする配慮が必要となる。

9．神経系疾患

1）熱性痙攣

病態と治療法

本疾患児は一般に虚弱傾向が強く，痙攣を何度も反復し，虚弱児の中でも過敏性体質傾向を示すことが多い。患児が発熱する機会が多ければ，それだけ痙攣を反復する可能性も高い。

虚弱体質児の治療には，小柴胡湯，柴胡桂枝湯，柴胡清肝湯，小建中湯などがあり，それぞれの使用基準に応じて投与される。

これらの方剤には，柴胡，芍薬が含まれ，鎮痙，鎮静，発熱予防，感染予防などの虚弱体質，痙攣体質の改善，予防につながる各種の作用がみられる。いずれも小児科で繁用され

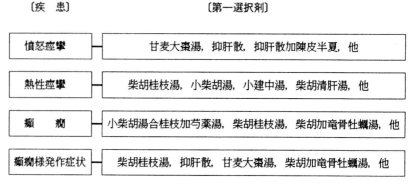

図1　小児の痙攣に対する漢方方剤

る方剤で，虚弱児ばかりでなく，起立性調節障害，反復性臍疝痛，周期性嘔吐症などの小児の自律神経系疾患，気管支喘息，アトピー性皮膚炎などのアレルギー疾患，腎炎，ネフローゼ症候群など，幅広く応用される。

芍薬と柴胡を含む柴胡桂枝湯は，小児の過敏性体質，痙攣体質の調整に極めてよい方剤だ。また，本方に芍薬を加えた柴胡桂枝湯加芍薬も癲癇によいとされるが，現在の保険制度の下では，小柴胡湯と桂枝加芍薬湯を同じ比率で合方したものがこれに相当する。本方は，小柴胡湯合桂枝加芍薬湯と呼ばれている。いずれの方剤も熱性痙攣に有効である。加えて，小建中湯も同様の効果を示す。本方は桂枝加芍薬湯に膠飴を加えた方剤で，小児の虚弱体質に奏効することが多い。その投与目標は，消化機能の顕著な低下，強い過敏性体質傾向，腹診時に腹直筋が拘攣しているか，腹力の低下がみられる場合，その他，疲れやすい，下痢や便秘を来しやすい，かぜを引きやすいなど，柴胡桂枝湯が適応する体質よりも虚証である。

著者は熱性痙攣児に，原則として次の基準に従って漢方薬を投与している。

①上気道感染を反復する既往あるいは可能性のある小児，過敏性体質傾向の強い小児。

②頓用あるいは継続投与の抗痙攣剤の副作用に対して，不安や懸念を抱く家族がいる場合。

③熱性痙攣を頻発しやすい2歳以上の乳幼児。

以上，脳波所見は参考にするが，それよりも臨床所見を重視している。いずれも経過をみるが，6歳になったら廃薬しても，まず問題はない。

症例検討

〔症例1〕

患　児　5歳，男児。

主　訴　痙攣発作。

現病歴　初診時までに10回の熱性痙攣があり，某医で抗痙攣剤の服用を勧められたが，副作用を心配して当科を受診した。

現　症　脳波に異常所見がみられ，複合型であろうと言われていた。体重20kg，腹診上軽度のくすぐりを感じ，腹直筋の拘攣が僅かに認められた。落ち着きがなく，多動を疑わせた。上気道感染を繰り返し，その度に痙攣があったとのことで，全体的には虚証と考えた。

経　過　まず漢方で治療し，それでも効果が見られない場合は抗痙攣剤を投与することで家族に了解を得た。柴胡桂枝湯5.0gを1日分2で投与した。

その後1年間，発熱も痙攣も全くなく，順調に経過しており，1年後の当院における脳波検査では異常波は消失している。しかし，診察時に落ち着きがなく，多動の傾向は治癒していない。

〔症例2〕

患　児　4歳，男児。

主　訴　痙攣発作。

初　診　昭和54年2月。

既往歴　熱性痙攣（7回），麻疹，溶連菌感染症。

　　現病歴　昭和53年頃より頻回に発熱するようになり，口角炎，口内炎もよく出来た。某医で抗痙攣剤の服用を53年2月より開始。54年2月，漢方治療を希望して来院した。

　　現　症　体格は小，体重13kg，皮膚は浅黒く，舌は地図状舌，睫毛が粗く長い。頚部に小指頭大のリンパ腺を多数触れる。過敏性体質傾向が強い。腹直筋の緊張が強く，腹診をすると非常にくすぐりを強く感じる。

　　経　過　当初，腹直筋の状態より柴胡桂枝湯，その後，くすぐり，皮膚の浅黒さ，口内炎より「一貫堂」の柴胡清肝湯3.0gを分2で投与した。

　　投与1ヶ月頃より食欲が異常な位増加，活発に外で遊ぶようになった。徐々に口内炎を起こさなくなり，抗痙攣剤の服用を嫌がり，止むを得ず中止したが，熱性痙攣の頻度は著しく減少したままで，再度服薬の必要はなかった。

　　57年には体重18kgと増したが，インフルエンザに罹患した時はかなり激症になり，体質素因の強い虚弱児治療の難しさを痛感した。

　　58年3月には廃薬したが，58年12月には慢性副鼻腔炎の漢方治療を再開し，その後，柴胡桂枝湯3.5g合葛根湯加川芎辛夷3.5gを服用した。

小児科医の眼　インフルエンザのような強い発熱性疾患は別として，易感染を軽減すればそれに伴って熱性痙攣の頻度も減少するので，常に漢方薬を服用させることは十分に意義がある。漢方を服用していても，ダイアップ坐薬などの使用は必要で，一定の基準に従って使用すればよい。なお，本疾患の関連疾患として，本章の，2)癲癇，11の2)憤怒痙攣も併せて参照されたい。

2）癲　癇（てんかん）

(1)　病態と治療法

　　癲癇の発作を速やかに止める薬は，現代医薬の方がはるかに優れている。しかし，現在，癲癇に用いられるこれらの薬は多種にわたり，しかも長期間の服用になるだけに，多剤併用の弊害も決して無視出来ない。癲癇発作による生命の危険を避けるために，副作用と知りつつ，止むを得ず服用している例もかなり多い。また，発作は消失しても，これらの長期間の薬剤によるQOLの低下も現実に大変多くみられる。思考力，学習能力の低下，行動障害，性格の変化など，目に見える形での変化も実際には大変多い。

　　こういう状況下で漢方を併用することは意味があるのだろうか。結論から言えば，漢方は癲癇にかなり有効である。併用によって薬剤の減量も可能になり，QOLの向上も多くみられる。これまでの著者の経験や諸家の報告[1-3]などから勘案しても，漢方を併用することにより明らかに発作の軽減がみられるし，QOLも確かに向上することが多い。柴胡桂枝湯や小柴胡湯合桂枝加芍薬湯の服用は，いわゆる体質改善薬になりうるし，神経過敏な体質も少しずつ鈍化していくことにもなる。

これらの漢方方剤が患児の癲癇気質や体質に直接アタックするのではないかと考えられる。本疾患の漢方治療は，本来の随証治療というよりも病名治療に近いが，それでも十分である。漢方を併用した場合，数ヶ月間から数年の経過観察をすることにより，改善の程度によって抗痙攣剤を徐々に減量していくことが望ましい。漢方を併用中でも，血中濃度の測定は必要だが，漢方併用により血中濃度が低くても癲癇発作が起きないこともしばしば経験する。どのようなメカニズムかよく分からないが，これは気管支喘息やネフローゼ症候群などでも少なからず経験することがある。また，学習能力や意欲低下，性格変化などの薬剤によるＱＯＬの低下に対しても，漢方の服用により，これらのＱＯＬが向上することもしばしば経験する。こういう点からも，癲癇には積極的に漢方を併用することが望ましい。

全身癲癇と部分癲癇に対する漢方の効果の差は，著者に部分癲癇の経験が少ないので比較できないが，関[4]によれば，部分癲癇への効果が高いということだ。

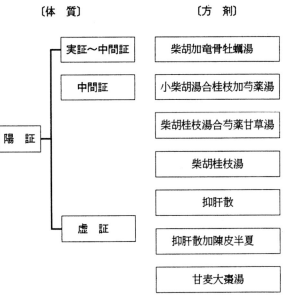

図1　癲癇治療の代表的方剤

表1　癲癇及び癲癇様発作症状に用いる漢方方剤

主要方剤	併用方剤
柴胡加竜骨牡蠣湯 柴胡桂枝湯 小柴胡湯合桂枝加芍薬湯 抑肝散 抑肝散加陳皮半夏 甘麦大棗湯	芍薬甘草湯 黄連解毒湯

(2) 漢方診療の順序

癲癇は，まず病名投与からスタートしてよい。最も効果的な処方は，小柴胡湯合桂枝加芍薬湯だが，これがない時は柴胡桂枝湯で代用するか，柴胡桂枝湯合芍薬甘草湯とする。3〜6ヶ月間の発作状況，ＱＯＬから，処方をそのまま続けるか処方を変更（転方）するか否かを決める。もし効果がなければ，体質傾向をチェックし，より実証であれば柴胡加竜骨牡蠣湯，より虚証，または神経過敏であれば抑肝散ないし抑肝散加陳皮半夏とする。ほぼこれで十分な効果が得られると考えてよい。抗痙攣剤の減量は，脳波所見の変化は言うまでもないが，これらの状況を観察しながら徐々に進めていくことが望ましい。

代表的処方の解説：一般には，柴胡桂枝湯加芍薬という処方になる。これは柴胡桂枝湯単独では十分な治療効果が得られないので，芍薬を増量した処方にして柴胡桂枝湯加芍薬としたのが相見[1]である。エキス剤では，この処方は柴胡桂枝湯合芍薬甘草湯か小柴胡湯合桂枝加芍薬湯になる。処方の用い方は柴胡桂枝湯に準ずればよい。なお，柴胡桂枝湯についての詳細は「処方解説」を参照。

症例検討

　患　児　7歳，女児。
　主　訴　癲癇発作，夜尿，虚弱体質，他。
　現病歴　2歳時，発熱時に痙攣があり，脳波所見より癲癇と診断され，以後，某医でフェノバルビタールを服用中。尿は日中に頻尿傾向があり，失敗することが多く，下着が臭う。食はやや細いが，その他に特に問題がない。イライラが少し強い。
　現　症　体重20kg，軽い腹直筋の拘攣（＋）。
　経　過　桂枝加芍薬湯2.5g合抑肝散2.5g/2×1。6ヶ月後，著変なし。1年後，発作なし。脳波所見は変わらず。柴胡桂枝湯加芍薬（小柴胡湯合桂枝加芍薬湯）に転方。1年3ヶ月後，今年は鼻炎が軽くなった。夜尿は全くなし，日中の頻尿傾向も改善した。食欲が出てきた。その後，発作もなくフェノバルビタールを中止し，漢方のみで経過は良好であった。

〔参考文献〕
1) 相見三郎：柴胡桂枝湯による癲癇の病名治療について，東洋医学　13, 115-118, 1963.
2) 岡部　保：小児，神経疾患の漢方治療，現代東洋医学　12, 29-37, 1991.
3) 杉本健郎：難治性てんかんの漢方併用療法（小柴胡湯と小建中湯による治療），小児科臨床　45, 261-266, 1992.
4) 関　　亨：難治性てんかんに対する漢方薬の効果（小柴胡湯，桂枝加芍薬湯の併用投与），東洋医学　19, 16-22, 1995.

病名投与で十分なので，診断がつけば発作の種類に関わらず，小柴胡湯合桂枝加芍薬湯から併用療法を積極的に試みることをお勧めする。

10. 代謝・内分泌疾患

1）肥満と小児の生活習慣病

　近年，小児の疾病構造が大きく変化しつつある。重症感染症の激減，感染症そのものの軽症化が進む一方で，慢性の疾患が増えつつあり，中でもアレルギー疾患を始めとして，心身症，小児生活習慣病と言われる一連の疾患の急増が目につくが，これらの現象を冷静に分析すれば，明らかにライフスタイルの変化によって起こっていることが推測出来る。飽食の時代と言われる今日，これが良きにつけ悪しきにつけ，小児の発達に少なからぬ影響を与えていると考えられる。
　一般の成人にも早くから動脈硬化を主体とする血管病変が現れ，生活習慣病と言われる慢性の疾患に多くの青少年が罹患しつつあるが，この現象が近年益々低年齢児にみられる。小児の生活習慣病の危険性が叫ばれてから久しいが，残念ながら我が国の小児も現在はその渦中にある。著者が校医をしている小学校では，6年生の約1/4に総コレステロール値の上昇（200mg/dl以上）がみられ，その対策を思案している。また，周囲に肥満児を見かけることも珍しくない。かつては健康優良児コンクールに代表されるように，大きいことは良いことであったが，現代はそれがむしろ老化を早

第Ⅲ章　日常よく見る疾患と診療のポイント　　155

表1　小児成人病の概念

①小児期に既にある疾患が成人にまで引き続くもの⇒先天性代謝など

②成人になって，特に40歳以降に症状が現れるが，その起源が小児期の，主に生活習慣（ライフスタイル）に原因があるもの⇒動脈硬化危険因子，その結果としての心筋梗塞や脳梗塞など

③成人の代表的な疾患であると思われていたものが，小児科にみられるようになり，しかもその発症年齢が若くなったもの⇒消化性潰瘍，本態性高血圧，成人型糖尿病など

（村田光範：小児成人病とは，小児成人病ハンドブック，p2，中外医学社，1991，より引用）

表2　小児成人病の定義

①成人病が既に顕在化しているもの⇒糖尿病，消化性潰瘍など

②成人病が潜在しているもの⇒動脈硬化の初期病変が10歳代の小児の98%にみられる

③成人病の危険因子が既に小児期にみられるもの⇒成人病予備軍（肥満児，高脂血症児，高血圧児など）

（小児期からの慢性疾患予防に関する研究，厚生省心身障害研究平成元年報告書，1990，より引用）

める一因となり，決して望ましいことではないことが分かってきた。

　さて，小児の生活習慣病とはいかなるものか。表1，2に見るまでもなく，明らかに小児の動脈硬化の促進[1]，つまり老化である。既に現実の診療では，学童期に成人と同じ疾患をみることができるが，小児の段階ではこれといった自覚症状がないので，却って治療が難しい。アレルギー疾患を併発していれば，それを治療の対象にして，併せて生活指導をすればよいが，単なる肥満だけでは本人もさることながら，家族もそれをさほど深刻に受け止めていないので，治療を継続することは決してやさしくない。家族と本人に，生活習慣病予防の意義を機会を見つけては十分に説明し，根気よく生活指導を続けるより他に方法はない。

(1)　小児の生活習慣病に対する薬物療法

　生活指導に当たっての重要なポイントはまず体重のコントロールにあるが，小児の場合では，摂取カロリーの制限と運動不足の解消をどのように指導していくかは至難の技である。小児の生活の場においては，肥満につながる要因は食習慣のみならず，数多くある。母親，場合によっては父親も含めてその原因を探り，それに応じた対策を立てねばならないが，たいていは両親のいずれかに肥満傾向があり，これはその家族の体質傾向，食習慣などのライフスタイルにも大きく一因があるので，実際の治療に当たっては家族の充分な協力が必要である。伸び盛りの小児の体重を減らすことは，通院療法ではほぼ不可能に近いと言ってもよい。かといって現代医療の薬物療法を，成人と同じように小児に当てはめることは，決して好ましいことではないと考える。血圧が高いからと言って降圧剤をすぐさま投与したり，高脂血症に薬剤を安易に投与することはできるだけ避けたい。生活指導の結果止むを得ない時に限って，短期間に用いるべきであると考える。

　漢方治療がこのような状況下でクローズアップされる理由は，漢方薬の副作用，効果などを総合

的に考えれば，西洋医学の薬物療法よりも小児に使いやすく，そのために漢方に一定の期待が寄せられるからである。しかし，成人の高脂血症に対する漢方治療は既にある程度試みられ[2]，薬理実験でも確かめられているが，小児のこれらの疾患に対するアプローチは今まで殆どなされていない。そこでまず，こういった疾患に対する漢方の考え方を述べてみたい。

(2) 小児の生活習慣病を漢方ではどう考えるか

小児の生活習慣病も一般の生活習慣病も，その底に流れる基本的な病因は同じであろうと考える。カロリーオーバーの食生活，運動不足，ストレスの増加が生活習慣病のスピードを早めていくが，漢方の視点から考えれば，瘀血，水滞（水毒），食毒，肝鬱などが漢方病理の一因として挙げられる。とすれば，駆瘀血剤，利水剤，疎肝剤などを状況に応じて使用していくことがベターであると考える。しかし，漢方で言う瘀血の病態が具体的に，どのように小児に症状や疾患として現れるかを，実際の面から探索することは大変難しい。

また，受験勉強，対人関係のこじれなど，小児を取り巻く現代の環境は，決して本来の在り方ではない。不登校に代表されるように，小児の周囲はストレス社会であると言っても過言ではない。このストレスに対しては，芍薬や柴胡などの生薬も一定の役割を果たすことができる。ここで小柴胡湯，大柴胡湯などの柴胡剤や芍薬を含む四逆散や柴胡桂枝湯の効果が期待されてくる。また清涼飲料水などを過飲することは，カロリーオーバーだけでなく，漢方で言う水滞（水毒）状態を作ると考えられる。これに対して，茯苓，蒼朮，白朮，沢瀉などが利水剤として作用していく。この時期は諸種の原因によって肥満，高脂血症，脂肪肝，高血糖の状態が長期間持続し，一連の生活習慣病と言われる疾患を形成する準備期間であると言える。

さて，これらの状況から考えて，まず表3のような方剤を投与してみてはいかがであろうか。漢方的にみれば，小児の体質は漢方で言うところの陽証に属し，しかも実証であるが，小児生活習慣病に罹りやすい小児は，その体質傾向がより強いものと考えてよい。従って，小建中湯などの虚証に使う方剤を使うことはまずあり得ない。また，桂枝茯苓丸，通導散などの駆瘀血剤を使うことも考慮はするが，まず一般の肥満，高脂血症などには適応せず，アトピー性皮膚炎などのアレルギー疾患などを伴っていれば，難治の場合に限っ

表3　小児生活習慣病に対する漢方方剤

肥満，高脂血症，脂肪肝，糖尿病，高血圧症，他	
過食型	大柴胡湯，防風通聖散
過飲型	大柴胡湯合五苓散 防風通聖散合五苓散 大柴胡湯合白虎加人参湯 防風通聖散合白虎加人参湯 九味檳榔湯合五苓散
アレルギー型	上記方剤に黄連解毒湯，桂枝茯苓丸その他を合方する
ストレス型 （消化性潰瘍，他）	四逆散，柴胡桂枝湯，他

て考えればよい。ただし，便秘の状態によっては大黄，芒硝などの瀉下作用のある生薬を含む，これらの一連の方剤の使用については，当然のことながらきめ細かな対応を必要とする。

(3) 漢方治療の実際

大柴胡湯は大黄を含み，防風通聖散は大黄，芒硝を含んでいるので，エキス剤を使用する場合いずれも服用により下痢する可能性がある。実際には後者が強く作用するので，便秘をしていなければ前者から服用した方がよい。大柴胡湯は肝機能異常には比較的早く反応するが，その他の病態の改善には少なくとも数ヶ月以上の経過が必要である。

図1に，高脂血症に対する本方の治験成績を示しておく[3]。過食，

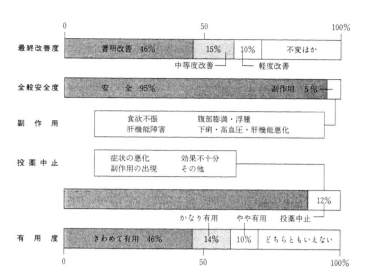

図1 高脂血症に対する大柴胡湯の総合評価

肝機能障害，ストレス過敏型には大柴胡湯を，過食，便秘型には防風通聖散を優先して投与するが，両者に厳密な差はない。また過飲が顕著な場合は，いずれの処方にも五苓散，あるいは白虎加人参湯を合方（併用）すると口渇が軽減する。水滞（水毒）状態で体重がオーバーし，併せて倦怠感などが強ければ九味檳榔湯と五苓散を合方する。これらの処方を服用させながら，生活指導をこまめにすることが必要である。

小児生活習慣病に対する漢方療法は，現在のところ確立したものは未だない。しかし，基本は成人の方法と同じであると考えてよい。大切なことは，生活指導をきめ細かく行いながら，それを主な治療とし，薬物療法はあくまで従と考え，忍耐強く対応することである。

症例検討

〔症例1〕

患　児　5歳，女児。

主　訴　肥満。

初　診　平成4年9月。

現病歴　体重が多いことを心配して来院した。

現　症　身長114cm，体重35kgと，標準体重を遙にオーバーしていた。普段から何でもよく食べる子で，2歳頃から急に体重が増えはじめたという。4歳の頃，母親が自律神経失調症で入院したのをきっかけに食生活のコントロールが悪くなり，1ヶ月間に4kgも体重が増えた。来院時の総コレステロール261mg/dl，中性脂肪384mg/dl，尿酸6.5mg/dl，ＧＯＴ18U/l，ＧＰＴ38U/l，βリポ蛋白755mg/dlと明らかな高値を示していた。

経　過　大柴胡湯3.5g/1日2回。便通は良くなったものの，体重は3ヶ月後の来院時には37.5kgとむしろ上昇している。しかし，最近血液検査をしたところ，総コレステロール230mg/dl，中性脂肪360mg/dl，ＧＯＴ18U/l，ＧＰＴ28U/l，βリポ蛋白500mg/dlと下降傾向を示している。

〔症例2〕

患　児　13歳，男児。

主　訴　頭部湿疹，肥満。

初　診　平成4年4月。

現　症　患児が当院へ来院した目的は，アトピー性皮膚炎に起因する頭部湿疹が改善しないという理由であった。しかし，身長156cm，体重71kgと，平均体重を40％以上オーバーしているので，併せてチェックしようということで，血液検査も試みることができた。生化学データでは総コレステロール217mg/dl，HDL-コレステロール50mg/dl，中性脂肪419mg/dl，β-リポ蛋白522mg/dl，GOT20U/l，GPT53U/lと，明らかに高脂血症の傾向があった。後日施行した超音波検査（エコー）でも脂肪肝の傾向がみられている。

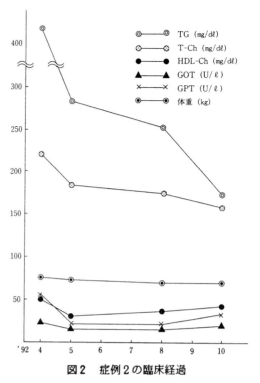

図2　症例2の臨床経過

食生活の実情は，人工甘味料，なかんづく缶入りジュースの多いことが目立った。1日牛乳2本，ジュース4缶，主食も副食も何でもよく食べた。

経　過　父親の体重は70kg，母親は57kg。彼自身は運動嫌いであった。ジュースのみをごく少量にすることを提案し，大柴胡湯と湿疹の治療を目標とする黄連解毒湯を合方して投与し，血液生化学の改善と共に頭部湿疹も消失した（図2）。

〔参考文献〕

1) 大国真彦：なぜ小児成人病が問題になるか．小児成人病ハンドブック，p4，中外医学社，1991．
2) 山本昌弘：脂質代謝に対する漢方薬の影響．漢方医学，10(6)，22～25，1986．
3) 石垣健一，他：高脂血症に対する大柴胡湯（エキス顆粒）の臨床治験について，和漢医薬誌，5(5)，49，1988．

小児科医の眼　今後，このような生活習慣病は増加する一方である。漢方だけでは如何ともしがたいので，余程患児や保護者が自覚しなければ治療はスムーズにいかない。

2) 甲状腺疾患

病態と治療法

甲状腺疾患の中で，小児期には，①甲状腺機能亢進症，②慢性甲状腺炎及び先天性甲状腺機能低下症があるが，先天性のものを除けば，漢方がある程度有用である。勿論，本症（①）の治療には

抗甲状腺剤があるが，漢方的に見れば熱産生量が多い点から陽証，大変疲れやすい点から虚証という捉え方で，漢方方剤は炙甘草湯がファーストチョイスに挙げられる。西洋薬単独ないし併用療法である程度改善すれば，虚証が中間証に変化したとして柴胡加竜骨牡蠣湯に切り換えてもよい。②の場合で甲状腺腫があり，T_3, T_4がやや低い程度で，日常生活に大きな支障がなければ，一般の虚証に使う十全大補湯や補中益気湯を持続して服用させるのもよい。著者は，こういった例には抗甲状腺剤や甲状腺ホルモンを使わずに漢方のみでフォローしている例もあるが，思春期の甲状腺機能亢進症には西洋薬との併用療法を行っている。

症例検討

患　児　4歳，女児。
主　訴　甲状腺腫。
初　診　昭和59年6月。
現病歴　59年6月，ムンプスに罹患後，甲状腺腫に気付き諸検査を目的として入院。
現　症　脈拍120/分，発汗（2＋），いらつき（－），体重減少（－），体重18kg。
経　過　下図の通り。

	28/Ⅵ	5/Ⅶ	13/Ⅶ	20/Ⅶ	27/Ⅶ	4/Ⅷ	21/Ⅷ	31/Ⅷ	11/Ⅸ	22/Ⅹ
炙甘草湯 3.0/3×1		↓							5.0/2×1	
甲状腺腫のサイズ				65×35	49×33		50×30		48×30	
T_3〈80-200〉	489		356	331	277	381	452	300	355	400
T_4〈5-12〉	22		21	16	19	21	25	23	21	19
サイロイドテスト〈100↓〉	1280			1280			5120			
マイクロゾームテスト〈100↓〉	81920			81920			5120			
I^{131}				74.9%			33%			
BMR				＋1%			－6%			

図1　症例の臨床経過

解　説　本例は検査数値の改善はないが，臨床症状の改善と甲状腺腫の縮小をみた。

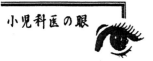

軽症には，炙甘草湯や十全大補湯で経過をみるのも一つの方法だ。

11. 社会心理的疾患

1）夜尿症

病態と治療法

一般的に，夜間睡眠中の尿漏れを夜尿症と呼んでいる。この現象は2〜3歳頃より急速に消失するが，一部の子供では10歳前後まで持続し，著者の症例の中には成人になっても悩んでこっそり来院した例もあった。多くの夜尿症は明らかな基礎疾患を有することは少ないが，時には腎尿路疾患，脊椎疾患，内分泌疾患などを除外する必要がある。

夜尿症の分類に関しては，生来持続している一次性夜尿症と，一度自立した夜尿が，1年以上経過して再びみられる二次性夜尿症に分けられる。また，夜間尿量と膀胱容量とのバランスから，多尿型，膀胱型，混合型，正常型に分類される。本疾患の本態は睡眠中に尿意を覚醒できない点にあるが，最近，現代薬物療法にも進歩が見られ，治療効果も向上している。

いずれにしても，覚醒困難な典型的夜尿症の原因は何らかの中枢神経系の障害にあると言われているが，実際の症例でストレスが関与している例を経験すると，そのことがよく分かる。

漢方薬が従来から夜尿症に有効と言われているが，著者の場合，一部除いて治療に難渋していることが多い。ストレスに起因する例に気剤と言われる一連の方剤を使ってよくなる例もあれば，そうでない例もあり，なかなか一筋縄ではいかない。

しかし，表にあるように，漢方には漢方の長所もある。また，著者は病型に関わらず，夜尿症にはできるだけ漢方を併用している。患児や家族が漢方治療を希望して来院するためである。

表1　夜尿症と漢方―治療方剤と治療上のポイント

1. 虚弱児型
   小建中湯，黄耆建中湯，桂枝加竜骨牡蠣湯，他
   症候＝頻尿，腹痛，易感染

2. 柴胡剤型
   柴胡桂枝湯，柴胡加竜骨牡蠣湯，他
   症候＝過緊張，心因傾向，易感染

3. 鼻閉型
   麻黄湯，麻黄附子細辛湯，小青竜湯，葛根湯加川芎辛夷，辛夷清肺湯，他
   症候＝軽いアレルギー性鼻炎，副鼻腔炎などに罹患

4. 口渇型
   白虎加人参湯，五苓散，他

5. 冷え症型
   人参湯，苓姜朮甘湯，当帰四逆加呉茱萸生姜湯，他

表2　夜尿症の病型と治療薬・治療方法

1. 多量遺尿（多尿）型：夜間睡眠中の尿量が250ml以下
   抗鬱剤，抗利尿ホルモン点鼻薬，漢方

2. 排尿機能未熟（膀胱）型：機能的膀胱容量が200ml以下
   自律神経剤，抗鬱剤，漢方

3. 混合型：両者の原因を有する
   抗鬱剤，自律神経剤，抗利尿ホルモン点鼻薬，漢方

4. いずれのタイプにも属さない
   漢方，小児鍼，灸，温灸

表3　著者の考える夜尿症の漢方治療の長所

1. 年少児から治療が可能．
2. 長期服用が可能．
3. 周辺効果を期待できる．
4. 併用療法から単独療法への切替えがスムーズにできる．
5. 長期フォローが可能．

第Ⅲ章　日常よく見る疾患と診療のポイント　　161

表4　夜尿症治療経過表　（2ヶ月～）（2002～2003年）

氏　名	年齢	性　別	型	漢方処方	西洋薬	有効性
S. Y	11	男	多尿型	柴胡桂枝湯	抗鬱剤	○
M. E	9	女	混合型	桂枝加竜骨牡蠣湯⇒柴胡加竜骨牡蠣湯		○
S. N	6	男	多尿型	A)小柴胡湯，B)葛根湯加川芎辛夷		×
T. Y	10	男	多尿型	A)小建中湯，B)桂枝加竜骨牡蠣湯⇒A)柴胡桂枝湯 B)柴胡加竜骨牡蠣湯	抗鬱剤 点鼻薬	×
I. S	7	女	膀胱型	A)小建中湯，B)人参湯		○
K. S	5	男	多尿型	A)辛夷清肺湯，B)五苓散⇒A)辛夷清肺湯， B)五虎湯⇒A)小建中湯，B)五虎湯		○
M. T	11	男	多尿型	A)柴胡桂枝湯，B)人参湯		×
S. S	10	男	多尿型	小青竜湯⇒葛根湯⇒辛夷清肺湯	点鼻薬	×
I. M	9	女	混合型	小建中湯	自律神経剤，抗鬱剤	×
Y. T	15	男	多尿型	四逆散⇒A)四逆散, B) 麻黄附子細辛湯⇒小青竜湯		○
T. R	5	男	膀胱型	A)小建中湯，B)葛根湯⇒A)柴胡桂枝湯 ⇒A)柴胡桂枝湯，B)人参湯⇒辛夷清肺湯		×
Y. H	6	男	多尿型	桂枝加芍薬湯⇒小建中湯⇒A)小建中湯，B)人参湯		×
S. R	8	女	多尿型	柴胡桂枝湯⇒葛根湯⇒麻黄湯		×
K. K	10	男	膀胱型	小建中湯⇒柴胡加竜骨牡蠣湯		○
O. T	8	男	多尿型	桂枝加竜骨牡蠣湯	抗鬱剤	×
S. K	8	男	混合型	小建中湯⇒柴胡桂枝湯⇒人参湯⇒柴胡桂枝湯⇒ 麻黄湯⇒黄耆建中湯		×
N. M	10	男	多尿型	柴胡桂枝湯⇒小青竜湯⇒葛根湯	自律神経剤，抗鬱剤	×
H. K	7	男	多尿型	A)小建中湯，B)葛根湯加川芎辛夷	抗鬱剤	○

表5　夜尿症に対する著者の投薬方法

1．健康調査表（問診表）により体質傾向をチェックする．
2．柴胡剤（主として柴胡桂枝湯が多い）か，建中湯類（主として小建中湯が多い）からスタートする．
3．鼻炎，副鼻腔炎，その他の鼻症状がみられる夜尿症児には麻黄剤（麻黄湯か葛根湯，葛根湯加川芎辛夷など）を合方したり，単独投与する．
4．治療効果の判定は，ひとまず1～2ヶ月とする．
5．末梢（手・足）の冷えを重視する．
6．メンタルな面での問題点がみられる場合は，柴胡剤（柴胡桂枝湯，柴胡加竜骨牡蠣湯など）を中心に方剤を考える．

表6　著者の考える漢方治療における問題点

1. いわゆる「証」が合っていても，なかなか治療に反応しない例が多い．
2. 投与開始後1～2ヶ月で反応しない例は方剤を変更しながら経過をみるが，治療に苦慮することが多い．
3. 西洋薬との併用期間をいつまでにするか，判断に困ることが多い．
4. 季節の差を考慮しながら治療する必要がある．
5. 柴胡剤（柴胡桂枝湯，柴胡加竜骨牡蠣湯など）に反応しないものは，建中湯類（桂枝加竜骨牡蠣湯，小建中湯，黄耆建中湯など）に切り替える．逆の治療も多い．
6. 冷えに対する対策は必要だが，必ずしも効果と一致しない．
7. 周辺効果がみられた例は治療を継続する．

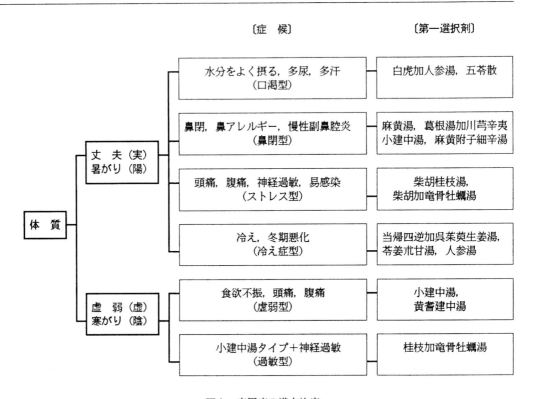

図1　夜尿症の漢方治療

小児科医の眼

夜尿症を漢方単独で治療することは至難である。やはり併用療法をお勧めする。また，本疾患は心理的に子供が卑屈になりやすいので，常に明るい希望を持たせてあげることが治療上必要である。長期服用でも副作用が少ないという点からも，漢方投与は十分に意義があることを家族によく理解してもらって，あれこれと処方を変更しながら治療していけば，やがて明るい展望が開けてくる。

2）憤怒痙攣（息止め発作）

病態と治療法

本症は，乳児に突然起こる呼吸停止，意識消失，硬直などの発作で，激しく泣いた後に生ずるこ

とが多い。チアノーゼ型と蒼白型があり，前者は癇の強いタイプ，後者は副交感神経過敏タイプに起こりやすい。本症は予後良好な疾患で，6〜7歳までに消失するが，中には毎週のように発作を来す例もある。泣かさないように心掛けるためか，育児，躾けの点での失敗など，小児の人格形成にもよからぬ影響があり，決してないがしろにできないが，実際の治療では両親へのカウンセリング以外に特に有効な手段もない。また，従来の抗痙攣剤の効果は殆どなく，実際には使用していない例が多いようである。勿論，脳波異常はない。しかしながら，この疾患に東洋医学による治療が奏効することは殆ど知られていない。また，両親へのカウンセリングも少なくて済むようになる。

表1　小児期に痙攣を来す疾患

新生児期	新生児痙攣
乳幼児期	憤怒痙攣 良性乳児痙攣 熱性痙攣 癲癇
学童期	癲癇 その他の失神，偏頭痛発作などの発作症状

　有効処方として，まず甘麦大棗湯がファーストチョイスに挙げられる。本方は，婦人のヒステリーと思われる症例に有効で小児の夜泣きにもよい。その作用機序は不明であるが，本方が僅かな刺激で怒りやすい心身の改善につながるであろうと想像される。本症は，癇が強い，気が強い，我が強いなど，自己制御しにくい性格を有する乳幼児が多いが，その点でも本方の服用が良いようである。本方を投与後，2〜3週間して効果がみられない場合は，抑肝散あるいは抑肝散加陳皮半夏の投与が効を奏す。できれば，これらの症例には小児鍼や刺絡を加えると，より速やかな効果を現す。著者の例では，この両者の治療で難治性の場合でも1〜2ヶ月の間に解決されることが多い。症状がよくなると来院しない例が多くなるので，初診時に2ヶ月以上の治療の必要性を述べ，その旨をよく説明しておくとよい。中には，数ヶ月後に再発したといって慌てて来院する例もあるが，その後は1〜2回の治療で，初診時に比べれば早く改善するようである。

　ヒステリー（癲癇様発作症状）：小児の日常診療ではそれほど多い疾患ではない。十分な心身医学的な治療を必要とするが，憤怒痙攣と同様に東洋医学の治療が有効である。中でも，抑肝散あるいは抑肝散加陳皮半夏がよく効く。いずれも自律神経系の興奮を鎮める働きがあり，興奮しやすい小児の心身に，徐々にではあるが鎮静的な影響を及ぼすためであろうと考えられる。

症例検討

〔症例1〕

患　児　平成8年生まれ，女児。

主　訴　息止め発作。

初　診　平成9年7月。

現病歴　生後7ヶ月の頃から頻回に発作を起こす。1日4〜5回，泣いた時，喜んで興奮した時，驚いた時など蒼白になって倒れ，しばらく回復しない。

現　症　体重10kg，疲れやすい，寝汗をかくことがある，食が細い。

経　過　甘麦大棗湯を投与すると共に，小児鍼，刺絡治療を施行。

2週後，食欲が少し出た。ひどい発作の回数が減る。1ヶ月後，一人で遊べる。3ヶ月後，ひっくり返るのがなくなった。5ヶ月後，転居して環境が変わり，再び発作が続く。6ヶ月後，夜間入浴時，寒くて発作。昼間の入浴であれば発作はない。8ヶ月後，発作は1週間に数回，すぐに回復する。1年後，発熱する前に発作がある。普段は発作は殆どない。

解　説　本例は治療に大変苦労した。憤怒痙攣発作は当事者でなければその恐怖感は分からない。本例も最初の発作の時は母親が慌てて救急車を呼んだというが，こういったことはよくある。1日4〜5回というのはかなりの頻回例で，見慣れた母親といえども内心非常に不安だったと思う。彼女が当院のロビーで発作を起こした時，慌てて看護師が点滴しましょうか，と伝えにきたが，それほど一見重症感が漂っていた。小児鍼と刺絡療法と漢方薬の3者併用療法で，時間はかかったが良い経過をたどった例だ。

〔症例2〕

患　児　1歳，男児。

主　訴　息止め発作。

現病歴　生後3ヶ月位から数えきれないほど発作を起こすといって来院した。

現　症　脳波は特に異常所見を認めない。体格は普通，特に虚弱傾向もなく，母親にも問題はない。

経　過　初診時に小児鍼を施行。甘麦大棗湯1.0gを1日分2で投与した。

5日後に来院，前日に柱に頭をぶつけぐったりしたという。2週間後，同じように頭を柱にぶつけても発作はなく，泣き方も弱くなり，その後1回発作をみただけで順調な経過をたどった。

〔症例3〕

患　児　2歳，女児。

主　訴　頻回の憤怒痙攣。

解　説　患児は著者が今まで診てきた中で最も程度の激しい憤怒痙攣だった。少し気に入らないことがあると，顔を真っ青にして倒れる。聴診器を当てれば相当の徐脈なので，「これで慌てるな」という方がおかしいが，結局は何もしなくても数分後には回復する。患児は甘麦大棗湯を好んで飲んだ。飲めばしばらくはよいが，母親が小児鍼と刺絡が好きなので，いつもこれを指定した。これらの治療をしたその日の夜はたいてい静かで，「性格がまるで変わったような印象を受けた」との母親の談。1ヶ月に数十回とあった発作がやがて数回となるのに半年かかったので，この種の患者では最も長期戦だった。

小児科医の眼　憤怒痙攣（息止め発作）は，脳波異常もなく，抗痙攣剤も効かず，ひたすら患児の成長を待つ疾患である。「大きくなったら治りますヨ」という医者の一言は，医者の無能を言っているようなものなのでみっともない。小さい子供に，「できるだけ泣かせないで下さい」というのも理不尽である。第一そんなことができるはずはない。実際に発作をみると，若い医者ならば，やれ「酸素！」とか，「点滴！」と言って，たいていは慌てる。しばらく寝かせておけば次第に回復するが，その間，決して心中は

穏やかではない。勿論，著者も若い頃は慌てたが，今はもうそんな素振りは見せない。

　本症は可能であれば，漢方・小児鍼・刺絡の３者併用療法を行うとよい。目を見張るほどの効果があるので，是非試して欲しい。

３）夜泣き，夜驚症

病態と治療法

　いわゆる「夜泣き」，「疳の虫」，「寝ぼけ」，「泣き入りひきつけ」などは，小児神経症の一症状と考えられているが，大半は中耳炎，歯痛などを除けば本当の原因の分からないことが多い。従来，これらの症状は特に病気と考えられず，現実にこのために患者（児）が医療機関を訪れる例はほんの氷山の一角と言えよう。しかも臨床検査結果は正常範囲で，器質的な異常は殆どない。また，現代小児医療は，この疾患に対して有効な治療手段を持ち合わせていない。小児科医が実際に家族から相談を受けても，治療に苦慮するだけで適切なアドバイスも出来ないので，結局は患者は民間信仰や民間療法に頼っている例が意外と多いのではないだろうか。また，その治療を得意とする鍼灸治療家の門を叩くこともある。

　翻って，東洋医学ではこれらの疾病への対応はかなりきめ細かく，しかも効果的な治療手段を持っている。第Ⅳ章の処方の構成生薬には，植物ばかりでなく鉱物や動物生薬などもあるが，いずれも鎮静作用を持つものが多く，しかも日常我々がよく使用する抗ヒスタミン剤や抗痙攣剤などの，強い催眠作用を有するものは全くない。

　夜泣きは主訴であっても付随症状の一つと考え，治療対象を患児全体に目を向けている点では漢方の特徴とも言える全体治療にも通じている。

　夜泣きは，新生児期から乳児期早期にかけて最も多く見られ，次いで乳児期から幼児期にかけて現れる。また，ねぼけは幼児に多く，ひどいものは学童期にもみられる。乳児の例では，母親の心身の状態が極めて不安定で，しかも核家族化が進んだ現在，相談する相手もなく，極端な例では母子心中のような社会問題に発展することもあり，その意味でも我々は是非とも彼らのニーズに応えねばならない。漢方治療は，この疾患に関する限り，決して難しくない。ある程度投与目標が限定しているので，小児科医なら誰でも可能であると考える。

　次に夜泣き，寝ぼけに使う処方を解説する。

ⅰ．甘麦大棗湯

　本方の出典は漢方最古の古典の一つである『金匱要略』で，その構成生薬は，甘草，小麦，大棗の３味から成り，いずれも食用になるものばかりで，その作用も穏やかである。古来より，女性のヒステリーに有効で，時には痙攣性疾患にも著効があるが，江戸時代から小児の夜泣きの薬としても有名である。夜泣きはヒステリックに泣き叫ぶものにもよいし，悲しく泣くがごとく長泣きするもののいずれにもよい。

　甘草や大棗のために甘味が強く，非常に飲みやすい薬で，患者（児）に拒否されることも稀である。また，副作用の心配は全くいらない。

表7　夜泣き，疳の虫の治療症例

	症例	年齢	性別	主　訴	処　方	小児針	併用薬	服用期間	効果	参　考
1	Y. T	6	男	夜泣き，ぐずり，寝ぼけ	甘麦大棗湯 柴胡加竜骨牡蠣湯	＋	－	4 W 1 W	著効	
2	T. I	0	男	不眠，キーキー	甘麦大棗湯 抑肝散	＋	－	2 W 6 W	有効	
3	H. I	1	女	夜泣き，ぐずり，虚弱	甘麦大棗湯 柴胡桂枝湯	＋	－	1 Y 5 M	有効	
4	S. H	0	男	夜泣き，深夜の遊び	甘麦大棗湯	＋	－	4 W	著効	
5	H. H	0	女	夜泣き	甘麦大棗湯 柴胡加竜骨牡蠣湯	＋	－	2 W	著効	
6	T. W	0	女	夜泣き，不眠	甘麦大棗湯 抑肝散	＋	抗ヒ剤	1 W	有効	
7	M. T	1	男	夜泣き	抑肝散加陳皮半夏	＋	－	7 M	有効	
8	M. M	8	女	歯ぎしり	抑肝散	＋	－	2 W	著効	6 M後再発
9	N. M	1	男	夜泣き	甘麦大棗湯	＋	－	3 W	著効	
10	Y. S	0	女	日中眠らない	甘麦大棗湯	＋	－	3 W	有効	
11	M. K	4	女	吃音	抑肝散	＋	－	2 W	著効	ムンテラの効果？
12	D. O	7	男	寝ぼけ	柴胡加竜骨牡蠣湯	＋ 刺　絡	－	8 W	著効	脳波：正常
13	M. O	0	女	不眠，ピクつき，体が硬い	柴胡加竜骨牡蠣湯 甘麦大棗湯，帰脾湯	＋	フェノバール	1 W 11W, 1W	有効	
14	T. W	0	男	夜泣き，嘔吐，食欲不振	甘麦大棗湯 六君子湯	＋	－	8 W	著効	
15	Y. H	0	女	ピクつき，泣くとチアノーゼ	甘麦大棗湯	＋	－	1 W	有効	
16	H. I	6	男	寝ぼけ，夜泣き	柴胡加竜骨牡蠣湯	＋	－	9 W	著効	
17	K. K	1	男	夜泣き	甘麦大棗湯	＋	－	2 W	著効	
18	M. O	3	女	不眠	甘麦大棗湯 柴胡加竜骨牡蠣湯	＋	－	6 W	著効	
19	S. T	4	男	寝ぼけ	柴胡加竜骨牡蠣湯	＋	－	5 W	著効	
20	Y. W	2	女	夜泣き	甘麦大棗湯 桂枝加竜骨牡蠣湯	＋	－	1 W	有効	

（広瀬滋之，小児内科　Vol. 17, No. 11, 1985-11）

過敏性が取れるため，普段の泣き声や泣き方も静かになる。症状の程度に応じて服薬の継続や中止を決めればよい。抑肝散，抑肝散加陳皮半夏と同様に母子共に服用して一層の効果をみることもある。

ii．抑肝散，抑肝散加陳皮半夏

本方は元々小児の痙攣に用いられた薬で，生薬は主に柴胡と釣藤鉤から成り，いずも鎮静作用を備えている。肝気が昂って（自律神経が興奮して）神経過敏となり，怒りやすく，イライラして性急となり，興奮して眠りが浅くなる。訳もなく人にかみついたり，キーキー声を張り上げる幼児にこの薬が適応するので，夜泣きの他に歯ぎしり，チック，憤怒痙攣，自律神経発作症，筋緊張性頭痛に応用することができる。

使用目標は甘麦大棗湯とほぼ同じでよいが，本方はどちらかというと長期服用により効果をみる。抑肝散加陳皮半夏は本方に陳皮，半夏を加えてある。これらの生薬は胃内停水を取り去る働きがあり，古典には「抑肝散の証が慢性化し，左の腹部大動脈の動悸が亢進した場合に用いる」とされているが，小児に関して言えば，食が細かったり吐きやすかったりなどの胃腸障害があれば，本方の適応と考えてよい。また，年長児で腹診上，臍の左側から上腹部にかけて動悸が認められる場合には（この所見は漢方では神経興奮状態の一種と考える），抑肝散よりも本方が適していると考えられているが，両者の間には本質的な差異はなく，臨床効果もほぼ同じである。

先人の口訣（師匠から弟子に教えた臨床上のコツ）には，"母子共に服す"とあり，本方は小児ばかりではなく，母親も同時に服用することにより一層の効果をみるようであるが，著者には本方の母子同時服用の経験は殆どない。

iii．柴胡加竜骨牡蠣湯

本方は，『傷寒論』の処方で，中心的な生薬は柴胡，竜骨（動物の化石），牡蠣（カキの殻）である。構成生薬に鉱物が含まれているが，いずれも鎮静作用を有し，成人の疾患で神経の興奮がみられる高血圧症や自律神経失調症，心身症などに多用される。

小児では夜驚症（俗にいう寝ぼけ）のファーストチョイスの薬として勧められる。夜驚症にはこれといった原因がないことが多いが，学校や幼稚園でのいじめなどの心理的な葛藤やストレスが少なからず本症に影響を与えていることも無視できない。

本方の適応する体型，体質は虚弱傾向が特に強くなければ問題がない。よく似た処方で桂枝加竜骨牡蠣湯があるが，本方は後述するように一段と虚弱傾向が強い。その効果は比較的速やかで，1〜2週間の服用により初期の目標を達することができるが，時には服薬中止により症状の再燃をみることもあるので，主訴が消失してもその後しばらく服用した方がよい。いずれにせよ夜驚症に関する限り，柴胡加竜骨牡蠣湯の適応する例が圧倒的に多いと考えられる。

iv．芍薬甘草湯

元々腹痛の頓用として効果のある処方で，浣腸が奏効するような一過性の強い夜泣きの場合に奏効する。three month colic（3ヶ月疝痛）や腹部内のガスの移動による激しい腹痛にも浣腸と同様か，それ以上の頓用的効果がある。数日間同様の症状が持続する場合には，本方を含む小建中湯や桂枝加芍薬湯で夜泣きが軽減する。

症例検討

〔症例1〕

患　児　6歳，男児。

主　訴　寝ぼけ。

現病歴　受診3週間前より，就寝後30分〜1時間して突然起き上がり，「お母さん，お母さん！」と叫んで涙をポロポロと流して部屋を歩き回ることを始めた。発症前に母親に強く叱られたことが原因と思われる。

経　過　柴胡加竜骨牡蠣湯を投与すると共に刺絡を施行。1週間で声が小さくなり，2週間後には殆ど泣かなくなった。

〔症例2〕

患　児　10ヶ月，男児。

主　訴　夜泣き，食欲不振，吐きやすい。

現病歴　以前より寝つきが悪く，夜間もすぐ目が覚める。日中も殆ど眠らない。食が細く，体重の増加が悪い，吐きやすい，顔色が悪い，などの症状があり，紹介されて来院。

現　症　体格小，体重7.5kg，舌の中央には厚い白苔がある，胸郭はややロート胸状。漢方的には脾虚証（消化機能の衰え）に疳症状が加わっていると考える。

経　過　甘麦大棗湯合六君子湯を投与。来院時には小児鍼を施行。2週間後には夜泣きが少なくなり，嘔吐する回数や程度が減ってきた。1ヶ月後には食欲が増し，体重も1kg増加して順調な経過をたどるようになった。

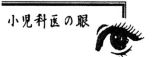

夜泣き，寝ぼけには，是非，漢方治療を試みて欲しい。

4）チック

病態と治療法

チックとは，短時間に無意識に起こす不随意運動を指すが，神経過敏な幼児，学童にしばしばみられる。具体的には，目をパチクリする，口をとがらす，鼻をクンクン鳴らす，首振りをする，肩を揺する，エヘン虫の咳払いをする，上半身を揺らすなど，ほぼ上半身に多く見られるが，著者の経験した中では犬の鳴き声様のものもあり，大変驚いたことがあった。これは心身症，または神経症の一種であると考えられているが，重症の場合やトレット障害を除けば有効な薬剤がなく，カウンセリングを通じて心因の背景を探りながら心理療法をするのが一般的である。しかし，実際には一人の医師がこれを行うには大変である。

漢方では，患児の過敏性をキャッチするが，著者の経験では一番多いのは，①抑肝散タイプと，

②柴胡桂枝湯タイプがあると考えられる。前者は欲求不満度が強いにも関わらず，それが十分に外部に発散されないためにチックとなっているのではないかと考えている。抑肝散証については別項（Ⅳ章）で説明しているので，ご覧戴きたい。柴胡桂枝湯タイプは，いわゆるおどおどしたタイプで，欲求不満というよりも過緊張体質のためにどことなくおどおどした心理状態がこういった症状を引き起こしているのではないかと考えられる。柴胡桂枝湯の使用目標についても別項に述べているので割愛する。実際の診療では，①腹診を丁寧に行うこと，②肩～背中をよく触り，いわゆる肩こりを見つけて積極的にこりを取るような仕草をしてあげることだ。これが双方のスキンシップにもなる。可能であれば，小児鍼を行うのもよい。

症例検討

〔症例1〕

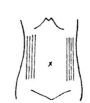

患　児　14歳，男児。
主　訴　首振り，字が書けない，食欲不振，頭痛，他。
初　診　昭和61年12月。
現病歴　昭和60年，チック（食欲がない，首振り，他）の治療（抑肝散加陳皮半夏）は2週間で治癒。昭和61年9月より再び上記症状が出現。副鼻腔炎がひどく頭痛悪化。
現　症　体格は痩せ型，くすぐり感があり，情緒不安定，易怒性。家族構成は祖父・祖母と父（37歳），母（37歳）と弟で，厳格な父と祖父に対する敵意があり，祖父と夫の間でオロオロする母親がいる。
経　過　抑肝散加陳皮半夏合辛夷清肺湯を投与。1週間後，しんどい，学校欠席，食欲がない，後鼻漏↑。2週間後，字が書けない，眠れない。リーゼ追加。3週間後，鼻の調子がよくなった。食欲もよい。鍼治療施行。1ヶ月後，調子良い。2ヶ月後，チック症状は改善傾向。リーゼ中止。3ヶ月後，体重は47kgから50kgと増加。食欲も良好。
解　説　本例は病院勤務時代の症例で，典型的なチックであった。厳格な父と祖父に対する敵意があった。初診では軽減したが，再び副鼻腔炎の悪化を主訴として来院した。結局，鍼治療とリーゼを使って軽減し，比較的良好な経過をたどったが，父親に対する憤りは解決しなかった。

〔症例2〕

患　児　14歳，女児。
主　訴　フワーッと後ろへ倒れそうになる。
初　診　昭和57年10月。
現病歴　昭和57年9月から受験のことが心配となり，瞼がパチパチしたり，突然後ろへ倒れそうになったり，急に脱力発作のように力が抜けた状態になる。一時的に意識が消失することもある。これらの症状を改善するため，某大学病院で診察を受けた結果，チックと言われ，治療を受けたが改善せず，来院した。
現　症　体重42kg。腹診上，軽度の胸脇苦満とガスの貯留，他覚的な帯状の肩こりがあり，これらの症状は筋緊張によるものと考えた。

経　過　柴胡桂枝湯を投与した。1週間後，主訴が軽減し，便秘が改善（痙攣性便秘か？）。2週間後には殆ど何も訴えなくなり，再び通学が可能になった。

〔症例3〕

患　児　11歳，男児。

主　訴　首振り，体をゆする。

初　診　昭和58年3月。

現病歴　小学校1年生から3年生にかけて，まばたきを頻繁にしていたが，いつの間にか改善した。5年生になってから主訴の症状が強くなり，野球部に入ったが，練習から帰ると症状が強くなる。時々腹痛を訴える。某病院で脳波，CTスキャンなどの検査を受けたが異常なく，チックと診断され，漢方診療のため来院した。

現　症　体格中等度，肩こり著明，軽度の腹直筋の拘攣，軽度の胸脇苦満。

経　過　柴胡桂枝湯合半夏厚朴湯を投与。1ヶ月後よりかなり症状が軽減し，食欲が出てきた。3ヶ月の間に体重が4kg増加。4ヶ月後，大声で話すようになり，以後順調に経過した。

〔症例4〕

患　児　10歳，男児。

経　過　患児は，学校の担任教師が体育系の出身のためか少々荒っぽく，体罰の光景を見たり自身もそれに似たような経験をしてから，不安定な精神状態が続いていた。その後，頭痛や肩こりを訴え，マッサージや鍼治療をしていたが良くならず，受診した整形外科医からも「筋緊張性によるものであろう」と言われていたが，次第に顎を突き出し，顔や首をひねるようなしぐさを家庭でも学校でも見せるようになり，心配した母親が当院へ連れて来た。

体格は普通の男の子。手掌がジットリと汗をかいている（神経過敏な子の手掌発汗）。肩こりはないが，腹診上軽い腹直筋の拘攣がみられた。柴胡桂枝湯を与え，医療用レーザーを試みた。2〜3週間後には随分落ち着き，夏休みに入ったのを機会にすっかり良くなった。夏休み明け（初診から2ヶ月後）にはすっかり良くなって，その後も再発しなかった。このように経過のよいチックは軽症例で，少しきっかけを作ってあげると好転することが多い。

〔症例5〕

患　児　13歳，男児。

主　訴　鼻を鳴らす，目をパチクリさせる。

現病歴　8ヶ月前より上記主訴が出現。クラブ活動をしている間はなし。

現　症　体格中等度。腹証は腹直筋の緊張がある。

経　過　問診により抑肝散を2週間分投与したが無効。そこで柴胡桂枝湯を合方。2週間後より著効。以後，よくなり，症状は出現しなかった。

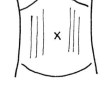

小児科医の眼　患児は動作を意識していないことも多いので，よく話し合った上で，まず抑肝散か柴胡桂枝湯のタイプかを分類し，そこからスタートするとよい。

5）不登校

病態と治療法

大宜見[1]によれば，不登校で漢方薬が効くケースは，

①訴えや症状が一貫していて，漢方的診察所見との間に乖離がなく，証の把握に混乱を来さない。

②漢方治療に対して前向き，積極的で，症状が頑固に持続し，不自然さがない。

③特定の身体症状や心身の不調感がダラダラ続く。

④夏休みなどの長期の休暇中でも症状は必ずしも消失しない。

⑤調子のよい時はパッと登校する。

⑥心因性ととられることに抵抗感を持つ（必発ではない）。

⑦交友関係には問題がないことが多い。

また，漢方治療と心理療法の併用が必要なケースの一般的傾向として，

①漢方処方が合っていると思われるのに良くならない。

②漢方，心理療法のどちらかの治療だけでは，どうしても良くならない。

③患者自身，治療に熱心ではある。

④治療経過が長い。

以上のことを挙げている。

この指摘は，これまで著者が不登校のケースを経験する中で数々の疑問を抱いていたが，見事に明確な言葉で説明されているため，そのまま転用させて戴いた。

また，同様に，心因が強く関与し，漢方治療が効きにくいケースの一般的傾向として，

①症状に無関心で，治療意欲に乏しい。

②症状が不定で不自然，コンプライアンスが良くない。

③「証」が合っていると思われるのに，良くならない。

④症状がクルクル変わり，処方の変更を余儀なくされる。

これらも，なるほどと納得させられた。

不登校で薬物を使うとなると，患者（児）も抵抗感を覚えるが，漢方薬なら何となく安心だというメリットがある。「ひとまずきっかけ作り」を合言葉に服用してもらうが多いが，軽症の場合，うまく反応することがある。

不登校児を診た時，小学生であれば多少心因が背景にあっても，治療技術の問題によって解決することもあるが，中学2年生の夏休み以降になると，なかなか解決しないことを経験した。友人関係，クラブ活動，学習の遅れなど，様々な要因が重なってくると，なかなか絡んだ糸がほぐれてくれない。また，過去に何度も軽い不登校を経験している例も，徐々に難治化してくることが多いようだ。いずれにしても，「不登校」の「証」はないので，ケースバイケースでその都度処方を考えていくより他はない。

〔参考文献〕
1) 大宜見義夫：登校拒否「小児の漢方療法」，小児科診療　p.1496-1497, Vol.67, No.9, 2004-9.

症例検討

〔症例1〕

患　児　平成2年5月生まれ，女児。

主　訴　腹痛，不登校。

初　診　平成13年8月。

現病歴　平成11年2月より腹痛を訴える。不登校気味。3月は立って歩けない。夏休み中のキャンプには行くことが出来た。

現　症　身長146cm，体重31.5kg。神経質，乗り物に酔いやすい，よく腹痛を訴える，食が細い。手掌は湿。軽い腹直筋の拘攣，臍上悸がある。

経　過　平成13年8月，桂枝加芍薬湯合芍薬甘草湯を投与。9月，ピアノコンクールで緊張したが，うまく出来た。症状は改善。しばしば下痢をしていたが，生活リズムが戻る。10月，腹痛は改善し，体重増加。11月，老健施設でボランティアのピアノ演奏。不登校改善。平成15年4月，中学校入学式があったが，腹痛がひどくて入学式には出席できなかった。心療内科でルボックスを投与され服用するが，短期間で改善したため，同じ漢方処方を継続する。平成17年6月，学校には行っている。気分がなかなか落ち着かない。生理痛が強いため安中散を追加した。

解　説　本症例は比較的軽い不登校で，元来，神経過敏なタイプのために発症した，どちらかと言うと漢方が適応する治療のしやすい1例であった。腹証として，これといった特徴はない。芍薬甘草湯を合方したのは桂枝加芍薬湯の強化治療のためである。こういった例は波が大きいので，長期間にみる必要がある。

〔症例2〕

患　児　平成2年生まれ，女児。

主　訴　多愁訴，不登校，反復性鼻出血。

初　診　平成16年4月。

現病歴　約1年前から目の前が青くなる（本人の弁），現在は1回／1週，ピアノを弾いている時，人の言葉や自分の言葉が聞こえたり，感情がおかしくなることがある。地震と間違うほど左右に激しいめまい，1回／1週。半年前から学校に行きたくなくなった。鼻血がよく出る（1回／2日），人に会うことに緊張する，友人関係がうまくいかない。

現　症　身長154cm，体重51kg。疲れやすい，汗っかき（鼻），前額部頭痛，めまい，耳鳴り，鼻血，首筋がこる，ため息をよくつく，ガスがよく出る，にきび，1.5日に1回排便，1日3回排尿，イライラする，怒りっぽい，よく笑う，気分が重い，神経質，いつも不安である，集中力がない，くすぐったがり，直ぐ癇癪を起こしていた，果物好き，甘いものが好き，内服薬は肝油ドロップ，臨床検査結果は正常範囲内。

経　過　平成16年4月，抑肝散5.0, 黄連解毒湯1.5。平成16年5月，立ちくらみが減った，鼻出

血の回数が減った→半減。外出への抵抗が消失。

　解　説　本当の原因は不明だが，ピアノを弾くことに不安があったかもしれない。イライラや不安がベースにあったので，抑肝散を投与し，鼻出血は黄連解毒湯を少量加えてみた。1回の治療で改善し，外出への不安が消失。軽い不登校も改善し，治療にスムーズに反応した。

　〔症例3〕

　患　児　12歳，男児。

　主　訴　多愁訴。ＯＤと類似した不登校の初期症状。

　現病歴　患児は，初診の半年前の夏，起立性低血圧状態，過換気状態，気管支喘息に罹り入院したこともあった。その後，腹痛，頭痛，食欲不振，易疲労感などを訴え，著者の所へやって来た。

　現　症　かぜを引くとすぐ吐き気を伴うが，幼児の頃はよく吐いていたという（こういう例はたいてい脾虚証）。腹診上，少し上腹部が張っている以外は特にこれといった所見がない。

　経　過　ＯＤは大症状型と小症状型，混合型があるが，大症状型は主として動悸，めまい，後者は痛みを主訴とする。患児は後者と考え，小建中湯に食欲を増進するために六君子湯を少量組み込んだ（舌はやや厚めの黄苔もあったので）。これで食欲が増した。2ヶ月後，元気が出てきてあまりグズグズ言わなくなった。半年ほど様子を見ていたが，なんとか元気に学校に通っており，愁訴もなくなったので廃薬とした。

　解　説　起立性調節障害（ＯＤ）は小学校高学年や中学校低学年に見られるが，これは一種の自律神経異常で，かなり体質的要素が強い。ところが，不登校の初期のサインと極めて類似しているので，鑑別に大変困ることがある。背景因子を考え，臨床像をじっくりと観察して，初めてどちらかであるか分かることが多い。本症例はその一つで，結局，不登校の一歩手前でくい止めることができた例だった。

小児科医の眼　　不登校は早期で軽症のうちに漢方治療を始め，難治化させないことが大切である。

6）摂食障害

神経性食欲不振症と過食症

　いずれも治療に大変難渋する。著者はこういう例を1年で数例経験するが，一人開業医のため十分なカウンセリングができないこともあり，途中で脱落していく例も少なくない。これらの疾患の背景には，大変複雑な心因要素が絡んでいるので，カウンセリングを主方，漢方を副方と考えて対応することが大切である。カウンセリングは専門家に任せた方が無難だが，神経性食欲不振症は，基本的に脾胃の気虚と考え，小建中湯や補中益気湯で対応し，過食症は気逆と考えて抑肝散や柴胡加竜骨牡蠣湯で対応している。

　いずれも，患児のとっている行動を表面的には受容しないと，その後の関係がうまくいかないの

表1 神経性食欲不振症の診断基準〔DSM Ⅳ-TR〕
DSM Ⅳ-TR：Diagnostic and statistical manual of mental disorders, Text Revision, 4th edition, American psychiatric association)

A. 年齢と身長に対する正常体重の最低限，またはそれ以上を維持することの拒否（例：期待される体重の85％以下の体重が続くような体重減少，または成長期間中に期待される体重増加がなく，期待される体重の85％以下になる）．
B. 体重が不足している場合でも，体重が増えること，または肥満することに対する強い恐怖．
C. 自分の体の重さまたは体型を感じる感じ方の障害：自己評価に対する体重や体型の過剰な影響，または現在の低体重の重大さの否認．
D. 初潮後の女性の場合は，無月経，つまり月経周期が連続して少なくとも3回欠如する（エストロゲンなどのホルモン投与後にのみ月経が起きている場合，その女性は無月経とみなされる）．
●病　型
制限型：現在の神経性食欲不振症のエピソード期間中，患者は規則的にむちゃ食い，または排出行動（つまり自己誘発性嘔吐，または下剤，利尿薬または浣腸の誤った使用）を行ったことがない．
むちゃ食い／排出型：現在の神経性食欲不振症のエピソード期間中，患者は規則的にむちゃ食い，または排出行動（つまり自己誘発性嘔吐，または下剤，利尿薬または浣腸の誤った使用）を行ったことがある．

で，ひとまず彼らの訴えをそのまま受け止めているが，体重がどんどん下がっている時は，内心気が気でないことは親と同じである。

小建中湯や補中益気湯の他には，気剤をうまく使う必要に迫られることもある。半夏厚朴湯，香蘇散，時には抑肝散，抑肝散加陳皮半夏など，小建中湯と合方してメンタルな面でのコントロールも必要である。

ただ，現在は副作用の少ない大変良質なマイナートランキライザーや抗鬱剤が開発されているので，それらの薬剤の効果があれば敢えて漢方方剤を加える必要はない。

症例検討

患　児　15歳，女児。

主　訴　食欲不振，体重減少。

現病歴　昭和56年4月（中学3年生），学校検診で体重減少を指摘された。42kg→37kg。56年8月，37kg→31.5kg。精査：anorexia nervosa?，補中益気湯加紅参。56年10月，31.5kg→29kg。食欲↓，ケースワーカー依頼。通学可能。小建中湯合半夏厚朴湯。29kg→25kg。56年11月，入院。

現　症　羸痩が著明。家族構成は父親（死去），母親（46歳：精米業）と弟（14歳）。

経　過　臨床経過図は次頁を参照。

解　説　著者の病院勤務時代の症例であり，母子家庭の女児であった。進学を巡って母親との葛藤があったが，なぜ本症に罹ったのか，カウンセリングを通じても本当の理由はつかめなかった。

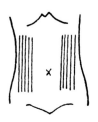

臨床経過表に示すように，少し改善して専門学校に進んだが，著者が診ている時には完全に体重は回復しなかった。

小児科医の眼

本症は長期戦を強いられる。しかも，カウンセリングを十分にしないと解決できない疾患である。

漢方では，ひとまず基本方剤として小建中湯や補中益気湯を与えるが，それを中心に半夏厚朴湯を加えるなど，若干の工夫が必要となる。カウンセラーとのタイアップや，患児との密なコミュニケーションをとりながら，漢方を一つの手段として用いるとよい。

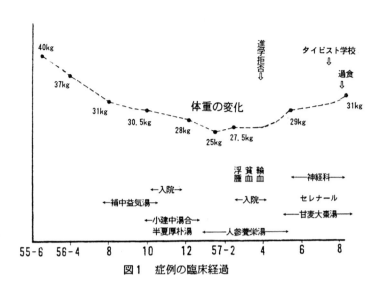

図1 症例の臨床経過

7）自閉症

病態と治療法

1943年，ジョンス・ポプキンス大学教授レオ・カナーによって提出された論文「早期幼児自閉症」が，「自閉症」という障害名の始まりであるという。また，我が国では1952年に国立精神衛生研究所の鷲見が1例報告をしたのが第1号であると言われている。

率直に言って，著者の自閉症の診療経験は乏しい。後で述べる症例も極僅かの経験からのみなので，今回は飯田[1]の論文を参考にして述べてみたい。

著者は柴胡加竜骨牡蠣湯と抑肝散の経験しかないが，飯田は右図のように大柴胡湯を中心とした処方を展開している。彼によると，漢方治療を始めて最も早く改善されるの

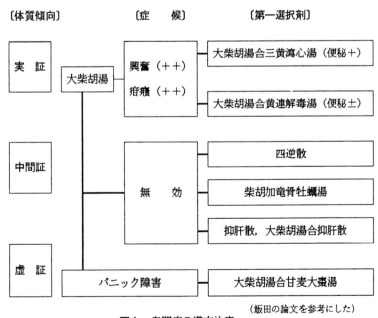

（飯田の論文を参考にした）
図1 自閉症の漢方治療

が睡眠障害で，次いで多動，癇癪，自傷ということらしい。このことは，自閉症の緊張が緩和されたことを示唆しており，コミュニケーション，聞き分け，会話能力の発達が徐々に進むのは，緊張が緩和することによって始まる二次的現象と考えられるとしている。

飯田は大柴胡湯をメインの漢方治療薬としているが，その理由は自閉症の病態が漢方で言う肝気鬱結（肝気の流れが鬱滞して，自律神経過敏や過緊張を生じることなどを指す用語）であるからと提案している。著者もこれまでの数少ない経験から，その意見に賛同している。

〔参考文献〕
1) 飯田　誠：自閉症―小児の漢方療法，小児科診療　第67巻，p. 1489-1492，診断と治療社，2004.

症例検討

〔症例1〕
患　児　平成13年生まれ，男児。
主　訴　睡眠障害。
初　診　平成15年12月。
現病歴　出生時よりよく泣き，寝ない子で，1歳過ぎても改善しない。平成14年12月（1歳3ヶ月），某センターで自閉症の疑いとの診断。平成15年4月（1歳7ヶ月），某院でレントゲン検査の結果，約1歳3ヶ月の骨の発達状況であり，少し遅れているとの所見。身体発育曲線は-2.45SD。1歳9ヶ月でアスペルガー症候群と確定診断。1歳を経過しても，昼寝は必ずおんぶして，一定のリズムで歩いて寝かしつけるか，車の中でしか寝つくことができない。夜は10分でも昼寝をすると23時過ぎても起きている。漢方薬で少しでも改善しないかと期待して来院。
現　症　身長80cm，体重9.8kg。神経質でこだわりがある，落ち着きがない，かぜを引きやすい，食欲がない，偏食がある，寝つきが悪い，眠りが浅い，手足が冷える，顔色が黄色い，乳児期はあまり食べなくて心配だった，夜泣きが多かった，すぐ癇癪を起こしていた。
経　過　平成15年12月，抑肝散を投与。2週間後，何となく寝入り前の興奮が収まる。1ヶ月後，昼寝は熟睡するようになったが，夜間は変わらない。布団の上で動き回り，よく目を覚ますことが多い。2ヶ月後，夜間5回起きる。小児鍼を加える。4ヶ月後，寝つくまでに1時間かかっていたが，15分に短縮。6ヶ月後，8時間眠るようになり，診察中断を希望していたので診察終了とした。
解　説　自閉症やアスペルガー症候群の治療は遅々として進まない。本症例も抑肝散が少しずつ効いているが，最終的に全部の目的を達した訳ではない。しかし，何とか睡眠の問題だけは少しクリアしたのではなかろうか。

〔症例2〕
患　児　平成6年3月生まれ，男児。
主　訴　自閉傾向。
初　診　平成12年7月。
現　症　身長102cm，体重19.2kg。神経質，眠りが浅い，湿疹ができやすい，熱を出しやすかっ

た。

経　過　柴胡加竜骨牡蠣湯合六味丸を投与。1ヶ月後，少し声が出るようになる。2ヶ月後，自主語が増える。6ヶ月後，薬を飲むと良くなるが，しばらく飲まないと元に戻ってしまう。7ヶ月後，以前のような，授業も受けられない位の不安定さが解消。手先が少し器用になる。片言で自分の要求を訴える（「お茶」，「ご飯」，「こっち」など）。8ヶ月後，言葉は少し発音が明瞭になる。活発になったが，少し癇癪を起こして，外でおとなしく出来ず（走り出したり，あちこち触れだしたり），大変。顔が子供らしくなった。不安定な面は解消。9ヶ月後，砂遊びが出来るようになる。絵も，以前は筆圧もなく，母親の手を持って描いていたが，今では自分で思うように描いている。11ヶ月後，絵を本の中から選んで同じように写して描こうとする。「さようなら」が学校で言えるようになる。1年後，特に変わらず，特に問題もなく，順調。「ごめんなさい」など，片言の単語に加え，少し長い単語も話せるようになった。1年1ヶ月後，「おしっこ」，「うんち」など，外出先で知らせてくれるようになった。1年3ヶ月後，前回より調子が悪く，落ち着きがないが，元気に学校へ通っている。1年4ヶ月後，自転車を一生懸命練習し，補助輪なしで乗れるようになる。学校の授業も意欲的になる。絵本を一緒に読めるようになる。1年5ヶ月後，一時不安定で，泣きだしたり笑いだしたりが激しかったが，少し良くなった。学校では課題に積極的に取り組んでいる。1年6ヶ月後，少し落ち着き，お店や電車内で泣きだしたり，人の家で落ち着かなかったりすることがなくなった。引出しを開けて中の物をぶっ散らかすこともなくなった。1年8ヶ月後，排泄は完全に自立出来た。着替えなどの習慣も早くなった。1年9ヶ月後，学習意欲がなかったが，意欲的になった。1年11ヶ月後，精神的には不安定だが，意欲は見られる。食欲は旺盛で何でも食べる。甘え癖が強い。1週間後，押入れに入っていることが多かったが，寄りつかなくなる。2年後，2日間，漢方薬を与えていなかったので，不安定。目立つ行動もしない。2年1ヶ月後，精神的に随分落ち着いたように思う。以前より甘えてこなくなった。2年2ヶ月後，とても安定し，楽しそうにしている。2年6ヶ月後，ほぼ順調。手先が器用で，運動神経も発達してきている。2年7ヶ月後，少しずつ心を開き始め，自発的に単語を話す時もある。文字にも少し興味が出てくる。2年9ヶ月後，よく家でウロウロするが，食事時などは席を立ったりせず，落ち着いて食べる。学校には喜んで通っている。2年10ヶ月後，活発にしていて落ち着きがない時もある。自転車でよく外に出たがる。学校も機嫌良く通っている。2年11ヶ月後，夜遅くまで起きていたが，早く寝るようになり，朝一人で起きられるようになった。ひどい便秘も治ってきて2日に1回出るようになる。3年後，紐が長ければ蝶々結びが出来る。1〜12まで数を数えられた。（以上，母親のメモから）

解　説　本症例は著者が診た数少ない自閉症の1例である。経過を見ると，少しずつではあるが確実に効果が見られる。柴胡加竜骨牡蠣湯は多動，六味丸は意欲低下，発達不良を指標に投与した。

小児科医の眼　本症の治療薬の西洋薬にはごく一部の薬物しかないが，本症の漢方病態を肝気鬱結（前述）と考えて，漢方薬の治療を併用することも一考である。

13）心身症

(1) 心身症の増加

　近年，心の問題がきっかけで，身体症状が多く現れる心身症が小児にも増加している。社会や家庭環境の変化，急速な少子化の傾向など，多くの要因が考えられるが，物の豊かな時代に生きている現代の小児は，自身の心身への対応や適応が脆弱化していることの現れであろう。

表1　心から起こりやすい問題とその年齢別誘因

	起こりやすい問題	誘因となりやすい事項
乳児期	幽門痙攣，下痢，便秘，全身の発育障害	母親のイライラした感情，几帳面過ぎる育児態度（授乳，離乳，排尿，排便などの訓練），愛情の欠乏，放任
幼児期	嘔吐，下痢，便秘，腹痛，食欲不振，拒食，憤怒痙攣，頻尿，夜尿，どもり，気管支喘息，指しゃぶり，性器いじり，反抗	弟妹の出生（嫉妬心），同胞間の玩具の取り合い，競争心，感情的育児態度，両親の共稼ぎ，愛情の欠乏
学童期	頭痛，嘔吐，腹痛，関節痛，頻尿，夜尿，めまい，足の痛み，気管支喘息，チック症，どもり，噛み，不安神経症，強迫神経症，登校拒否，癲癇ヒステリー反応	同胞との関係（嫉妬心，競争心），親子関係（厳しい躾け，甘やかし），友人関係，教師との関係，学業，お稽古事
思春期以降	起立障害症，気管支喘息，心臓神経症，腸管運動失調症，神経性食欲不振症，どもり，自慰，登校拒否，不安神経症，強迫神経症，癲癇ヒステリー反応，非行，自殺	個人の能力（学力，体力，体格，運動能力），身体的欠陥，親子関係，友人関係，教師との関係，異性関係，進学の問題，人生観，社会観

（高木俊一郎『小児精神医学』より引用）

(2) 心身症とは

　「心身症は身体疾患」であり，その発症や経過に「心理・社会的因子が大きく影響しているもの」，「神経症の場合でも，身体症状がある時には広義の心身症とする」というのが，日本心身医学会の定義である。

　このように，心身症が身体疾患であるとすれば，我々が普段から経験する疾患の背景には必ず心因が関係していることも考慮に入れる必要がある。

表2　小児に多い病態の漢方医学的分類

寒	冷えによる疼痛（原因不明の関節痛，腹痛，低体温）
熱	微熱，盗汗，鼻出血
虚	食欲不振，胃腸障害，易疲労感
実	食欲旺盛，肥満，便秘，易疲労感
気	起立性調節障害，心身症
血	思春期の不定愁訴，月経痛
水	無気力，思考力低下，易疲労感，めまい，頭痛，下痢

第Ⅲ章　日常よく見る疾患と診療のポイント　179

(3)　小児心身症の特徴と漢方治療の基本

さて，小児には成人の心身症と異なった幾つもの特徴があるので，それを挙げてみよう。

①発達段階に応じて異なる症状が出現する。乳児，幼児，学童ではそれぞれ対応が変わってくるが，これには背景が沢山ある。

②症状は可逆的であり，すぐに元に戻りやすい。そのため小児科医はある意味でこういった特徴に助けられていることになる。

③自律神経失調症や小児神経症との鑑別が，実際には大変困難である。

表3　更年期・反抗期に現れやすい症状・疾患・問題

	幼児期（3～5歳）	青年前期（12～16歳）
更年期症状	嘔吐，下痢，便秘 呼吸困難発作，激情痙攣 乗り物酔い 自家中毒症状 生理的食欲不振，拒食 ヒステリー様反応 多動，自閉的	神経性嘔吐，神経性下痢，神経性便秘 過換気症候群 起立性調節障害 胃・十二指腸潰瘍 神経性食欲不振，過食 ヒステリー反応，転換ヒステリー反応 精神病様症状
反抗期症状	体型の転換（幼児型—児童型） 性器いじり 第1次反抗期 反　抗	二次性徴 自慰行為 第2次反抗期 非社会的行動，反社会的行動

（高木俊一郎『小児精神医学』より引用）

④食生活の乱れが，心身症発症の誘因となっている。普段の食生活の在り方は非常に大切であると著者は考えている。最近診た自閉症患児の毛髪検査では，非常に多くの水銀が検出されていた。

若い人，特に20歳代の人では，血液中の亜鉛が圧倒的に少ない。前者の原因はよく分からないが，後者は野菜のハウス栽培物が増えたからだと言われている。更に，ファーストフードが増え，その結果としてアトピー性皮膚炎が増えているのではないかと思わせるようなことも沢山ある。このように，小児科医がこれから真剣に取り組まなければならないのは，栄養学も含めた食生活の改善指導，あるいは正しい食の在り方・食育である。

(4)　心から起こりやすい問題とその年齢別誘因

小児の心から起こりやすい問題とその誘因については，高木俊一郎著『小児精神医学』よりの引用（表1）を参照されたい。因みに乳児期には，幽門痙攣，下痢，便秘，全身の発育障害というのがある。便秘の場合，モニラックシロップで良くなる例はそれでよいが，著者の場合は，大黄をちょっと入れた桂枝加芍薬大黄湯を使ってみる。また，小建中湯で便がゆるくなることはあるけれども，全然効かない例もある。そうした子供を診た時，誘因となりやすい事項としては，母親のイライラした感情，几帳面過ぎる育児態度，愛情の欠乏，放任などが挙げられる。従って，心から起こりやすい問題に接した時には，その家庭環境にまで目を向けないと問題解決には至らない。

また，医師と患児にも相性の問題がある。相性というのは形にならず，波動とか波長といった目に見えないものなので，具体的に説明出来ないが，医師であればそれ以上の説明を要しないであろう。

(5) 小児に多い病態の漢方医学的分類

　冷えによる疼痛は寒の病態に，微熱，盗汗，鼻出血は熱の病態に属する。食欲不振，慢性的な胃腸障害などは虚証の症状であり，逆に食欲旺盛，肥満，便秘傾向は実証の症状と言える。気血水の病態の内，血は小児が未発達のために殆ど考慮に入れる必要はないが，気の変動については充分に留意する必要がある。例えば，起立性調節障害は気虚をベースに水滞が加わったものであり，心身症には気滞や気逆が関係していることが多い。無気力，思考力低下などは水滞によって引き起こされる（表2）。

　乳児期は背景因子や発症要因がシンプルであり，比較的容易に治療に反応する。夜泣き，泣き入りひきつけ，疳の虫には甘麦大棗湯，抑肝散，柴胡加竜骨牡蠣湯などが奏効する。

　幼児期は自我が芽生える第一反抗期である。嘔吐，腹痛，便秘などの胃腸症状に代表される反復性臍疝痛には，小建中湯や桂枝加芍薬湯が有効である。夜尿症は病態が複雑なため，漢方のみで対応するのは困難である。チックは抑肝散や柴胡桂枝湯などの肝の亢進を抑える方剤が有効である。

　学童期になると，体質性要因と内外の環境問題が絡み合って，治療もなかなか一筋縄ではいかないこともある。ただ，起立性調節障害のように漢方治療が比較的うまくいく例などは，よく患児の状態を観察して，心身症と捉えない寛容さが我々にも要求される。このことは難治化した不登校や心因性頭痛なども同様で，様々な症状を肯定的に受容し，良き先輩としての立場から対応していくことが大切である。習慣性頭痛の大半は筋収縮性頭痛が起因しているため，柴胡桂枝湯などに反応する。過敏性腸症候群には桂枝加芍薬湯，小建中湯，柴胡桂枝湯などで充分に対応が可能である。

(6) 漢方からみた子供の心と体—医師として心掛けること—

　先ほどと同じようなことになるが，改めて小児科医として心がけるべきことを書いておく。

　①子供は医師を含めて，大人の言葉に敏感に反応するため，診察時の言動に注意する。子供は非常に敏感である。だから子供の話はよく聞き，その様子をよく見る。そして，相手の心を絶対に傷つけないように上手に話さなければならない。

　②身体症状が少しでも改善したことをきっかけ作りにすると，その後の治療がスムーズになる。例えば，過敏性腸症候群の中学1年生の患者に対し，「まず，きっかけ作りをしようね」と言い，「例えば漢方薬を飲むと，ひょっとするとお腹の痛みが楽になるかも知れない。痛みが楽になれば『俺の病気には効くかも知れないな？』となる。そういうことをきっかけ作りの一つにしようね」と。そして，「まず1回飲んでみて下さい。私は『選ぶのはあなたです』と言っているだけで，去るのもよし，もう1回来るのもよし」と話したら，「とにかく1回飲んでみます」と言って，3週間後にはニコニコして来た例もある。こういうことがきっかけ作りということになる。このきっかけ作りが漢方の治療手段の一つで，非常に大切だ。患者の立場からすると一つでも二つでも症状が改善すると，この治療には何か隠された良いものがあると考えるようになる。鍼にしろ漢方薬にしろ，こういう僅かな変化をうまく作り出す技法に大変優れている。

　③医食同源的な発想を常に持って，心と体の関係を診ていくことの大切さは先ほども述べたが，

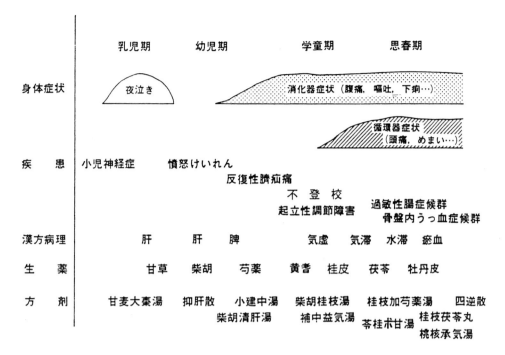

図1　小児心身症に見る発達段階

あらゆる疾患の生活指導の中で「正しい食の在り方」を常に模索していくことは，小児科医に今後益々要求されるであろう。

④乳児は発症要因が複雑ではないので，小建中湯や抑肝散，甘麦大棗湯に小児鍼を加えると，比較的容易に反応する。乳児というのは種々の生理状態がまだシンプルで，きっかけさえあれば，アトピー性皮膚炎も含めて治りやすい。これが3〜4歳になると治療が大変になってくる。小児鍼も一つのきっかけ作りである。また，鍼も呼気の時にゆっくり刺入して，早く抜くのがコツだ。

⑤学童の場合，不登校の初期のケースでは漢方で対応が可能だが，年月を経た例は難治化する。様々な症状を肯定的に受容し，よき先輩の立場から対応していくことが大切なのである。ここでもきっかけ作りが大切である。心身症の子供に対し，著者は時間不足や面倒臭さもあり，心より体の方から入っていくことが多い。しかし，心から入らなければどうにもならない症例もある。

(7) 困った時は柴胡桂枝湯で

小児心身症の漢方治療で最も有用な処方は柴胡桂枝湯である。本方は色々な使い方があるが，著者が考えている柴胡桂枝湯の使い方のコツを次に列記してみたので参考にされたい。

〔コツ①〕

小柴胡湯証と小建中湯証の同居。

小柴胡湯＝発熱しやすい，リンパ腺が腫れる，腹診するとくすぐったがる，胃腸は弱くない，耳鼻科疾患に罹りやすい，他。

小建中湯＝胃腸が弱い，肥れない，痩せ型，起立性調節障害体型，下痢，便秘，盗汗，痛み（頭

痛，腹痛，関節痛など）をよく訴える。これらの所見が混在している。

〔コツ②〕

性格＝神経質，几帳面，不安傾向，粘着傾向などがみられる。ストレスに過敏である。

体型＝ガッチリ型は少ない。極端に痩せてはいない。肥満型は少ない。左記の体型で，普段から過緊張の傾向（手掌発汗，肩こり，体が硬い）があり，イライラを全面に出す（抑肝散タイプ）ほどではない。

〔コツ③〕

筋緊張性・筋収縮性頭痛（帯状の肩こりで肩の筋肉を摘むと嫌がる，目をつむる，頭を傾ける）を起こしやすい。

家族性の習慣性頭痛がない。頭痛は反復するが進行しない。視力低下が原因のこともある。慢性副鼻腔炎がない。アレルギー性鼻炎がない。

〔コツ④〕

起立性調節障害（ＯＤ）の傾向がある（小症状＞大症状⇨疼痛型）。心身症にかかりやすい。痙攣体質（熱性痙攣，癲癇）を持っている。周期性嘔吐症，夜尿症，チック，成長痛，微熱の遷延，不定愁訴，かぜを引きやすい，などの所見がある。

症例検討

〔症例１〕

患　児　７歳，男児。

主　訴　咳。

診　断　心因咳。

初　診　昭和59年６月。

現病歴　昭和59年３月頃より頻繁に咳をするようになり，某国立病院で諸検査を行ったが，異常なしと言われた。耳鼻科でアレルギー性鼻炎と言われ，処置を受けてから咳がひどくなった。睡眠中は全く咳をしない。心因咳の疑いで来院した。

現　症　体格小，顔色やや蒼白，手掌湿。

腹　証　軽度腹直筋の拘攣。

経　過　虚証で神経質，腹証などより柴胡桂枝湯合半夏厚朴湯の投与と小児鍼を施行したところ，１週間で殆ど咳はなくなり，学芸会などで短期間に咳が出たのみで，３ヶ月後には廃薬した。

解　説　心因咳は一般に柴朴湯の服用でよくなる例が多い。成人に多い咳喘息も，漢方と抗アレルギー薬の併用またはステロイド吸入の併用で単独治療よりも早く改善する。患児の体質や気質などを考慮すれば，柴朴湯の応用として柴胡桂枝湯や小建中湯と半夏厚朴湯を組み合わせることもできる。心因咳に限らず，気管支喘息も同様の考えで治療ができる。本例もその１例である。

〔症例２〕

患　児　平成１年５月生まれ，男児。

主　訴　心因咳？。

第Ⅲ章　日常よく見る疾患と診療のポイント　　183

初　診　平成15年7月。

現病歴　約1年前から咳が続いている。胸部レントゲン，血液検査と共に問題なし。ＲＡＳＴ検査でハウスダスト，ヨモギが陽性。某耳鼻科でアレルギー性鼻炎と診断される。薬（抗アレルギー薬？，気管支拡張剤？）を飲むと咳は楽になる。いつまでも現代医薬を服用することが不安となり，漢方薬での治療を目的に来院。

現　症　身長168㎝，体重50kg。朝起きにくい，よく眠る，唇や口中が荒れる，口内炎ができる，咳が強い，痰が出にくい，1日5回排尿，物事にこだわる，食欲旺盛。

経　過　平成15年7月，柴朴湯合麦門冬湯投与。咳は止まってきたが，胸が苦しくなる。平成15年10月，柴朴湯合抑肝散，改善。平成16年2月，柴朴湯合小青竜湯合抑肝散，鼻汁が多くなる。平成16年4月，①柴朴湯合抑肝散，②小青竜湯，改善。

解　説　本例はアレルギー性鼻炎がベースにあり，咳喘息のような病態を呈していたのかもしれない。柴朴湯と麦門冬湯との合方は，心因咳や咳喘息に著者がしばしば処方するが，柴朴湯単独よりも痰の切れがよくなる。本例は色々と話を聞いていると，どうも心因性の要素や不安が強いので，途中で抑肝散を合方したところ，その頃から呼吸が楽になってきた。鼻炎も併発していたので，家族の希望により小青竜湯を処方し，これで主訴が消失した。

〔症例3〕

患　児　昭和62年生まれ，女児。

主　訴　不安症状。

初　診　平成16年3月。

現病歴　小学4年生頃から，不安になると体がガタガタ震えてくる。人を信用できない。教室に入れない。

現　症　身長156㎝，体重41kg。疲れやすい，体がだるい，根気が続かない，気力がない，朝起きにくい，冷え症，手足が冷える，不眠，夢をみやすい，汗は出ない，手のひらに汗をかく，立ちくらみ，耳鳴り，背中が痛む，息苦しい，ため息をよくつく，胃が痛む，腹が張る，便秘，怒りっぽい，よく笑う，気分が重い，神経質，いつも不安である，偏食がある，魚が好き，冷たいものが好き，風呂が嫌い。

内服薬　ロイヤルゼリー，ビタミンＣ。

経　過　以前通院していた心療内科で，頭ごなしに「あなたが悪いから」と強くたしなめられて以来，主治医とのコミュニケーションがうまくとれなくなったため，母親からその点に留意してほしいと予めスタッフに告げられていた。「鬱病かもしれない」と言われ，某医で抗鬱剤を服用したが，少し飲んだだけで眠くなり，服用できなかった。

中学3年生時は，1年間学校に行けなかった。起床時間がまちまちで，午前4時頃眠って午後に起きるパターンが繰り返されていた。

診察時，手掌発汗（冷汗）のため，手は冷たく触れた。腹証は特にこれといった特徴はなく，やや平坦だった。全体として表寒，裏寒，気虚，気逆などが考えられたので，まず桂枝加苓朮附湯合人参湯とした。また，不眠が強いというので，酸棗仁湯を処方した。

2診（1ヶ月後），体調が良くなった気がするが，もう少し元気になる薬が欲しいと言うので，補中益気湯を加えた。

3診（2ヶ月後），朝起きが楽になる。

4診（3ヶ月後），まだ恐怖感があるが（特に高校生に対して），少し気が楽になる。体が熱くなって，夜布団を蹴飛ばすようになった。

5診（4ヶ月後），たまに考え込んで不安になることがある。夏休みに咬合不整のための両側下顎骨移動手術を行うため，全身麻酔下での悪影響がないか否かを確認する紹介状が届き，現在のところ特に問題はないと返事をした。

6診（平成16年10月），歯の治療をしたら気分がよくなり，犬と散歩中に人と会っても怖くなくなったとのこと。その後，体調がよくなり，嫌な野菜もミキサーで搾れば飲めるとのこと。診察室内では笑顔がみられるようになった。

この頃，娘の調子がよくなってきたのをみて，「やや鬱的で事業がうまく展開出来ない」と父親が受診したので，柴胡加竜骨牡蠣湯を処方したら，少し元気になった。

解　説　本例は初診時，著者の前でニコリともしなかったのに，最近はよく喋るようになり，笑顔も見られ，明るい表情をするようになってきた。

〔症例4〕

患　児　昭和63年生まれ，男児。

主　訴　脱毛，気管支喘息。

初　診　平成15年8月。

現病歴　平成4年，円形脱毛症の既往。小学3〜6年生まで気管支喘息の既往。中学校入学後，脱毛が顕著になり，神経内科，皮膚科（ドライアイス療法）を受診。

現　症　身長165cm，体重64kg。夢を見やすい。他に特記所見なし。

経　過　柴胡加竜骨牡蠣湯合神秘湯を投与。

解　説　本症例は，小学校4年生時から既に既往歴があり，軽い気管支喘息も併発していた。特にこれといった漢方的な特徴はなく，体質的にはやや実証なので，定石通りの処方としたが，徐々に脱毛が改善し，1年後には脱毛は消失した。

小児科医の眼　小児心身症を，特別な疾患と考えないことである。普段から遭遇する疾患も難治性の疾患も，背景に必ず心因が関係していると考えることである。漢方は気血，つまり目に見えないものと見えるものが同時に存在しているとの考えからスタートしている医学であり，また心身一如の医学でもある。実際に，生命はそのような考え抜きでは語れないので，改めてそういう視点から全ての事象を観る目を養うことが大切であると，著者は考えている。

12. 虚弱体質児

病態と治療法

　特に原因もないのに，表1に示す症状や状態がある子供を一般的に虚弱児と言うが，その医学的定義はない．体質的に自律神経過敏がある場合は，年齢と共に反応の仕方が違ってくるからである．例えば乳児の体質性下痢，幼児の反復性臍疝痛，学童の起立性調節障害といった自律神経の不安定が要因となる疾患は，虚弱児の概念に近いと考えられる（図1，2）[1,2]．しかし実際はこの範疇に収まらない子供もいるため，著者は表2に示す6つのタイプに分類して漢方の適応を考えている．

　著者がまだ大学病院で研修していた頃の話だ．「毎月のように扁桃炎を起こして高熱が出る」と言って，心配した母親が5歳の男の子を連れてやって来た．彼はそれまで一度，ある大きな病院で血液検査をしたものの，結果は「何の異常もない」と言われたとのこと．しかし，母親が"毎月のように高熱を出すのは，もっと他の病気が潜んでいるに違いない"と疑って，大学病院にやって来た理由も頷ける．著者はそれまでの経緯と診察した所見から，彼に大きな免疫異常があるのではなく，扁桃腺が弱いために毎月のように発熱していると考えた．検査結果がどのように出るにしろ，こういう場合は漢方薬が効くということを聞いていたので，当時はまだ保険に漢方が収載されていないこともあったため，「町の漢方薬局に行って相談するとよいのでは」と

表1　虚弱児の症状と状態

1. 病気に罹りやすく，治りにくい．
2. 疲労しやすい．
3. 身体の発育が遅れている．
4. 顔色が悪く，貧血の傾向がある．
5. アレルギー症状を反復する．
6. 不定愁訴がある．

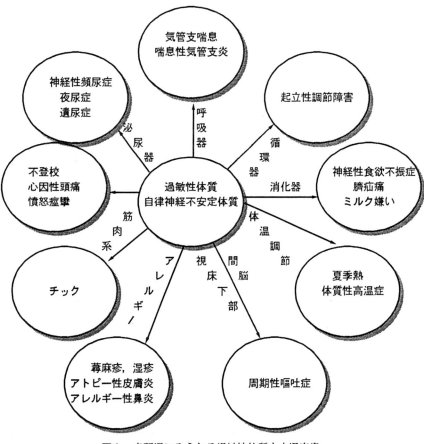

図1　虚弱児にみられる過敏性体質と小児疾患

持ちかけた。しかし、その母親に、「私は大学病院に解決策を聞きに来たのであって、漢方薬の話を聞きに来たのではない」と大きな声で怒られてしまった。確かに彼女が怒るのも無理のない話だった。しかし、その時著者は漠然としか漢方の効果を知らなかったので、それ以上強く確信を持って答えられなかったし、病院医療で漢方薬が使えなかった30数年前のことだか

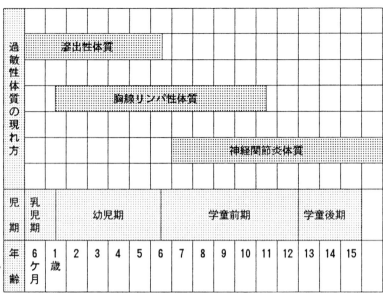

図2　過敏性体質の現れ方と年齢 [1, 2]

らやむを得なかったのだが、今ならこのような症例を経験すれば、ただちに漢方薬の服用を強く勧めている。その後、30年経って多くの経験を重ねているうちに、このような子供の対応はどうすればよいか、ある種の方程式が著者の中にでき上がってきたので、答えを出すことは決して難しくない。しかし現実に、このような原因も特にないのに、毎月のように発熱する子供の対応をどうすればよいか、もし東洋医学的な手法を持っていなければ、なかなかきちんとした方程式を教えてあげられないのが現実である。

さて、実際にこのような子供は多く存在するが、虚弱児という一般的な用語はあっても、きちんとした医学的な定義はない。しかし、かつて九州大学小児科の遠城寺教授のグループが過敏性体質の研究をしている[1, 2]。体質的に自律神経過敏が元々ある場合、前述した通り、年齢と共に反応の仕方が違ってくる。虚弱児なのではないかと考えられるものを次に示す。

①これといった原因はみられないのに、よく下痢をする。しかも、長引きやすい。また、便秘をしがちである。便はどちらかというと、いわゆるコロコロ便になりやすい。

②普段から食が細い。なかなか体重が増えない。少ししか食べないのに平気で行動する。すぐ疲れたと言う。あまり外で活発に遊びをしない。

③よく発熱しやすい。一旦発熱すると遷延し、微熱が続く。

④成人でいえば万年かぜ症候群のように、いつもかぜを貰ってくる。

⑤これといったアレルギー体質もないのにゼロゼロ言いやすい。よく水様性の鼻汁を流している。またはアレルギー症状を反復する。

⑥神経過敏で、いつもイライラしたり急に物音におびえたりする。よく頭痛を訴える。頻尿の傾向がある。

さて、実際の治療はどのようにするか。著者は漢方が使いやすいように次の6つに分類している。

①先述したように主として食欲不振、下痢、便秘などの消化器症状の多い子供を消化器型とする。

②しばしば発熱したり高熱を出す発熱タイプは，扁桃型である。

③万年かぜ，ゼロゼロタイプは呼吸器型である。

④イライラしたりおびえたりする神経過敏タイプは神経型である。

⑤めまい，動悸などの起立性調節障害の子供は循環器型である。

⑥これらの症状が多岐にわたり複数ミックスしている場合は混合型である。

(1) 消化器型

漢方で言えば裏虚，裏寒がベースにあるので，消化器症状によって違うが，小建中湯，六君子湯，人参湯，補中益気湯などのような胃腸機能を高める方剤を主として用いる。

(2) 扁桃型

このタイプは幼児期以降に多く現れる。滲出性体質の面からみればリンパ性体質期なので，扁桃腺などの鼻咽腔の炎症がベースになっているため，この場合は柴胡剤が最も有効である。小柴胡湯，柴胡桂枝湯，また厳密な意味では柴胡剤ではないが，柴胡も含まれる柴胡清肝湯や荊芥連翹湯も有効な処方の一つと言える。

(3) 呼吸器型

この場合は麻黄を含んでいる小青竜湯や麻杏甘石湯などの麻黄剤がよく合う。しかし，麻黄が適さない子供もごく少数いるので，その場合は苓甘姜味辛夏仁湯でもよい場合がある。

(4) 神経型

この場合は抑肝散，抑肝散加陳皮半夏，甘麦大棗湯，柴胡加竜骨牡蠣湯などが適する。

(5) 循環器型

めまい，動悸などを主とする起立性調節障害には，苓桂朮甘湯，小建中湯，柴胡桂枝湯などが適応する。

(6) 混合型

実際に上記のようにきちんと分類されるかというとそうではない。現実の診療では，これらの臨床症状が多く，バラバラに混在していることも珍しくない。例えば，胃腸の働きがよくないことに加えて扁桃腺が腫れやすく，熱を出しやすいということであれば，小建中湯と小柴胡湯を併用することもあり得る。また，柴胡桂枝湯などのように，そのような目的に合う方剤もある。2つの処方を併用あるいは合方する場合は，全体としての薬用量が多くなるので，常用量の各2/3程度を合方するのが適切な量となる。その他の症状が混在している場合でも，同じように考えて，混合型としての対応をしてもよい。

さて，虚弱児に漢方を処方した場合にどのように経過をみればよいか。まず1〜2週間投薬して副作用，飲みやすさなどの反応を観察し，その処方を継続するか否かを決定する。証に合っていれば約1ヶ月で何らかの反応が出てくる。例えば少し元気になる，食欲が出てくる，発熱の頻度や熱の高さが変化してくる，などの徴候がみられる。3ヶ月後にもう一度チェックを

表2　虚弱児へ漢方処方する際の留意点

1．1〜2週間：副作用や飲みやすさなどの反応をみて，継続するか否かを決定する．
2．1ヶ月後　：証に合っていれば効果がみられる．
3．3ヶ月後　：症状が半減すれば効果が見込める．
＊1年以上の継続投与が望ましい．

行い，それまでの症状が半減すれば十分な効果が見込める。また虚弱児も季節の様々な変動によって左右されるので，1年以上は服用してもらうことが望ましい（表2）。

〔参考文献〕

1) 遠城寺宗徳：小児体質と臨床. 児科雑誌, 54, 142, 1950.
2) 堀田正之：小児の臨床体質学. 小児科学大系, 第1巻, 中山書店, 東京, 1960.

症例検討

〔症例1〕

患　児　15歳，男児。

主　訴　口内炎，発熱。

現病歴　中学生になってから扁桃炎，口内炎を繰り返す。その他，起立性調節障害症状（朝寝坊，頭痛，めまいなど）も時々出現。

現　症　体重36kg，顔色不良，肩こり著明，腹証は特になし。

検査所見　貧血なし，免疫検査は異常なし。

経　過　柴胡桂枝湯（やや効），桂枝加芍薬湯（やや効）。3ヶ月後，補中益気湯に転方してから口内炎消失。発熱しなくなる。体重44kgとなって，治療中である。

解　説　口内炎と起立性調節障害なので，気虚と脾虚がベースにあると思ったが，肩こりが著明なことをヒントに柴胡桂枝湯を考えた。また，小建中湯も候補にあったが，本方の1回量が大変多いので，桂枝加芍薬湯で代用したが，いずれも著効とはならなかった。そこで，原点に帰って補中益気湯にしたところ，口内炎が消失し，発熱もしなくなってきた。

〔症例2〕

患　児　9歳，男児。

主　訴　扁桃炎の反復。

現病歴　幼児期から月1回以上発熱。現在，高熱のため年間10日以上学校を休むので，治療を希望して来院。

現　症　身長130cm，体重31kg。食欲良好，虚証所見はみられない。

経　過　小柴胡湯加桔梗石膏を投与。1ヶ月後，インフルエンザが流行，1日で解熱。2ヶ月後，熱は出たが38℃ですんだ（いつもなら39℃）。3ヶ月後，月1回の発熱，38℃，発熱しても苦しくはない。5ヶ月後，咽頭痛のみで発熱なし，夜尿症のために五苓散を合方。6ヶ月後，かぜを引きにくくなってきた。

解　説　後になって分かったが，患児には軽い夜尿症と日中の遺尿症があった。よく口が渇いて水分を欲しがるので五苓散を合方した。6ヶ月間の服用で殆ど熱を出さなくなり，夜尿症も軽減した。

〔症例3〕

患　児　5歳，男児。

主　訴　易感染。

初　診　昭和58年2月。

既往歴　昭和54年，気管支肺炎で入院治療。

現病歴　虚弱傾向があり，かぜを引きやすく，発育不良で身長も体重も増えない。夜尿症もある。

現　症　体重11.5kg，体格は小，腹証は特になし。

経　過　食欲がないことから脾虚証（消化機能の低下）と考え，小建中湯4.0gを分2で与え，紅参末を1.0g加味した。4月，身長93.1cm，体重11.9kgであったが，その後，食欲も増加して，58年7月には身長94.9cm，体重12.5kgと増え，それまでの発達に比して急速な上昇傾向が出てきた。保育園生活をしているが，殆どかぜを引かなくなっている。なお，身長を伸ばしたいという希望も強く，途中で六味丸を追加した。夜尿症は殆ど変化なし。

〔症例4〕

患　児　5歳，男児。

主　訴　腹痛，食欲不振，下痢，夜尿，かぜを引きやすい。

初　診　昭和56年。

現病歴　1歳頃より下痢をよくしており，時々便秘も見られた。水様性の下痢で便秘になると便は兎糞状のことが多い。反復性臍疝痛の腹痛も時々みられる。普段は食が細く，偏食傾向がみられる。軽いかぜをよく引く。毎月1度週末に38℃位の発熱があるが，翌日は解熱する。外で遊ぶことより家の中を好む。時々夜尿がみられる。虚弱体質改善を希望して来院した。

現　症　体格は痩せ型，小で体重15kg。顔色は不良で，眼の下に薄いクマドリが見られる。腹壁は薄く，全体に腹力は弱い。左下腹部にコロコロした便塊を触れる。

経　過　芍薬甘草湯を含む一連の薬方がこのような場合に適応することと，裏虚証（消化機能の低下）を考慮して，小建中湯5.0gを分2で投与した。投与1週間後に初めて夜中に自分でトイレへ行き，1ヶ月後に夜尿が消失した。徐々に食欲が増進し，便もスムーズに出るようになった。途中，更に消化機能を高める意味で補中益気湯3.0g（分2）を追加した。3ヶ月後位からかぜを引かなくなり，むしろ外で遊んでばかりいるとのことであった。2年間服用の後，廃薬したが，その後も健康状態を維持していた。

〔症例5〕

患　児　1歳，男児。

主　訴　下痢，中耳炎の反復。

初　診　昭和56年5月。

現病歴　生後1週間頃より1日8回の水様性の便（黄色）があり，時々便に線状の血液が混じる。

現　症　腹は軽く膨満気味で，俗に言う蛙腹。体重増加は良好。涎が多い。

経　過　症状から単一症候性下痢（体質性下痢）で病的なものはないが，オムツかぶれができやすいなどの症状もあり，涎も多い（漢方では「裏寒」と考える）ので，漢方治療を開始した。涎，下痢の症状より人参湯1.5gを分3で投与した。2週間後，1回は固まった便が出るようになり，1ヶ月後には便が1日1～2回となる。中耳炎を繰り返していたが，4ヶ月後位からそれもなく，その後は比較的順調に経過した。

〔症例 6〕

患　児　5歳，男児。

主　訴　頻回の発熱。

初　診　昭和55年12月。

現病歴　1歳より上記疾患に罹患し，毎月のように発熱を繰り返す他，乾燥性の咳をし，すぐ声枯れを起こす。毎週のようにT市からN市の掛かりつけの小児科医の診察を受けていたが，漢方治療のため来院した。

現　症　体格やや小，体重16kg，扁桃Ⅰ～Ⅱ度肥大，鼻粘膜の軽度充血腫脹，睫毛が長く，胸郭は鳩胸で，遠城寺らの言う過敏性体質の傾向がある。腹証には特徴的なものはない。

経　過　咽の炎症，中耳炎，声枯れなどから柴胡剤を選択するが，小柴胡湯や柴胡清肝湯ほど胸脇苦満の程度は強くないので，柴胡桂枝湯とし，よく咳をすることより半夏厚朴湯を合方し，柴胡桂枝湯3.0g合半夏厚朴湯3.0g分2とした。1ヶ月後，中耳炎の改善。2ヶ月後，顔色良好，暑がるようになってきた。発熱の頻度が減少してきた。3ヶ月後，全く咳をしない。6ヶ月後，体重1kg増加。その後，夏バテがあり，補中益気湯，耳鼻科医で軽い慢性副鼻腔炎と言われ，葛根湯加川芎辛夷，食欲不振で小建中湯などに変方したりしたが，極めて良好な経過をたどり，58年3月に廃薬した。体重は19kg。

〔症例 7〕

患　児　6歳，男児。

主　訴　頻回の発熱。

現病歴　毎月決まったように扁桃炎の高熱を繰り返している。しかも，40℃の高熱が5～6日間は持続し，この間は病院で抗生物質の点滴をすることもしばしばで，ある耳鼻科医からは扁桃腺の摘出を勧められている。

現　症　体格は中等度，眼の下にクマドリがあり，発熱する頃にはクマドリが強くなってくる。食欲はあり，普段は比較的元気がよい。

経　過　小柴胡湯証と判断し，同方を投与した。服用後，一度発熱がみられたのみで，殆ど点滴することはなくなった。2年間は全く発熱しなかった。

13. 皮膚疾患

1）アトピー性皮膚炎

(1) はじめに

アトピー性皮膚炎の漢方治療は大変厄介である。病態把握が難しく，それに対応する処方の運用が病態によってかなり異なるし，誰の目から見ても明らかに効果がハッキリするなど，他の疾患とかなり異なっているからである。著者は次のように考え，この疾患に対応している。

ⅰ．生活上の注意点と漢方の視点

イ．アトピー性皮膚炎は皮膚疾患であっても，根本的には胃腸を始めとする五臓の疾患である。便秘，甘い物，冷たい物，脂っこい物の摂り過ぎは胃腸を傷め，結果としてアトピー性皮膚炎を増悪させることが多い。漢方薬の治療の視点は，局所の状態をよく観察すると共に，小児の胃腸の虚実をも観察しながら治療することである。

ロ．ストレスによって悪化する。「肝」の異常，あるいは「気」の異常を考え，気剤（メンタルな疾患の治療剤）などを配剤する。

ⅱ．小児科医であっても，スキンケアの指導をきっちりと行う

ⅲ．アトピー性皮膚炎の漢方治療を行う場合，10処方以上は手元に置いて，色々な対応をする必要がある

ⅳ．外用剤の使い方を出来るだけ具体的に指導することが必要

以下に，著者が行っていることを中心に，アトピー性皮膚炎の漢方治療を述べてみた。

(2) アトピー性皮膚炎の漢方治療

ⅰ．アトピー性皮膚炎患者が漢方治療に来たら

①年単位の長期戦を覚悟してもらう。

②ステロイド外用剤を突然中止すると急激な増悪現象（リバウンド）が起こることを告げておく。

③変方（処方の変更）は１ヶ月〜３ヶ月毎に考慮する。

④難治性アトピー性皮膚炎には，エキス剤の合方（２つ以上の処方を併用する）または煎じ薬を処方する。

⑤心因傾向の強い人，生活リズムの乱れた人，社会適応の下手な人，カロリーオーバー（甘い物や脂の多い食品を多く摂る）の人は，難治化する可能性が強いことを話す。

以上のことを治療前に話しておく。

ⅱ．アトピー性皮膚炎の基本治療

①軽症はスキンケア。

②中等度〜重症は漢方で。

③漢方薬は選択肢の一つであり，絶対的なものではない。

④エキス剤は合方（本治方＋標治方）を中心に行う。

⑤煎じ薬も面白い効果があるが，実際は技術を必要とする。

⑥変方は３ヶ月点検の要領で行う。

⑦重症例には短期間のステロイド剤と抗生物質の内服かステロイド剤＋抗生物質＋亜鉛華軟膏の重層処置をする。

⑧食事指導は大切である。アトピー性皮膚炎にとって大切な食事の内容を付記する。

・和＞洋。

・脂肪，糖分の少ないものを勧める。

・確実に悪化させるもの（チョコレート，生クリーム，ケーキ，スナック菓子など）を制限。目

標は1/2に（しかし，現実は1/3）。

・米＞パン，魚＞肉，玄米（あるいは7分搗き）＞白米，自然塩＞精製塩，黒砂糖＞白砂糖。色の付いた野菜，海草を。大好きな物はたいていはアトピー性皮膚炎に良くないので1/2を目標に。

・楽しく，ゆっくりと食べる。

ⅲ．スキンケアの基本―きれいに，そしてシットリ―

①女性の化粧法に準ずる（洗顔→化粧水→乳液→ファンデーション）。

②当院では（石鹸→ユーカリローション→ヒルロイドローションまたはベビーローション→各種の軟膏・クリーム）。

ⅳ．アトピー性皮膚炎と漢方治療

①中等症以上，幼児〜学童，成人型には必要。

②食事指導，生活指導，スキンケアなどと平行。

③1〜2年以上の観察期間が必要。

④ステロイドゼロは理想であって，現実的ではない。

⑤普通の生活（60〜70点）が出来ることが大切で，最高点でも80点（20％は体のどこかに残っている）。

⑥皮膚は内臓の鏡，生活の鏡であることを強調。

ⅴ．肺の機能―鼻と皮膚との関係―

①肺は皮毛を主る。

②肺は鼻に開竅する。

③肺は大腸と表裏（臓腑）の関係にある。

腎－膀胱，脾－胃，肝－胆，肺－大腸（『黄帝内経』）。

重症成人型アトピー性皮膚炎の約70％に，慢性大腸炎の病像（充血，糜爛：atopic colitis）が見られる。（山田秀和：近畿大学助教授）

ⅵ．皮膚は……

①内臓（胃腸や鼻腔，呼吸器）の鏡。

②生活の鏡。

③心の鏡。

④環境の鏡。

⑤季節の鏡。

ⅶ．皮膚科領域に必要な漢方の基礎概念

①風　⇨変化が速やかで搔痒性のある皮疹。蕁麻疹のようなものを指す。祛風剤（痒みを除く）を使う。

②湿　⇨湿潤，水滞（水毒）を指す。利湿作用のある生薬を使う。

③燥　⇨乾燥，血燥の同義。滋潤作用のある生薬を使う。

④血　⇨血熱，瘀血，血虚に分けられる。

⑤発表⇨病変を外部に発散させる。発表（解表）剤を使う。

次に，著者がアトピー性皮膚炎の診療方法を講演した時の内容をスライド形式で掲載した。難治例も多いが，上記の内容を踏まえて，左上より順に症例と共にご覧戴ければ，方法がご理解頂けると思う。

アトピー性皮膚炎は、これらの風・湿・熱の混在する病態であることを理解しなければならない。
「風・湿・熱による湿疹の模式図」

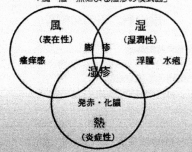

すべての病態には、陰陽・虚実の考え方が必要となるが、皮膚疾患も同じである。友人の佐守氏の表を拝借した。
「皮膚疾患における陰陽と虚実の判定」

陰 陽

	皮疹の色	自覚的	皮膚の感触	外見	脈
陽証	赤み	熱い	温かい	元気そう	浮、数
陰証	蒼白、黒み	寒い	冷たい	元気がない	沈、遅

虚 実

	体格	腹壁	腹力	振水音	行動
実証	よい、筋骨発達	厚い	強い	無	能動的
虚証	悪い、筋骨薄弱	薄い	弱い	有	易疲労

(佐守 友仁)

風湿熱の1例：乳児の表在性皮膚感染型（ほとんど黄色ブドウ球感染を起こしている）で、湿潤、炎症、一部に乾燥病変がある。

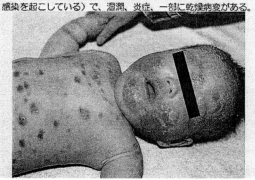

皮膚は内臓の鏡といわれるが、皮膚ー肺ー大腸の五行の関係からも、これを十分に説明することができる。
「肺の機能 — 皮膚と大腸の関係」

1. 肺は皮毛を主る。
2. 肺は鼻に開竅する。
3. 肺は大腸と表裏（臓腑）の関係にある。
   腎ー膀胱、脾ー胃、肝ー胆、肺ー大腸
   （黄帝内経）

重症成人型アトピー性皮膚炎の約70％に慢性大腸炎の病像（充血、ビラン）（仮称atopic colitis）がみられる。

(山田 秀和ほか アトピー性皮膚炎における腹部症状とその治療, 皮膚, 43(supp123);76-79,2001)

漢方の消風散や治頭瘡一方の構成をよくみてみると、先程の概念がよく理解できる。
「消風散（外科正宗）」

当帰、地黄、石膏、防風、蒼朮、木通、牛蒡子、
知母、胡麻、蝉退、苦参、荊芥、甘草

防風、荊芥、蝉退、牛蒡子‥発散（解表）作用、祛風作用（止痒作用）
石膏、知母、苦参‥‥‥‥清熱作用（抗炎作用）
蒼朮、木通‥‥‥‥‥‥‥利湿作用（乾燥作用）
当帰、地黄、胡麻‥‥‥‥滋潤作用（皮膚を潤す作用）

「風だけでなく、風・湿・熱に対する皮疹の治療薬」

著者も普段から治療に難渋している例が多いが、その中で著者の考えている「難治性アトピータイプ」は下記のような人たちである。

1. ステロイド絶対拒絶派。
2. 心因性の要素の強いストレス過敏反応タイプ。
   （閉鎖的、教条的、自己中心的・・・）
3. ライフスタイルバラバラ派。
4. 食生活無視派。
5. スキンケア無視派。
6. プータロー、ニート派
   （定職に就かず、なんとなく1日を過ごしている）。
7. 痒疹結節（掻爬行動が止まらないため、徐々にこのようなタイプとなる）。

これらのうち、2～3の条件を満たしている人たちは本当に治療が難しい。

治頭瘡一方（本朝経験方）

（連翹，忍冬，防風，荊芥，紅花，川芎，蒼朮，甘草，大黄）

連翹，忍冬，大黄…清熱解毒作用（抗炎症作用）
防風，荊芥…………祛風作用，発散（解表）作用，止痒作用
紅花，川芎…………活血，理血（駆瘀血作用）
蒼朮…………………利湿作用（乾燥作用）

分泌物が多く、掻痒、痂皮を伴う皮疹、特に上半身
（頭部，顔面）のアトピー性皮膚炎によく用いられる
「頭部・顔面部の滲出性，炎症性の皮疹に適応する方剤」

著者は患児の体質が，漢方の眼でうまく捉えられた場合に本治方剤（基本方剤）として下記のようなものを使い，それに各種の標治方剤を加えて治療している．
「アトピー性皮膚炎治療の基本方剤（本治方剤）」

漢方的な体質	基本方剤
気虚タイプ〔虚弱体質〕	補中益気湯，補中益気湯合六君子湯，黄耆建中湯，小建中湯，桂枝加黄耆湯，他
胃家実タイプ〔肥満，飽食〕	防風通聖散，大柴胡湯，他
気滞，気逆タイプ〔心因傾向〕	柴胡加竜骨牡蠣湯，四逆散，小柴胡湯，柴胡桂枝湯，柴胡清肝湯，甘麦大棗湯，抑肝散，他
血熱血虚タイプ〔発赤，乾燥〕	温清飲，柴胡清肝湯，荊芥連翹湯，他
陰虚タイプ〔乾燥〕	六味（地黄）丸

9

著者が考えている漢方方剤の簡単な解説
白虎加人参湯（傷寒論）

知母、硬米、石膏、甘草、人参

使用目標：比較的体力のある人で、口渇、熱感、
のぼせ、発汗などのある場合。
陽証（熱証）。
冷たい飲料を多量に欲する。
皮膚科疾患では口渇、瘙痒が甚だしいもの。

アトピーを単方で治療することは大変難しいので、著者は次のような合方例をよく使っている。

難治例に有効な合方

● 消風散合十味敗毒湯
　　（消風散証で、化膿、痂皮の強いもの）
● 十味敗毒湯合黄連解毒湯
　　（十味敗毒湯証で炎症の強いもの）

いずれも発赤、充血、感染、痒疹、結節など、
かなり激しい症状を伴っている。

10

黄連解毒湯（外台秘要方）

黄芩、黄連、黄柏、山梔子

体質：熱証

のぼせてイライラし、不眠や神経症状訴え、顔面を中心とした領域の発赤、かゆみが強いときは単方でもよい。
他方剤（白虎加人参湯、桂枝茯苓丸など）と組み合わせると効果大。
温清飲、柴胡清肝湯などの強化療法

１１歳　女　アトピー性皮膚炎

1ヵ月後　　2ヵ月後

十味敗毒湯 合 甘麦大棗湯 ＋ ユーカリローション ＋ ス剤（3群）＋ サンドバス
※この例は、今でも大変治療に難渋している。

11

１７歳　女　アトピー性皮膚炎

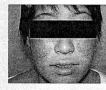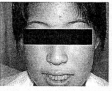

1年間他医で改善しないため来院。　2ヵ月後
黄連解毒湯とス剤（5群）で改善。
※顔面発赤と湿潤が強かった例

温清飲（万病回春）

黄連解毒湯＋四物湯（当帰、地黄、川芎、芍薬）

体　質　　虚実間証～実証
皮膚色　　黒褐色（思春期～成人）
　　　　　黄褐色、枯燥
　　　　　小児では赤ら顔が多い。
皮　疹　　発赤型
　　　　　枯燥、かゆみは強い。
　　　　　分泌物は少ない、ひっかき傷が多い。
　　　　　顔面発赤が強い時は、黄連解毒湯を加える。

12

十味敗毒湯（華岡青洲経験方）

桔梗、柴胡、川芎、茯苓、防風、
甘草、荊芥、生姜、樸樕、独活

患部に化膿を伴うか、あるいは化膿を繰り返し、
季肋下部に軽度の抵抗・圧痛（胸脇苦満）を認め
（必ずしも必要ではない）、散在性の毛のう炎、
痒疹痂皮、痒疹結節のあるものなどのアトピー性
皮膚炎に応用される。
投与後増悪することも多いので、撤退のタイミング
が難しい。

これも強化療法の一つとしてよく使う合方例だ。
エキス剤の使用量は症状によって変化することも多い。

 消風散　　　　7.5g（5.0～7.5）
　　　　　黄連解毒湯　　7.5g（5.0～7.5）
　　　　　　　3×食前内服

消風散の証があり、さらに皮膚の
発赤、熱感が激しい場合。

6歳 女児
アトピー性皮膚炎 ＋ 皮膚感染

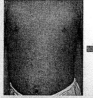 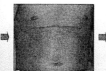 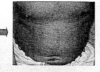

処置 3日後　　　1ヵ月後
消風散 合 黄連解毒湯

2歳 女児

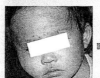 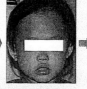 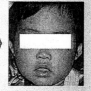

2ヵ月後　　　9ヵ月後

補中益気湯

乳～幼児期の基本方剤。
思春期～青年期（虚証、寒証）
（手足の冷え、脈：沈、細、パワー不足、下痢 o r 便秘）

炎症がはげしければ　補中益気湯合治頭瘡一方
　　　　　　　　　　　〃　合黄連解毒湯
かるい炎症　　　　　　〃　合温清飲
口唇の乾き、主婦湿疹　〃　合温経湯　等…

小建中湯、黄耆建中湯

体　質：虚証、寒証

（盗汗、パワー不足、食が細い、便秘＞下痢、易感染）

基本方剤でもある。

15歳 女

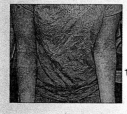

1週間後

冷え性、虚弱傾向
補中益気湯 合 温清飲 ＋ ス剤（3群）

2歳 男児

 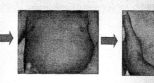

2ヵ月後　　　3ヵ月後

小建中湯 合 治頭瘡一方 ＋ ス剤（4群）
※本治方剤として、小建中湯をベースとした合方治療をした。

2歳 女児

疾　患　アトピー性皮膚炎（Rast卵＋2、牛乳＋2）

処　方　補中益気湯

外　用　5群（SOD）⇒ 0群

経　過　0 ⇒ 2M ⇒ 9M

治頭瘡一方　（出典：『本朝経験方』）

川芎、蒼朮、連翹、防風、甘草、荊芥、
紅花、大黄、忍冬

分泌物が多く、瘙痒、痂皮を伴う皮疹、
特に上半身（頭部、顔面）のアトピー性皮膚炎によく用いられる。

25

2歳 男児

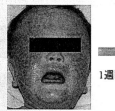

1週間後

治頭瘡一方 ＋ ス剤(5群)

柴胡桂枝湯
（出典：『傷寒論』『金匱要略』）

柴胡　半夏　桂皮　黄芩　人参
芍薬　大棗　甘草　生姜

軽い胸脇苦満と腹直筋緊張、自汗、盗汗のある、主に上半身のアトピー性皮膚炎に奏効する。
小児、青年いずれもストレス過敏性、過緊張を有する場合によい。

26

1ヶ月 男児

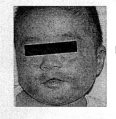

1週間後

治頭瘡一方 合 桂枝加黄耆湯 ＋ V群
※本治方剤として桂枝加黄耆湯を加えた。

14歳 男

（前医）消風散、温清飲、黄連解毒湯
桂枝茯苓丸、白虎加人参湯　　　　　2Y
荊芥連翹湯　　⇩

柴胡桂枝湯 合 柴胡清肝湯　　　　　8M
　　⇩
外用、weak～mild、漢方入浴剤

27

2歳 女児
アトピー性皮膚炎

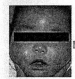 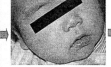 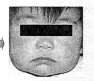

3ヶ月後　　5ヶ月後

治頭瘡一方、補中益気湯、その他の非ステロイド外用剤で改善

14歳 男

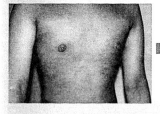 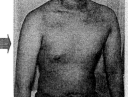

8カ月後

28

越婢加朮湯　（出典：『金匱要略』）

石膏　麻黄　蒼朮
大棗　甘草　生姜

アトピー性皮膚炎では、湿熱を外へ導き軽快させる。
炎症が激しく、浮腫をともなうときによい。
消風散合越婢加朮湯は即効性がある。

桂枝加黄耆湯　（出典：『金匱要略』）

桂枝　芍薬　大棗　生姜　甘草　黄耆

桂枝湯に黄耆が加わった処方。
黄耆は、補気と利水消腫、固表止汗作用がある。
虚弱体質をもつアトピー性皮膚炎の湿潤、熱燥ともに治す作用がある。

抑肝散 （出典：『保嬰撮要』）

蒼朮　茯苓　川芎　当帰　柴胡　甘草　釣藤鈎

落ち着きがない、息止め発作、夜泣きなどのある小児で、痒みのためイライラが強く、不眠を伴うアトピー性皮膚炎によい。

1歳　女児

ブ菌（+）（MSSA）

治頭瘡一方　⇒　治頭瘡一方　⇒　桂枝加黄耆湯
（Ⅲ、Ⅳ群）　　　　　　　　　　　　合
　　　　　　　　　　　　　　　　治頭瘡一方

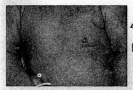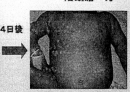

4日後

六味丸　（出典：『小児薬証直訣』）

地黄　山茱萸　山薬　沢瀉　茯苓　牡丹皮

アトピー性皮膚炎では、小児で乾燥、ほてり、痒みのある時に奏効する。

逆に、比較的難治な症状を伴うアトピー性皮膚炎には、本当に治療にてこずる。

眼の周囲のひどいただれたもの
　　　　　　　　　　　　　― 心因が関係する
ダーティーネック　― 瘀血
　　　　　　（桂枝茯苓丸合温清飲）
結節痒疹　――――　かけばかくほど悪くなる
皮疹はないがかゆくて眠れないもの

先述したように、合方治療はアトピー性皮膚炎にとっては必要な治療である。

「治療効果を高める合方方剤」

利水剤	五苓散　苓桂朮甘湯　越婢加朮湯
理気剤	抑肝散　香蘇散
滋潤剤	四物湯　六味丸
安神剤	甘麦大棗湯　柴胡加竜骨牡蠣湯

エキス剤の合方治療では、初心者がクリアカットに使用できることが望ましい。友人の高橋先生の表を拝借した。
「アトピー性皮膚炎の漢方治療」
（エキス剤加減法）

◆皮疹に対する治療
　主に湿潤性で夏季増悪するもの・・・消風散加減
　主に乾燥性で冬季増悪するもの・・・十味敗毒湯加減

◆エキス剤による加減法
　発赤・充血・熱感・・・＋黄連解毒湯
　水疱・びらん・浮腫・・＋越婢加朮湯、麻杏甘石湯
　鱗屑・亀裂・乾燥・・・＋四物湯
　暗赤色で乾燥、鱗屑・・＋温清飲
　肥厚・苔癬化・・・・・＋通導散・桂枝茯苓丸
　膿疱・化膿・・・・・・＋排膿散及湯

（高橋邦夫）

※この表は非常に分かりやすく、しかも実用的だが、治療は必ずしもこの結果には終わらない。

あまり証を考えず処方でき、比較的よく効く漢方としては、次のようなものがある。

乳児のアトピー　――　治頭瘡一方
　　　　　　　　　　補中益気湯　合　治頭瘡一方
幼児のアトピー　――　柴胡清肝湯　合　補中益気湯
学童のアトピー　――　いろいろあり、特定のものは少ない。

実際の治療をしていて、数日から1～2週間後に皮疹が増悪することは稀ではない。著者は次のように考えている。

「アトピー性皮膚炎の増悪現象」

1. 全ての方剤に可能性がある。
2. 巷間で言われている「好転反応」という言葉には要注意。
3. 伝染性膿痂疹（とびひ）、カポジ水痘様皮膚炎（ヘルペス）の併発に要注意。かなり多い。
4. 3週間で改善しなければ撤退すべきで、いつまでも好転反応（瞑眩）にこだわらない。

アトピーの天敵として、次のようなものがあり、これは難治例にもつながっている。

便秘、冷え、甘党、過剰なアルコール、

飽食、イライラ、超自然主義、教条主義、

自己管理不能…

著者は、下記のような漢方入浴剤を煎じて患者に使ってもらい、概ね好評をえている。
「漢方入浴剤の種類と特徴」（当院）

A． 当帰．地黄．＜当帰風呂＞（乾燥肌の人）
B． 当帰．地黄．苦参．黄芩．＜苦参風呂＞
　　（皮膚の炎症の強い人）
C． 当帰．地黄．茵陳蒿．甘草．＜かわらよもぎ風呂＞
　　（アトピーには最もポピュラーなもの）
D． 当帰．地黄．艾葉．甘草．＜よもぎ風呂＞
　　（老人で皮膚のかゆい人）
E． その他．（皮膚の状態に合わせて作る）
F． 標準量　当帰　地黄　茵陳蒿　甘草
　　　　　　5.0　　5.0　　15.0　　5.0　／回

大変よい	24
よい	103
よくない	9
わからない	61
悪化した	0
無記入	3
	200

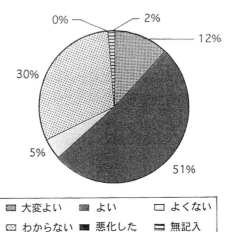

図1　漢方入浴剤の効果（痒みの効果）

表1　小児期アトピー性皮膚炎の漢方治療①

児　期	頻用方剤
乳児期	治頭瘡一方，補中益気湯，小建中湯，桂枝加黄耆湯，黄耆建中湯，他
幼児期	柴胡清肝湯，補中益気湯，黄耆建中湯，抑肝散（抑肝散加陳皮半夏），十味敗毒湯，消風散，他
学童期	十味敗毒湯，柴胡清肝湯，柴胡桂枝湯，消風散，補中益気湯，黄耆建中湯

表2　小児期アトピー性皮膚炎の漢方治療②

乳児期	治頭瘡一方，治頭瘡一方合補中益気湯． 〔脾胃の虚〕飲まない時は母親に投与（授乳期）．
幼児期	ストレス型には抑肝散，甘麦大棗湯を加える，柴胡剤（十味敗毒湯など）と併用． 肝の昂りや一貫堂体質改善剤（柴胡清肝湯，荊芥連翹湯など）が合う． 〔脾胃の虚〕補気剤．
学童期	肝の昂り（ストレス反応型）に柴胡剤＋ 〔脾胃の虚〕補気剤，一貫堂体質改善剤．

症例検討

〔症例1〕

患　児　平成15年1月生まれ，男児。

初　診　平成15年9月。

主　訴　湿疹，寝つきが悪い。

現病歴　約1ヶ月前から，耳の中をよく手で掻く。寝つきが悪い。

現　症　体重8kg。イライラしやすい，寝つきが悪い，眠りが浅い，寝起きが悪い，よく寝ぼける，夜泣きをする，くしゃみ・鼻水・鼻づまりが多い，よく咳や痰が出る，すぐ癲癇を起こしていた。

経　過　15年9月，甘麦大棗湯，アズノール，アルメタ。10月，薬を飲まないと寝つきが悪い，よく眠る。改善。

表3　小児期アトピー性皮膚炎の漢方治療③

激しい症状を呈した時……………→体質改善
　〔標治方〕　　　　　　　　　〔本治方〕

例：治頭瘡一方…………→補中益気湯
　　黄連解毒湯…………→柴胡清肝湯
　　消風散　　…………→小建中湯
　　他　　　…………→他

表4　小児期アトピー性皮膚炎の漢方治療④

〔局所及び激しい症状の方剤〕
　黄連解毒湯，白虎加人参湯，治頭瘡一方，消風散

〔体質治療を主とした方剤〕
　小建中湯，補中益気湯，柴胡清肝湯，温清飲，十味敗毒湯

解　説　アトピー性皮膚炎の中で時々神経過敏な例を見かける。顔，特に眼の周囲が赤くなって爛れたようなものは大変治しにくい。欲求不満や何らかの心因性背景があって常にイライラして掻いている例なのでこういう場合は対応が難しい。本例は耳の中などあまり湿疹の範囲は広くないし心因背景もこれといったものがなかった。甘麦大棗湯で夜泣きがよくなり，湿疹も軽減した。

〔症例2〕

患　児　8歳，女児。

主　訴　皮膚の痒み，易疲労感。

既往歴　3年前，気管支喘息とアトピー性皮膚炎で漢方治療を受けていた。

現病歴　半年前より疲れやすく，手足をバタバタして夜間十分に睡眠がとれない。湿疹はひどくないが，皮膚が痒く，イライラが強い。毎月1回かぜ気味となる。食欲がない。

現　症　体重25.5kg，皮膚の色は全体に黒く，ザラザラしている。爪の色は蒼黒い。腹証は特になし。扁桃はⅡ度肥大。

経　過　疲れやすい，イライラ，十分に睡眠が取れないなどの虚弱傾向，神経症状がみられる。鼻のグズグズ，皮膚の痒みなどのアレルギー症状がみられる。上記症状より柴胡清肝湯を処方。2週後，食欲増進，体重2kg増加，痒みは低下。4週後，食欲増進，腹が減ったと言う。体重は25.5kgから29kgへ増加。6週後，順調に経過。

解　説　柴胡清肝湯証は判断が大変難しいことがある。著者はアトピー性皮膚炎を併発している例にしばしば用いているが，その基本に「肝」の症状があれば更によい。口周囲の湿疹がなかなかよくならない例などに本方を用いてかなり良くなるのもその一つであると考えられる。

2）尋常性痤瘡（ニキビ）

病態と治療法

　かつては小学生に見られなかった本症も，栄養状況の改善と身体発育の向上に伴い，小児科外来でも少なからず見られるようになってきた。また，本症に悩む中学生も徐々に多くなっている。

　社会の変化によって，ニキビも彼らにとっては大きな日常問題の一つであり，「たかがニキビ」

表1　ニキビの漢方治療のポイント

1．ニキビの性状をよく観察する.

2．体質を考慮する
　・熱のあるもの＝黄連解毒湯類を加える.
　　例：十味敗毒湯合黄連解毒湯，荊芥連翹湯，清上防風湯，他.
　・熱，化膿型＝桔梗，石膏，連翹の入っているものを選ぶか，桔梗石膏を加える. また荊芥連翹湯，清上防風湯を処方するか合方する.

3．ニキビの性状に関わらず，体質素因の強い人は，体質的な側面から処方を選ぶ
　　例：当帰芍薬散，当帰建中湯，桂枝茯苓丸，十全大補湯，補中益気湯，他.

4．月経周期によって悪化するものには
　・実証型＝通導散，桂枝茯苓丸合大黄甘草湯，桂枝茯苓丸加薏苡仁，他.
　　便秘型→桃核承気湯.

　・中間型＝加味逍遙散，他.
　・虚証型＝当帰芍薬散，温経湯，他.

5．OL，若いサラリーマンに多いタイプ（ストレス反応型）
　・女　性＝加味逍遙散，当帰芍薬散，桂枝茯苓丸（合十味敗毒湯），他.
　・男　性＝荊芥連翹湯（合小柴胡湯），清上防風湯，他.
　　　＊思春期型もこれに準ずる. 月経周期によって悪化するものは，駆瘀血剤を選ぶ.

6．まず単方を選定する
　　　＊黄連解毒湯類は胃腸の弱いタイプには注意を要する.
　〔ニキビの性状と方剤〕
　・赤いもの　　　＝血熱⇒清上防風湯，黄連解毒湯，他.
　・色あせたもの＝瘀血，血虚⇒当帰芍薬散，加味逍遙散，桂枝茯苓丸，他.
　　　＊荊芥連翹湯はいずれも可.

7．投与期間は2週間ごとに
　　服用開始後1〜2週間で増悪することもあるが，原則として続ける.
　・1ヶ月で少し効果がみられれば同方を続ける.
　・3ヶ月で効果がなければ変方する.

8．油っぽいもの，甘いものの摂取を避ける.

9．抗生物質は必要最小限に使用する（炎症の強い時のみ）.

10．抗菌剤の軟膏やクリームなどを適宜加える.

と侮ってはならない。ニキビに対する彼らの関心の度合いは，我々大人より遙かに高い。しかし，身体の発達途上であり，生理的な側面も大いに影響するために，思春期以前は治療しても思うように改善しないことも多い。まず彼らにそのことをきちんと説明した上で，次のような生活指導を行い，必要に応じて漢方治療を勧めてみるのもよい。

食事で最も大切なことは，糖分，脂肪の過剰摂取を避けることである。チョコレート，ココア，生クリーム，スナック菓子，ジュースなどはできるだけ少なくし，便秘の解消に努めることだ。皮膚は内臓（消化管）の鏡であることをよく説明した上で，漢方治療を行う。

皮膚病の漢方治療の中で，ニキビはアプローチも難しくはないが，合方治療に慣れないと思うような結果を得られないこともあり，初心者には厄介かもしれない。しかし，小〜中学生のニキビは，単純な処方（例えば清上防風湯や荊芥連翹湯など）でも結果がハッキリすることもあって，ひとまず手掛けてみることも大切だ。

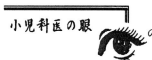
ニキビには漢方治療が大変よく効く。しかし，治療技術が少し厄介なのが難点だ。

3）伝染性膿痂疹（とびひ）

病態と治療法

本症は，通常抗生物質の内服，外用をうまく使えばよく治る疾患だが，抗生物質による下痢などの消化器症状に悩んだり，不適切な治療で治療が遷延したりした場合には，漢方薬の内服療法を併用した方がより有効である。

ファーストチョイスは排膿散及湯，それで効かない場合は十味敗毒湯合排膿散及湯の内服をするとよい。軽症の場合は，排膿散及湯のみでも十分な効果を現すことが多い。

また，抗生物質と排膿散及湯の併用＋適切な外用療法のコンビネーションは，例え起炎菌がMRSAであっても，最もスピーディーで確かな治療効果が得られる。

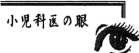
抗生物質の内服で患児にトラブルが生じる場合には，漢方薬だけの内服も，それなりの効果があることを知って欲しい。

4）伝染性軟属腫（水イボ）

病態と治療法

本症は，患児に恐怖感を与える治療法が多いので，著者は，①硝酸銀による外用療法と同時に，②漢方の内服を併用することを，患児と保護者に勧めている。ただ，①も痒みが強く現れるので，

広範囲に水イボがある場合には，まず次のような内服法を勧めている。

ⅰ．薏苡仁湯合五苓散加ヨクイニンエキス

この場合，薏苡仁湯も五苓散も通常量の2/3で十分で，ヨクイニンエキスは通常量の1.5〜2倍とする。

ⅱ．薏苡仁湯合五苓散合十味敗毒湯

ⅰで効果の見られない時はⅱに変方する。この場合，ひとまず1〜3ヶ月間の経過観察が必要である。効果の早い場合は2〜3週で水イボが小さくなったり，乾燥して枯れた状態になってくる。これらの処方を使う以前は薏苡仁の大量療法に頼っていたが，水イボを一種の水滞と考えて五苓散を合方してから，より速やかに縮小することが分かった。

また，イボと同様に，水イボで難治性のものは，十味敗毒湯を加えると，知らないうちに消失することが多い。

小児科医の眼　小児科医で本症を何もせずに放置している人も少なからずいるが，他人への感染などを考えると，やはり治療するにこしたことはない。その点，漢方薬という武器は大変有用である。

5）尋常性疣贅（イボ）

病態と治療法

外用療法の中で確実なものに，モグサによる灸の治療があるが，残念ながら実際にこれをうまく実施できる人は少ないので，ここでは紹介に留めておく。液体窒素の処置が大変難しい大きいイボには，自宅で1ヵ所に1日1回で日/10〜15壮（粒）ほどの灸を据えることを勧めているが，これを素直に黙って受けてくれる患児は余程液体窒素の治療でこりている子供だ。灸の長所は，一旦灸で小さくなったものは殆ど再発しない点だが，液体窒素による処置は残念ながら大変再発しやすい。痛い思いをして何度も処置を受けなければならないことは患児にとって辛いものだ。

適切な内服薬のない中で，薏苡仁（ヨクイニン）の内服は確実な効果を挙げられるので，次の点に注意して内服を勧めるとよい。

①ヨクイニンエキスの量は通常量では効きが弱いので，その点を十分承知した上で，飲みにくいが通常量の数倍を投与する。小学生であれば1日15ｇ程度服用させることだ。

②煎じ薬であれば，同様に1日30〜50ｇの服用が効果的である。

③経過観察期間はひとまず1〜3ヶ月間で，3ヶ月経っても効果のない時は治療内容を再検討する必要がある。

④ヨクイニンエキス単独で効果の見られない時は，十味敗毒湯を加える（通常量で可）。

⑤早く消失させたい場合は，液体窒素などの外用療法に加えて内服を行う。

⑥これらの処置により，80〜90％は3〜6ヶ月以内に縮小していくので，その点を保護者に前もって話しておくことが大切だ。

⑦灸の場合もそうだが，ヨクイニンの内服による治療効果の優れた点は，極めて再発しにくいことなので，一旦縮小すればそのまま服用させ，消失した時点で服用を中止してもよい。

小児科医の眼　ヨクイニンエキスは大変飲みやすいので，痛い思いを何度もしないことを強調して，漢方薬を勧めることだ。

6）脱毛症

著者が小児科医として医療現場で脱毛症を診るとき，概ね次のような疾患が多い。

(1) 円形脱毛症

これは3つに分けられ，単発型，多発型，全頭脱毛症となる。

単発型はストレスに起因することが多く，漢方薬を始めとする各種の治療で比較的順調に治癒することが多いが，多発型では治療に時間がかかり，全頭脱毛症は大変難治であることが実感として分かる。

本疾患はアトピー素因があったり，アトピー性皮膚炎を併発していたりする場合が多い。後者の2疾患（多発型，全頭脱毛症）は「not curable but treatable」（治らないが治療は可能である）と言われ，再発する可能性も高いので，希望を持たせつつ治療し，例え再び脱毛しても決して諦めさせないように心のケアも含めて対応することが大切である。

漢方薬は円形脱毛症の単発型には大変よく効くが，多発型は時間がかかる。出来るだけ小児の体質（虚弱性，ストレス過敏性，末梢循環不全，他）などをチェックして，証に合った治療をする必要がある。全頭型は難治なので，体質チェック，ストレスチェック，ミネラルチェックなども必要な場合がある。

表1　小児の脱毛に対する漢方治療方剤

1．虚証，寒証 　　桂枝加竜骨牡蠣湯（合当帰四逆加呉茱萸生姜湯），小建中湯，黄耆建中湯
2．虚証〜中間証 　　柴胡桂枝湯加竜骨牡蠣（桂枝加竜骨牡蠣湯合小柴胡湯）
3．中間証〜実証 　　柴胡加竜骨牡蠣湯，四逆散

表2　小児の脱毛に対する対応

1．理由もなく反復するもの（発毛〜脱毛〜発毛）は難治
2．円形脱毛症はきっかけがあれば（見つければ）治療が容易となる
3．アトピー脱毛は，アトピーのコントロールがうまくいっても難治
4．先天性素因のあるものは六味地黄丸の投与

(2) 抜毛症

あくまでも心因の背景を探ることが必要で，それをうまくコントロールしなければならない。カウンセリングも必要となるので，カウンセラーとの密接な協同作業も，解決する有効な手段となりうる。

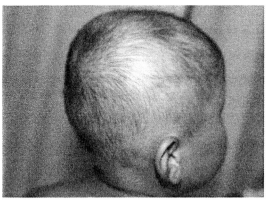
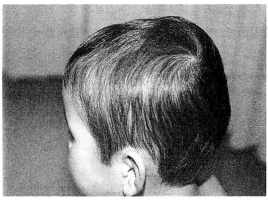

症例1　桂枝加竜骨牡蠣湯で改善傾向（右は5ヶ月後）

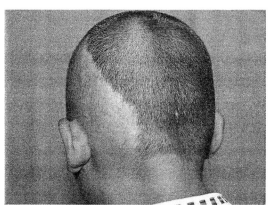
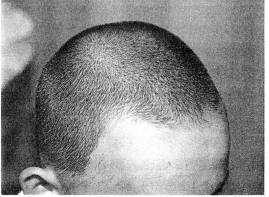

症例2　柴胡加竜骨牡蠣湯で改善（中学1年生）．左（初診），右（9ヶ月後）

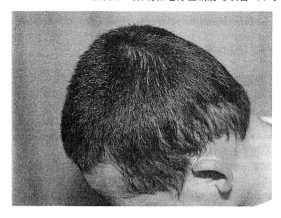

同上の1年4ヶ月後

小児科医の眼　円形脱毛症のうち，単発型，多発型は，心因や体質の背景をよく検討して治療すると，抗アレルギー薬やセファランチンの内服より漢方薬の方がよく効くが，併用療法でも効果は同じである．脱毛症はあくまで心因背景のフォローが大切である．

13. 耳鼻咽喉疾患

1）鼻出血

病態と治療法

　小児の鼻出血で，出血量が大量の場合あるいは出血が突発的で止血が困難な場合は，当然のことながら耳鼻科医の診察を受けなければならない。しかし，器質的疾患や血液疾患などの特殊な疾患を除いたもので，これといった特定の原因もなく少量の出血を反復する場合は，実際にはなかなかよい治療法がないのが現状である。

　夏期に決まって鼻出血を起こす小児が来院することもある。大半が耳鼻科医を受診するが，それでもなかなか改善しない時は著者の所に来ることがある。チョコレートやピーナツのような，陽性でのぼせの傾向のある食べ物をよく摂る小児には食事指導をするが，全く原因が思い当たらないケースも多々ある。しかも一旦出血すると2〜3日に1回出血して，それを繰り返す。良くなりかけた頃に痂皮を取ってしまうのであろうか。

　このような例には，漢方薬の投与や刺絡（経穴に瞬時に太い鍼を刺して少量出血させる方法。後述）が有効である。この場合の刺絡では，左右どちらの側でもよいが，第1指の爪床の外側にある少商という肺経の経穴に23ゲージの注射針を使って瞬時に刺針し，5〜10滴の少量の血液を軽く絞り出す方法が最も効果的である。この方法は，鼻出血以外にいわゆる疳の虫，息止め発作の治療にも奏効する。注射針，アルコール綿，ガーゼさえあれば簡単にでき，しかもかなり有効な方法である。鼻出血は一般に夏期に多くみられ，しかも一旦出血すると数日間はしばしば反復するが，どちらかというと実証より虚証タイプの小児に多い。『金匱要略』の虚労病門の条文に，「虚労，裏急，悸，衄（鼻出血），腹中痛ミ，夢ニ失精シ，四肢疼痛，手足煩熱，咽乾口燥スル者，小建中湯之ヲ主ル」とあるが，小建中湯証の小児の鼻出血が多いと指摘する人もいる。

　鼻出血を直接止めるには，黄連解毒湯や三黄瀉心湯の服用が効果的である。後者は便秘をしている小児にはよいが，一般には前者を用いる。小建中湯証の小児が鼻出血を反復する時は，小建中湯に少量（小建中湯1に対して1/3〜1/4量）の黄連解毒湯を予め合方して継続投与をすればよい。こういう例にも先ほどの刺絡を併用すると大変よく効き（1〜2回の刺絡ですっかり鼻出血がなくなる例も多いので），長期に漢方の治療をしなくても良くなることが多い。

　これ以外の鼻出血には，小児に対して漢方の適応はないと考えてよい。

症例検討

〔症例1〕
患　児　9歳，男児。
主　訴　鼻出血，易疲労。

初　診　昭和61年8月。

現病歴　夏休みに入ってから3週間，1日3〜4回鼻出血が大量にある。耳鼻科では粘膜が弱いと言われた。倦怠感（＋），食欲不振（＋）。

現　症　体重25kg。右鼻粘膜充血（＋）。RBC414×10^4，Hb11.7g/dl，Fe89(70〜200)，出血傾向（−）。

経　過　刺絡（1回）＋補中益気湯5.0g/2×1日。5日目，鼻出血（−），元気↑。10日目，鼻出血（−），食欲↑。15日目，治療終了。

〔症例2〕

患　児　3歳，女児。

主　訴　鼻出血。

初　診　昭和59年9月。

現病歴　毎月のように鼻出血を繰り返す。

現　症　体格はやや小。体重12.5 kg。普段から疲れやすい。時々かぜを引く。鼻粘膜の色調は非充血型。検査所見はRBC4.46×10^6，APTT40.1秒（25〜45），Hb12.2g/dl，トロンボテスト65％（70〜130），Ht36.3％，血小板数29.2×10^4，出血時間1分。

経　過　小建中湯，刺絡でその後の鼻出血は1回のみ。

小児科医の眼　　著者は常々，目・耳・鼻に関する症状でやってきた患児には，ひとまず治療はするが，「目は目医者，歯は歯医者，耳鼻咽は耳鼻咽喉科，困った時は広瀬先生」とジョークを言っている。これらの疾患は全て，鼻腔や外耳道などのトンネルを通じてつながっていることを意識する必要があると考えている。鼻汁も実は鼻腔，副鼻腔，鼻涙管，歯科領域，内耳，外耳道を通じて，全て関連しているので，常にその視点を忘れないことが大切であると考えている。漢方を勉強することは，常に全体的なものの見方をすることに通じている。

2）アレルギー性鼻炎

病態と治療法

スギやカモガヤをアレルゲンとする季節性のアレルギー性鼻炎（花粉症）や，主としてハウスダストをアレルゲンとする通年型の鼻炎の治療は，決して容易ではない。後者で罹患年数が長く，下鼻甲介粘膜の肥厚のあるものは，漢方治療でも難治性である。

漢方では，一般に小青竜湯を代表とする麻黄剤を用いる。次いで麻黄附子細辛湯だが，麻黄剤で胃腸障害を来す場合は，麻黄の入っていない苓甘姜味辛夏仁湯がよい。しかし，小児は麻黄に強いため，麻黄剤で食欲不振や便秘を来す例は成人に比べてもかなり少ない。

水様性鼻汁の多い例は，麻黄附子細辛湯か桂枝湯合麻黄附子細辛湯がよい。この場合は小青竜湯よりも即効性がある。

表1　花粉症の薬の飲み方　―早めに，多めに，熱めに―

1．花粉の飛散する2週間前から抗アレルギー薬を内服する．
2．同時ないしは鼻症状が少し出た時点で漢方薬を服用する．
3．漢方には，次のような方剤があるが，体質によって服用する方剤が異なる．
　　・小青竜湯加附子　　　　　　　・小青竜湯合麻黄附子細辛湯
　　・麻黄附子細辛湯　　　　　　　・桂枝湯合麻黄附子細辛湯
　　・麻杏甘石湯　　　　　　　　　・越婢加朮附湯
　　・桂枝湯合麻杏甘石湯（大青竜湯）　・麻黄湯合越婢加朮湯（大青竜湯）
　　・人参湯加附子　　　　　　　　・苓甘姜味辛夏仁湯
　　　　　　　　　　　　　　　　　・その他
4．効果的な服用法
　　天気の良い日，風の強い日は強い症状が予測されるので，朝，空腹時にまず1包，症状が出たら1～2包，
　　30分で症状が改善しなければ更にもう1包と，多めに服用する．勿論，熱い湯か，湯に溶いて服用するの
　　が最もよい．

　効果的な服用法として，①頻回服用法と，②頓用として2～3倍量服用法がある。特に花粉症の初期やかぜ罹患時にはこの方法は有効である。①の頓用服用法は，出来るだけ熱い湯に溶いて服用するか，やや熱めの湯でエキス剤を服用し，15～20分経過をみて効果がみられなければ，再度もう一服服用する。それでも効果がみられなければ，そこで服用を中断してもよい。

　②の場合，予め2包のエキス剤を用意しておき，服用する方法がある。また，花粉症のように日中激しい症状が予測される場合は，朝の空腹時ないし食後に，あらかじめ小青竜湯や麻黄附子細辛湯を多めに服用しておくことも十分予防的な効果がみられる。

　鼻閉がなかなかよくならない時は，アレルギー性副鼻腔炎に罹患していることもある。この場合は，葛根湯加川芎辛夷に替えるか，小青竜湯と葛根湯加川芎辛夷を合方するのも一つの方法だ。しばしば副鼻腔炎のレントゲンでこのことを発見するが，小児科医は，このような状況では胸部レントゲンと合わせて副鼻腔炎のレントゲンを撮ることにもう少し留意する必要がある。

　これらの治療でも反応しない時は，より陽（熱）証と考え，越婢加朮湯や麻杏甘石湯，大青竜湯（麻黄湯合越婢加朮湯）が効く場合もあるし，逆に炎症のために却って乾燥するため，麦門冬湯のような滋潤剤が良いこともあるが，滋潤剤の適応は成人に多く，小児に少ない。

　花粉症の予防に漢方がどれほど有効であるのか，著者は十分な検討をしていないが，基本的な考えとして，体調を十分に保つという意味からも，小柴胡湯や柴胡桂枝湯などの柴胡剤を，発症時期から1～2ヶ月遡って服用するのも一つの方法である。一方，成人では補中益気湯と当帰芍薬散の合方，また，加味逍遙散の服用が効果的であると言われており，確かにこれらの服用で花粉症の症状が軽くなることはしばしば経験する。

　著者は証の選択に困った時，まず小児は柴胡桂枝湯，成人では男性は柴胡桂枝湯，女性は加味逍遙散を服用させ，発症時期が近づいたら抗アレルギー薬と併用してもらっている。男女によって処方が異なるのは経験上のもので，確たる根拠はない。花粉症のシーズンになって症状が強くなれば，先ほど述べた治療をしてもらう。

　また，漢方単独よりも，抗アレルギー薬を加えて治療した方がよい効果をもたらすことも少なくないので，漢方だけで十分な効果の出ない時は抗アレルギー薬を加えてもよい。

症例検討

〔症例1〕

患　児　10歳，男児。

主　訴　鼻がグズグズいう。

初　診　昭和58年2月。

現病歴　アレルギー性鼻炎と滲出性中耳炎で某耳鼻科医で治療を受けていたが，改善せず来院。冬期はいつも症状が軽減するが，今年はいつになく鼻がグズグズいう。

現　症　鼻腔は膿鼻汁分泌，腹部は胸脇苦満（＋）。

経　過　アレルギー性副鼻腔炎と考え，小柴胡湯2.5g合辛夷清肺湯2.5g/2×1日。2週間後，鼻汁がどんどん出てかぜを引いたようになった。膿鼻汁は水様性鼻汁になった。6週間後，鼻閉。辛夷清肺湯合小青竜湯。4ヶ月後，鼻閉。X-P shadow（＋）。6ヶ月後，非常に調子がよい。

〔症例2〕

患　児　8歳，男児。

主　訴　鼻閉，咳，側弯，虚弱傾向。

現病歴　アレルギー性鼻炎，慢性副鼻腔炎の治療中。整形外科で軽い側弯症と診断されている。食が細い，食べるわりには肥らない，家でゴロゴロしている。便はコロコロ，便秘傾向。

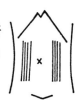

現　症　体重21kg。腹証は胸郭の変形。副鼻腔X-P shadow（＋）。

経　過　小建中湯6.0g合六味丸3.5g合辛夷清肺湯3.5g/3×1日。1ヶ月後，便秘↓，食欲↑，元気↑。2ヶ月後，副鼻腔X-P shadow（－）。体重1kg増加。胸部がふっくらとしてきた。そこで小建中湯6.0g合六味丸3.5g/3×1日とした。

小児科医の眼　長期間にしろ短期間にしろ，漢方は本疾患に大変よく効く。しかし，抗アレルギー薬も時に併用することが必要だ。両者の併用で随分患者（児）の症状が軽減することも多い。長期服用であれば，様々なメリットを考えて漢方が使われている。

3）副鼻腔炎

病態と治療法

急性副鼻腔炎の治療は，耳鼻科医的な処置で十分である。

慢性副鼻腔炎は，小児に大変多いとの印象を持っている。ただ残念ながら，小児科医は胸部レントゲン写真は撮っても，副鼻腔のレントゲンを撮ることは苦手なのか，つい本疾患の患児の存在を見逃してしまう。最も多いのがアレルギー性副鼻腔炎で，アレルギー性鼻炎と慢性副鼻腔炎の同居型である。

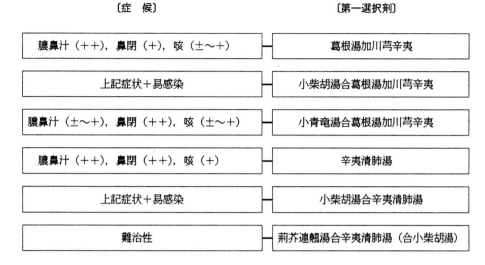

図1 慢性(アレルギー性)副鼻腔炎の漢方治療

　漢方が得意とする分野は慢性副鼻腔炎で，治療においても大きな期待が持てる。一般に，本症にはマクロライド系の抗生物質が少量長期間にわたって投与されるが，漢方のみでも十分な治療効果が望める。しかし，難治例では，漢方＋少量のマクロライド系抗生物質の治療をすると改善の兆しがより早く現れる。これらを診断するに当たっては，小児科医は必ず副鼻腔のレントゲンを撮り，効果の有無を確かめる必要がある。

　次に，著者の考えている日常での慢性副鼻腔炎，またはアレルギー性副鼻腔炎の見分け方を列記してみる。

①しばしば口呼吸をしている。
②痰の絡む湿性の咳が多い。
③朝起き掛けに痰の絡む咳が多い。
④明け方の咳は少ない。
⑤鼻汁は膿鼻汁が多いが，後鼻漏が多いため，一見してよく分からない。
⑥学童ではよく頭痛(前額痛，全体痛)がみられる。
⑦気管支炎や気管支肺炎を繰り返す，滲出性中耳炎が改善しないなど，病巣感染としての一面がある。
⑧しばしば喘息性気管支炎と間違えられやすいが，聴診してもいわゆるラッセル音がないので，この点が大きな鑑別点となる。
⑨かぜ薬(抗生物質)を飲むとよくなるが(患者の弁)，止めると再びひどくなる。

　治療として，葛根湯加川芎辛夷や辛夷清肺湯がファーストチョイスだが，改善の度合いが弱い場合は，小柴胡湯と合方すると改善のスピードが早まる。

症例検討

患　児　6歳，男児。

主　訴　痰の絡む咳。

現病歴　約1ヶ月前から痰の絡む咳が止まらないため来院した。それまで毎日，体質改善のために小建中湯や柴胡桂枝湯を服用し，咳に対しては小青竜湯や麻杏甘石湯を時々飲んでいた。これといった身体的特徴はない。

現　症　副鼻腔炎を疑い，副鼻腔のレントゲンを撮ったところ，左の上顎洞に陰影を認めた。

経　過　小建中湯合辛夷清肺湯とした。その後，六君子湯を加え，経過はよかったが，口内炎を何度も繰り返し，口唇が爛れるので，柴胡清肝湯（1g）合六君子湯(1g)にしたところ食欲が出て活発になった。6ヶ月後のレントゲンでは陰影が消失していた。

小児科医の眼　小児科医は本疾患にもっと関心を持つべきであると著者は常々思っている。本疾患はつい耳鼻科医に治療を委ねがちだが，漢方治療が大変良い結果をもたらすことを知って欲しい。

4）中耳炎

病態と治療法

漢方治療が効果を現すのは滲出性中耳炎である。逆に現代小児医療では，この分野で治療に難渋していることも事実である。この治療は，長期間にわたって抗生物質や抗炎症剤を服用しなければならないが，決して好ましいことではない。可能であれば，できるだけ体にやさしい薬が望ましい。その点でも漢方治療にメリットはあるが，実際はそれほど簡単ではない。

一般に，柴苓湯がファーストチョイスとされているが，処方中の五苓散は水滞を除くという点で優れていても，滲出液が混濁している場合には効きにくいという指摘がある。この場合は，副鼻腔炎の存在を考える必要がある。副鼻腔炎の治療を応用するという意味から，柴苓湯か小柴胡湯に副鼻腔炎に使う葛根湯加川芎辛夷や辛夷清肺湯を合方するのもよい。

著者は，鼻汁の状態や副鼻腔のレントゲン像から，副鼻腔炎の有無をチェックした上でこれらの薬を処方しているが，3歳以下の乳幼児ではレントゲン像から診断がつかないので，臨床症状から表のような処方を投与している。これらの治療でも効果のみられない場合は，柴胡清肝湯合柴苓湯ない

表1　滲出性中耳炎の漢方治療

アレルギー性鼻炎	アレルギー性副鼻腔炎	第一選択剤
－	－	柴苓湯
＋	－	柴苓湯合小青竜湯
＋	＋	柴苓湯合葛根湯加川芎辛夷
＋	＋＋	柴苓湯合辛夷清肺湯
＋	＋＋	〔上記の処方で改善しない場合〕柴胡清肝湯合辛夷清肺湯合柴苓湯

し荊芥連翹湯合柴苓湯とするのも，大変優れた合方剤としてお勧めしたい。

　いずれにしても，本症の治療は数年単位で経過するため，漢方治療もそれに合わせて長期間の服用をお勧めしたい。

症例検討

〔症例1〕

　患　児　5歳，男児。

　主　訴　虚弱傾向，アレルギー傾向，中耳炎，耳下腺炎，他。

　現病歴　幼稚園へ行くようになってから，扁桃炎の高熱を1ヶ月に1～2回出す。中耳炎と耳下腺炎を繰り返す，声が嗄れる，胃腸が弱い，食が細い，夜尿がある，鼻炎がある，などの症状が持続する。

　現　症　体重19kg。頚部リンパ腺の腫脹（＋），舌は薄い白苔，寝起きが悪い，神経過敏。検査所見はHb11.2g/dl，便秘（－），RAST 卵白（－），牛乳（－），家ダニ（－）。

　経　過　気虚，脾虚と考え，柴胡清肝湯2.0g合補中益気湯2.0g合六君子湯1.0g/3×1日。6ヶ月後，著変無し。1年後，熱が2ヶ月に1回となる。食欲が出てきた。中耳炎の回数が減る。

〔症例2〕

　患　児　平成11年生まれ，男児。

　主　訴　アトピー性皮膚炎，滲出性中耳炎。

　初　診　平成14年10月。

　現病歴　平成14年8月から発疹が出て痒がる。改善と悪化を繰り返し，約1週間前から再度悪化している（首の周り，お尻など）。また，この頃から滲出性中耳炎に罹り，耳鼻科で鼓膜切開を何度も受けている。

　現　症　身長95cm，体重15kg。落ち着きがない，かぜを引きやすい，咽が渇いて飲物をよく飲む（冷たいものを好む），少し動くとすぐ汗をかく，寝汗をよくかく，よく咳・痰が出る，吐きやすい。平成14年10月のアレルゲン検査ではIgE抗体25単位，13項目のRASTスコアーは全て0である。

　経　過　平成14年11月，柴苓湯。平成14年12月，柴苓湯合小青竜湯，水様の鼻汁が多いので小青竜湯を追加した。平成15年1月，柴苓湯合柴胡清肝湯，この頃，右耳を切開。平成15年2月，いわゆる青バナが出てきた。平成15年5月，十味敗毒湯。平成15年6月，柴苓湯，葛根湯，十味敗毒湯。かぜを引かなくなった。しかし，反対の耳（右）が中耳炎のため十味敗毒湯を追加。平成16年1月～5月，大変経過がよく，中耳炎も鎮静していた。平成16年5月，柴苓湯合辛夷清肺湯，耳鼻科で慢性副鼻腔炎（蓄膿症）と言われた。平成16年10月，急性中耳炎で2回鼓膜切開。平成17年5月，滲出性中耳炎は大変経過がよい。

　解　説　滲出性中耳炎の漢方治療は，慢性副鼻腔炎があるか否かで治療内容が異なる。また，予後も異なってくる。本例は当院で副鼻腔のレントゲンを撮った訳ではないので，確定診断はしていないが，状況から間違いなく副鼻腔炎が存在していたと考えられる。一般に滲出性中耳炎だけなら

柴苓湯か柴苓湯合小青竜湯とするが，反復すれば柴苓湯合柴胡清肝湯にすると予後がよくなる。また，副鼻腔炎があれば，葛根湯加川芎辛夷を加えるが，副鼻腔炎の程度が強ければ辛夷清肺湯にする。また，副鼻腔炎が十分改善しなければ十味敗毒湯か排膿散及湯を加えるとよい。本例は定石通りの治療で改善した例と言える。

小児科医の眼　滲出性中耳炎の薬物治療は，長期的には漢方が大変優れている。しかも，アレルギー性鼻炎や副鼻腔炎，気管支喘息を併発していればなおのこと，複数の病態に漢方が対応できるのがメリットだ。本疾患の治療のコツは，複数の病態を考えれば漢方の合方治療が効を奏する。

5）めまい，立ちくらみ

病態と治療法

小児のめまいでは，成人のような良性発作性頭位性めまいのような病態は殆どない。一般によくみられるものとして，①起立性調節障害，②心因，③その他，であろう。

起立性調節障害については，別項で詳しく述べているので割愛する。

②についても，患児の状況でおおよその判断が出来る。問診やその他の診察（特に肩こりの有無）などで，背景に過緊張があるか否かをチェックすることが大切である。

③では，車酔いなども含むが，漢方ではいずれもまずファーストチョイスとして，苓桂朮甘湯を考えてみる。その結果により，次のステップに進むか否かを検討する。

小児科医の眼　①②のような背景因子をチェックした後，苓桂朮甘湯を与えて改善しないものでは，やはり精査が必要となってくる。

15．小児科領域における鍼の応用

著者は臨床の場で簡単な鍼を応用しているので，以下に概略を紹介してみる。

1）小児鍼の方法

〔対　象〕乳児〜幼児。

〔疾　患〕夜泣き，キーキー，寝ぼけ，息止め発作（憤怒痙攣），夜尿症，チック，喘息，虚弱児，脳性麻痺，他。

〔方　法〕小児鍼（鈴付きがベター）を四肢，背部を中心に数分間行う。身柱から兪穴にかけて軽く発赤

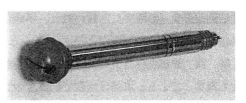

写真1　著者の使用している小児鍼

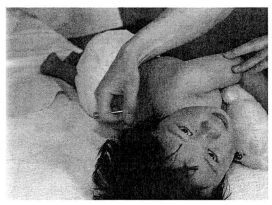
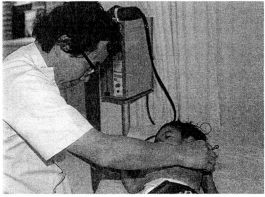

写真2　小児鍼の施術現場

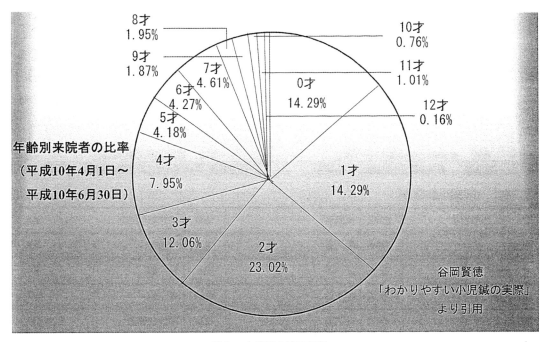

図1　小児鍼の適応年齢

する位でよい。リラックスさせて、恐怖心を与えないことがコツ。

　上記の疾患は、抑肝散、甘麦大棗湯、柴胡加竜骨牡蠣湯を使いながら刺絡（後述）と併用すると即効性がある。

2）皮内鍼

　成人と同じような方法でよい。対象疾患は、疼痛疾患一般、肩こり、筋収縮性頭痛。皮内鍼は1〜2週間入れたままにしておく。

3）小児の刺絡

〔対　象〕夜泣き、憤怒痙攣、反復する鼻出血、遷延する発熱。

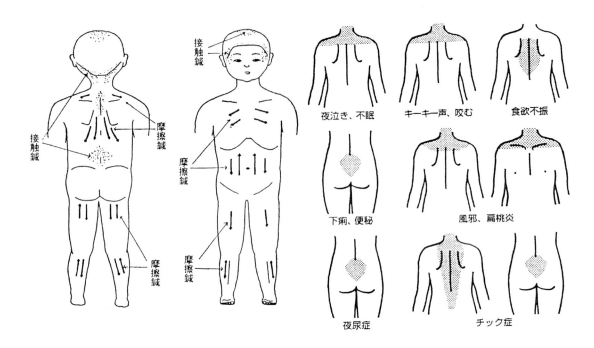

図2 摩擦鍼と接触鍼を行う部位
（米山博久，森秀太郎『小児針法』より引用）

図3 症状別反応好発部位
（谷岡賢徳『わかりやすい小児鍼の実際』より引用）

表1 小児鍼の適応症状

キーキー声を出す	153人	夜尿症	36人	歯ぎしり	8人
夜泣き	73人	喘　息	35人	乳吐き	5人
ケンカをする	69人	不　眠	29人	腹　痛	3人
食欲不振	56人	肩こり	28人	頭　痛	3人
噛みつく	56人	便　秘	27人	手足の痛み	3人
すぐ目が覚める	54人	鼻　炎	12人	熱が出る	3人
アトピー性皮膚炎	54人	扁桃炎	12人	咳が出る	53人
ひきつけ	12人	鼻水が出る	45人	どもり	10人
目を開けて寝る	40人	下　痢	8人	疳虫予防	172人
病気予防	41人	その他	19人		

症状別来院児数（0〜12歳児／アンケート記入式調査，複数回答可／平成5年8月1日〜8月31日）
（谷岡賢徳『わかりやすい小児鍼の実際』より引用）

〔準備物〕23ゲージの注射針，ガーゼ，アルコール綿。第一指爪外側（肺経の少商）を瞬時に刺し，数滴の血液を軽く絞り出す。

〔施　術〕週に1〜2回。

第Ⅲ章　日常よく見る疾患と診療のポイント　　215

4）鍼の適応と治療の実際

(1)　反復性（習慣性）扁桃炎

〔使用鍼〕寸0〜寸3，0〜1〜2番。

〔経　穴〕合谷，手三里。

〔置　鍼〕10〜15分，または通電。

〔施　術〕週1回，刺針は浅くする。

解　説　漢方薬（小柴胡湯，柴胡清肝湯，他）で3〜6ヶ月治療した後，効果のみられないものに良い。治療後，1〜2ヶ月で発熱する回数，期間が確実に減ってくる。恐怖心を与えないことが治療のポイント。

なお，使用鍼などは，以下の項目でも基本的には同じとなる。

表2　小児鍼の施術時間

年　齢	治療に要する時間
0歳児	30〜120秒間
1〜3歳児	2〜3分間
4〜7歳児	3〜5分間
8〜12歳児	5〜7分間

（谷岡賢徳『わかりやすい小児鍼の実際』より引用）

表3　小児鍼の奥義10ケ条

1．柔和な顔で接する.
　一緒に遊びましょうというような笑顔で接する.
　大人の患者に接する時のような真剣な顔をしては駄目.
2．泣きそうな子供とは目を合わせない.
　先生の方を凝視する子供と視線を合わせると泣きだす.
　仲良しになった子供とは，目を見て話す.
3．柔らかい皮膚に弱刺激，硬い皮膚に強刺激.
　子供の皮膚は全て柔らかいと思ったら大間違い.
　子供にも固体差がある.
4．禁句（痛い，泣く，怖い，鍼）
　ママ，パパ，ジュース，ケーキなどの耳ざわりの良い言葉を発しておれば，子供の気分が和む.
5．犬・猫の泣きまねをする.
　子供は動物好きである. 犬・猫には関心が高い.
6．気持ち良い鍼をする.
　大人にとって気持ち良い鍼でも，子供には気持ち良いとは限らない. むしろ大人にとって物足りない位の方が，子供には気持ち良い.
　子供が「もっとして」とアンコールするような鍼が出来たら最高.
7．子供をほめる.
　将を射んとすれば，先ず馬を射よ.
　保護者の説得は，子供を褒めることから始まる.
8．背中にパトカーを描いてあげよう.
　鍼をしようと呼んだら，子供は逃げ出す.
　パトカーを描いてあげようと言えば，近寄ってくる.
9．説得の最後に保護者の目を見る.
　目は口ほどにものを言い. 保護者の理解度を観察する.
10．症状悪化の時は，空振りする.
　刺激過剰だったとしても，前回より短時間で治療を終えると，親が不安がる. 空振りをして時間調節をするのがよい.

（谷岡賢徳『わかりやすい小児鍼の実際』より引用）

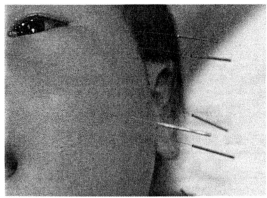
写真4　顔面麻痺の鍼施術

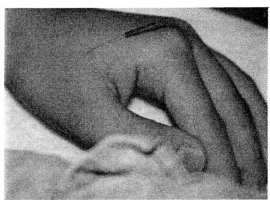
写真5　反復性扁桃炎の鍼（合谷・手三里）

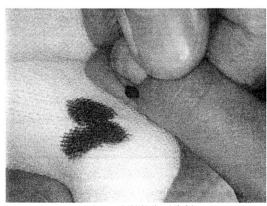
写真6　刺絡施術（井穴）

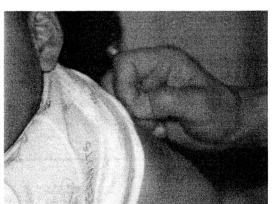
写真7　背中への小児鍼

(2) 気管支喘息

　肺経，脾経，腎経の補を治療の主眼とする。置鍼は15分。背部＝兪穴（肺・肝・脾・腎）を中心に，こりなどの阿是穴を探る。手足＝合谷，手三里，曲池，三陰交，復溜，足三里などを探る。
　柴朴湯，補中益気湯などを使っても効果のないものが適応。
　幼児は小児鍼でもよい。毫鍼は学童以上に適応。気管支喘息児は肩から背部にかけてこりがよくみられるので，阿是穴を目標としてもよい。

(3) 頭痛（筋緊張性，筋収縮性）

　肩を揉んで痛がるもの（視力低下などを除く）に適応。肩井，風池，天柱などに置鍼。
　こっている所（阿是穴）にもよい。皮内鍼が効果あり。

(4) 夜尿症

　毫鍼または小児鍼。身柱，背部の兪穴が効果がある。命門，腰兪なども必要。関元，中極，曲骨（任脈）も治療対象となる。
　灸もよいが，小児には熱がって嫌われる。

第Ⅲ章　日常よく見る疾患と診療のポイント　　217

(5)　小児神経症，憤怒痙攣，チック，いわゆる「疳の虫」＝夜泣き，わめき，キーキー，人噛み

　小児鍼＋刺絡＋漢方薬の3者併用療法が効果的である。週に1〜2回施術。

第IV章

漢方処方解説

小児科の漢方的視点からみた適応症

＊出　典

＊構　成

＊目　標

＊適応症

＊注　意　[各処方とも，特記したもの以外は，服用後1～3週間を経ても症
　　　　　　状の改善が見られないものは使用目標に記載した他の処方を考慮
　　　　　　する必要がある]

（以上，『漢方保険治療ハンドブック』㈳日本東洋医学会刊より引用）

＊小児科医の眼

安中散 （あんちゅうさん）　出典：和剤局方

構　成　桂皮・延胡索・牡蠣・茴香・甘草・縮砂・良姜。

目　標　(1)体力のやや衰えた痩せ型の人で，しばしば心窩部痛，胸やけ，胃部膨満感があり，時に悪心，嘔吐，四肢倦怠感などを訴えることを目標として使用する。腹部は一般に軟弱で，心窩部に軽度の振水音を認め，多くは臍傍に大動脈の拍動を触れる。

(2)鑑別を要する処方に，人参湯，六君子湯，四君子湯，茯苓飲，平胃散，柴胡桂枝湯などがある。①冷え症で，血色が優れず，胃腸が弱く下痢しやすく，口中に薄い唾液が溜まり，薄い尿を出し，時に腹痛を訴える場合は人参湯を用いる。②胃腸虚弱で顔色が悪く，心窩部の振水音が著明で，胃部膨満感，食欲不振，倦怠感，手足の冷えがあり，腹痛をあまり訴えない場合は六君子湯を用いる。③六君子湯に比べ，一層体力が衰えている場合は四君子湯を用いる。④茯苓飲は，安中散に比して体力がある場合で，心窩部の振水音が著明であり，胃部膨満感，食欲不振，悪心，嘔吐，噯気，胸やけなどを訴える場合に用いる。⑤比較的体力のある人で，鼓腸，食欲不振，心窩部の膨満感などを訴える場合は平胃散を用いる。⑥体力中等度で心窩部に振水音がなく，季肋下部の抵抗・圧痛および腹直筋の緊張を認め，しばしば腹痛を訴える場合は柴胡桂枝湯を用いる。

適応症　急性および慢性胃炎，胃下垂症，胃アトニー，神経性胃炎。その他，胃・十二指腸潰瘍（陳旧性）に用いられることがある。

注　意　(1)服用後，浮腫が現れた時は，ただちに使用を中止する。

〔小児科医の眼〕小児に投与する機会は少ない。学童で慢性胃炎様の症状を訴えた時に投与するが，小児では一般に攣縮性の腹痛が多いので，適応は狭められてくる。著者は心因性疾患の時に，本方や柴胡桂枝湯と合方した処方を投与することがある。

胃苓湯 （いれいとう）　出典：万病回春，（平胃散合五苓散）

構　成　厚朴・蒼朮・沢瀉・猪苓・陳皮・白朮・茯苓・桂皮・大棗・甘草・生姜。

目　標　(1)体力中等度の人で，水様性の下痢，嘔吐，口渇，尿量減少を認める場合に用いる。一般に，食欲不振，食後の腹鳴，腹痛などを伴うことが多い。心窩部不快感および振水音があり，腹部膨満感を認める。

(2)鑑別を要する処方に，平胃散，五苓散，半夏瀉心湯，真武湯などがある。①体力中等度の人で，下痢し，食欲不振，食後の腹鳴，腹部膨満感などがあるが，口渇，尿量減少などがない場合には平胃散を用い，②逆に，口渇，尿量減少，浮腫などがあるが，食後の腹鳴，腹部膨満感などのない場合には五苓散を用いる。③体力中等度以上の人で，口渇，尿量減少などがなく，腹中雷鳴，心窩部膨満感，抵抗・圧痛などがあり，下痢する場合には半夏瀉心湯を用いる。④体力および代謝が低下した人で，全身倦怠感，四肢の冷感があり，めまい，動悸などを伴い，下痢する場合には真武湯を用いる。

適応症　急・慢性胃腸炎，水様性下痢，種々の原因による浮腫，胃アトニー症，胃下垂症。その他，腎炎，ネフローゼ，暑気当たりなどに用いられることがある。

注　意　服用後，1〜3週間を経ても症状の改善をみないものは，使用目標記載の他の処方を考慮する。

〔小児科医の眼〕胃腸かぜで，比較的元気のよい状態に使う。嘔吐が激しければ五苓散を，嘔気・嘔吐が治まってから下痢・軟便などの症状が続いていれば本方を投与する。冬期，夏期のいずれもよい。また，普段から食べ過ぎの傾向があれば，本方と防風通聖散を合方する。

茵蔯蒿湯　いんちんこうとう　出典：傷寒論・金匱要略

構　成　茵蔯蒿・山梔子・大黄。

目　標　(1)古くから黄疸の治療薬として広く使用されている処方である。体力中等度以上の人で上腹部より胸部にかけての膨満感，不快感が著明で悪心，便秘を伴う場合に用いられる。しばしば，口渇，尿量減少を伴うこともある。必ずしも黄疸を認めなくても使用できる。

(2)鑑別を要する処方に，茵蔯五苓散，大柴胡湯，小柴胡湯などがある。①体力が中等度以下で小便不利，口渇，浮腫があり，腹壁の緊張が弱く，心窩部に振水音を認めるような場合には茵蔯五苓散を，②体力が中等度以上で上腹部より胸部にかけての膨満感，不快感が本方より軽いが，季肋部の抵抗・圧痛が顕著の場合には大柴胡湯を用いる。③体力が中等度で上記の大柴胡湯と似ているが，季肋部の抵抗・圧痛の程度がやや弱く，便秘を伴わない場合には小柴胡湯を用いる。

適応症　急性肝炎，慢性肝炎，胆嚢炎，胆石症，蕁麻疹。その他，口内炎，皮膚掻痒症，自律神経失調症に用いられることがある。

注　意　(1)著しく体力の衰えている人には使用しない。(2)下痢の傾向のある人には使用しない。(3)服用後，急性症では1〜3週間，慢性症では1〜3ヶ月を経ても症状の改善を見ないものは使用目標記載の他の処方を考慮する。

〔小児科医の眼〕慢性蕁麻疹で「証」が決められない時に使うのも一つの方法だ。本方は肝炎に使う処方だが，小児に使う機会はまずない。

茵蔯五苓散　いんちんごれいさん　出典：金匱要略

構　成　沢瀉・猪苓・蒼朮（白朮）・茯苓・茵蔯蒿・桂皮。

目　標　(1)体力中等度の人を中心に，口渇，尿量減少を主目標として用いる。この場合，肝機能障害，黄疸，浮腫，食欲不振，心窩部の振水音，頭痛，めまい，腹水などの症状を伴うことがある。

(2)鑑別を要する処方に，五苓散，茵蔯蒿湯，柴苓湯，胃苓湯などがある。①口渇，尿量減少，浮腫などはあるが，黄疸を伴わない場合には五苓散を用いる。②体力中等度以上の人で，口渇，尿量減少は比較的軽度で，便秘，心窩部の膨満感・不快感が著明な場合には茵蔯蒿湯を用いる。③体力中等度の人で，尿量減少・浮腫などは本方に似ているが，季肋部の苦満感ならびに抵抗・圧痛（胸脇苦満）を伴う場合には柴苓湯を用いる。④体力中等度の人で，口渇，尿量減少などは本方に似ているが，腹部膨満感，軽度の腹痛，下痢，嘔吐などを伴う場合には胃苓湯を用いる。

適応症　急性肝炎，慢性肝炎，ネフローゼ，腎炎，浮腫，蕁麻疹，胆嚢症，胆嚢炎，胆石症。その他，急性胃炎，二日酔い，肝硬変，口内炎，下痢，めまい，頭痛などに用いられる。

注　意　服用後，急性症では1〜3日或いは1〜3週間，慢性症では1〜3ヶ月を経ても症状の改善を見ないものは，使用目標記載の処方を考慮する。

〔小児科医の眼〕水滞タイプの蕁麻疹に適している。小児の慢性蕁麻疹でそのようなタイプがいれば一度投与してもよい。証がはっきりしない場合の慢性蕁麻疹では，陽証で実証型に茵陳蒿湯，そうでなければ本方を投与するのも一つの方法だ。

うんけいとう
温経湯　出典：金匱要略

構　成　麦門冬・半夏・当帰・阿膠・甘草・桂皮・芍薬・川芎・人参・牡丹皮・呉茱萸・生姜。

目　標　(1)比較的体力の低下した冷え症の人で，月経不順，月経困難などがあり，手掌のほてり，口唇の乾燥感，肌荒れ，下腹部の冷え・膨満感などのある場合に用いる。その他，のぼせ，腹痛，下痢，不正出血などの症状を伴うこともある。上記症状は，一般に性周期に関連して消長することが多い。

(2)鑑別を要する処方に，当帰芍薬散，当帰四逆加呉茱萸生姜湯，芎帰膠艾湯，桂枝茯苓丸などがある。①比較的体力の低下した人で，顔色が悪く，軽度の浮腫，心悸亢進，全身倦怠感などのある場合は当帰芍薬散を用いる。②比較的体力が低下した人で，寒冷に伴って起こる下腹部・腰部・四肢末端の冷感・疼痛などのある場合は当帰四逆加呉茱萸生姜湯を用いる。③比較的体力の低下した人で，胃腸障害が少なく，出血（痔出血，不正出血，腎ならびに尿路出血）を認める場合には芎帰膠艾湯を用いる。④体力中等度の人で，下腹部に抵抗・圧痛を認める場合には桂枝茯苓丸を用いる。

適応症　月経不順，月経困難症，更年期障害，血の道症，進行性指掌角皮症，湿疹，皮膚掻痒症。その他，不正出血，不妊症，習慣性流産，凍傷などに用いられる。

注　意　(1)服用後，浮腫が現れた時は，直ちに使用を中止する。

〔小児科医の眼〕学童，思春期の卵巣機能障害か，またはそれを伴ってアトピー性皮膚炎があれば使ってみてもよい。一般に本方と温清飲を合方した方が効果的だ。本方の使用目標に口唇の乾き，手足の冷えがあるが，唇がいつも乾き口の周りに少し茶褐色の色素が付くタイプには，下肢の冷えがあれば本方と温清飲また柴胡清肝湯を合方し，紫雲膏やその他の外用剤を塗布する方法もある。

うんせいいん
温清飲　出典：万病回春

構　成　地黄・当帰・芍薬・川芎・黄芩・山梔子・黄柏・黄連。

目　標　(1)体力中等度の人で，皮膚の栄養が低下して乾燥傾向があり，黄褐色を呈する場合に用いる。この時，のぼせ，手足のほてり，神経過敏，出血傾向などの症状を伴うことが多い。皮膚疾患では，患部は一般に乾燥して分泌物は少なく，発赤，熱感があって掻痒感の強いことを目標に用いる。時として落屑，痂皮，血痂などを伴うこともある。腹部は肋骨弓下部及び腹直筋が緊張し，抵抗のあることが多い。

(2)鑑別を要する処方として，黄連解毒湯，芎帰膠艾湯，桂枝茯苓丸，十味敗毒湯，消風散などがある。①比較的体力の充実した人で，のぼせ，精神不安，出血傾向などがあるが，皮膚の栄養低下や乾燥傾向のない場合は黄連解毒湯を用いる。②比較的体力の低下した人で，出血が長引いて貧血

症状を呈するが，のぼせ，皮膚症状などを伴わない場合は芎帰膠艾湯を用いる。③比較的体力の充実した人で，のぼせ，出血傾向はあるが，皮膚の栄養低下がなく，神経症状が軽度で下腹部に抵抗・圧痛のある場合は桂枝茯苓丸を用いる。④体力中等度の人の皮膚疾患で，発疹が散発性で時に化膿を伴う炎症のる場合には十味敗毒湯を用いる。⑤比較的体力の充実した人の頑固な皮疹で，分泌物があって痂皮を形成し，痒みの強い場合には消風散を用いる。

　適応症　湿疹，口内炎，皮膚搔痒症，更年期障害，血の道症，性器出血，痔出血。その他，神経症，月経不順，月経困難症，尋常性乾癬，蕁麻疹，ベーチェット病などに用いられることがある。

　注　意　(1)食欲不振，下痢などの胃腸症状を起こしやすい人には慎重に使用する。

　〔小児科医の眼〕本方はアトピー性皮膚炎に多用することが多い。本方の構成が，黄連解毒湯と四物湯の一見相反する処方であることはいつも心がけるべきだ。アトピー性皮膚炎は風湿熱（＋乾燥）の疾患と言われる。熱と燥が同居しているのでこの点の処理が大切だが，乳幼児の場合，補中益気湯と合方すると更に良くなることが多い。また，更に炎症の激しい時は，十味敗毒湯と併用することもある。本方の延長線上に柴胡清肝湯や荊芥連翹湯があることを銘記すべきである。

越婢加朮湯　出典：金匱要略
えっぴかじゅつとう

　構　成　石膏・麻黄・蒼朮・大棗・甘草・生姜。

　目　標　(1)体力が中等度以上の人で，冷え症でなく，浮腫，発汗傾向，尿量減少，口渇などの症状を呈することを目標とする。その他，喘鳴，咳嗽，四肢関節の腫脹・疼痛などの症状を伴うこともある。

　(2)鑑別を要する処方に，桂枝加朮附湯，薏苡仁湯，防已黄耆湯，葛根湯，五苓散がある。①比較的体力が低下した冷え症の人が，四肢関節の腫脹・疼痛を訴える場合には桂枝加朮附湯を用いる。②体力が中等度の人で，やや慢性化した四肢関節及び筋肉の腫脹・疼痛がある場合は薏苡仁湯を用いる。③比較的体力がなく，色白で筋肉が軟らかく，いわゆる水太りの人で，疲れやすく，浮腫，関節の腫脹・疼痛がある場合には防已黄耆湯を用いる。④体力が充実し，口渇・浮腫・尿量減少の傾向がなく，上半身の関節・筋肉の疼痛，あるいは鼻汁，くしゃみ，蕁麻疹，急性の皮膚炎を呈する場合には葛根湯を用いる。⑤体力中等度或いはそれ以下で胃腸症状があり，尿量減少，口渇，浮腫の傾向が一層顕著である場合には五苓散を用いる。

　適応症　慢性関節リウマチ，変形性膝関節症，脚気症候群，鼻アレルギー。その他，浮腫（種々の原因による），痙攣性気管支炎，気管支喘息，アレルギー性結膜炎，角膜・結膜フリクテン，蕁麻疹，湿疹，水虫，夜尿症などに用いられることがある。

　注　意　(1)著しく体力の衰えている人には使用しないこと。

　〔小児科医の眼〕本方を小児に使うとすれば，単独で使うことは稀である。夜尿症の適応があるが，白虎加人参湯証に近い病態であれば本方を一度使ってみることもよい。本方は，麻黄湯と合方するとほぼ大青竜湯に近い処方になるので，インフルエンザや高熱性疾患にはこれも応用処方として使うのも一つの方法である。蕁麻疹，アトピー性皮膚炎，アトピー性皮膚炎の化膿型で少し顔がむくんだり，全体にやや腫れぼったい時に，本方単独か消風散と合方したものを使うこともある。

また，むくんだ状態を早く消去するには五苓散と本方を合方すると，より速やかに症状が消失することも多い。いずれにしても，本方は陽証，実証の処方であることを常に銘記しておく必要がある。

おうぎけんちゅうとう
黄耆建中湯　出典：金匱要略

構　成　芍薬・桂皮・大棗・黄耆・甘草・生姜・膠飴。

目　標　(1)体力の低下した人で，疲労感，盗汗，皮膚症状（発疹，びらんなど）などが顕著な場合に用いる。腹部は腹壁が薄く，腹直筋が緊張していることが多い。好んで小児に用いられる。その他，腹痛，食欲不振，息切れなどの症状がみられることがある。しばしば，創傷治癒の遷延や慢性化膿巣のある場合に用いられる。

(2)鑑別に要する処方に，小建中湯，当帰建中湯などがある。①本方の使用目標に似ているが，化膿巣はなく，腹痛などの症状が顕著な場合には小建中湯を用いる。②本方の使用目標に似ているが，顔色不良，下腹部痛，腹痛が顕著で，女子では月経異常を伴う場合には当帰建中湯を用いる。

適応症　虚弱児の体質改善，湿疹，アトピー性皮膚炎，慢性中耳炎，痔瘻，皮膚のびらん・潰瘍・その他，小児臍疝痛，慢性副鼻腔炎，アレルギー性鼻炎，尋常性痤瘡など。更に小建中湯の適応症にも用いることがある。

注　意　(1)服用後，浮腫の現れた時は，直ちに投与を中止する。

〔小児科医の眼〕本方は小建中湯に黄耆が加えてある処方なので，小建中湯の作用と黄耆の作用をよく考えて使用することが大切だ。黄耆は皮膚と肺に働く重要な生薬なので，本方はアトピー性皮膚炎，易感染などの虚弱体質に十分な効果を持つ処方である。

おうれんとう
黄連湯　出典：傷寒論

構　成　半夏・黄連・桂皮・大棗・人参・甘草・乾姜。

目　標　(1)体力が中等度以上で，腹痛（主として心窩部），悪心，嘔吐のあるものに用いる。また，心窩部の停滞感や重圧感，食欲不振，口臭などの症状及び舌に白苔または黄苔の見られることがあり，腹部所見は，半夏瀉心湯に似て心窩部の抵抗・圧痛（心下痞鞕）を認める。

(2)鑑別を要する処方に，半夏瀉心湯，大柴胡湯，柴胡桂枝湯，人参湯などがある。①本方使用時の目標に似ているが，腹痛は必ずしも伴わず，心下痞鞕が著明で，腹鳴，下痢のみられる場合には半夏瀉心湯を用いる。②体力は同じく充実しているが，季肋部の苦満感および抵抗・圧痛（胸脇苦満）を呈するもので，便秘傾向のあるものには大柴胡湯を用いる。③腹痛は似ているが，体力中等度で胸脇苦満を呈し，腹直筋の緊張を伴うものには柴胡桂枝湯を用いる。④腹痛は似ているが，体力が低下した人で，手足の冷え，心窩部に振水音を認める場合には人参湯を用いる。

適応症　急・慢性胃炎，急・慢性胃腸炎，胃・十二指腸潰瘍，胃腸型感冒。その他，胃神経症，神経症，口内炎，二日酔いなどに用いることがある。

注　意　(1)体力の低下の著しいものには使用を避ける。(2)服用後，浮腫が現れた時は，ただちに投与を中止する。

〔小児科医の眼〕年長児や学童で，急性・慢性どちらにしても胃症状（食欲不振，口内炎，嘔

第Ⅳ章　漢方処方解説　225

気）を訴えた時に使ってみると，案外他の西洋薬よりも効くことがある。しかし，少し苦いので，漢方に慣れた小児しか飲んでくれないのが欠点だ。

黄連解毒湯（おうれんげどくとう）　出典：外台秘要方

構　成　黄芩・黄連・山梔子・黄柏。

目　標　(1)のぼせ，興奮を鎮め，精神を安定させる作用がある。症状としては顔色が赤く上衝し，のぼせ感や頭痛など，不安焦燥・心悸亢進の傾向があり，時として吐血，喀血，鼻出血，下血など諸種の出血のあるものに適用する。主に高血圧症または更年期障害の時のイライラ，のぼせ，不眠などに用いられる。なおこの場合，腹部は力があり，胸中から心窩部にかけて煩わしくつかえ感と抵抗・圧痛がある。

(2)最も鑑別を要する処方に，三黄瀉心湯と桂枝人参湯がある。①のぼせと興奮があり，便秘（硬便）するものには三黄瀉心湯を，②上衝があっても，手足が冷えるものには桂枝人参湯を用いる。

適応症　高血圧，自律神経失調症，胃炎，口内炎，鼻出血。その他，胃潰瘍，皮膚炎，湿疹，吐血，下血に適用されることもある。

注　意　著しく体力の衰えている人には投与を避ける（全身倦怠，下痢などを起こすことがある）。

〔小児科医の眼〕本方はアトピー性皮膚炎，鼻出血（原因不明）に応用出来る。本方を単独で使うよりも，他の方剤と併用（合方）するとよい。例えば，発赤の強い時には白虎加人参湯合黄連解毒湯などの合方がよく奏効する。また，反復する鼻出血には，小建中湯に少量の黄連解毒湯を加える方法もある。漢方薬の中でもかなり苦い部類に属する処方なので，継続投与がなかなかできないのが本方の欠点でもある。

乙字湯（おつじとう）　出典：叢桂亭医事小言

構　成　当帰・柴胡・黄芩・甘草・升麻・大黄。

目　標　(1)体力中等度の人を中心に，比較的病状の激しくない肛門部疾患に用いられる。痔核，脱肛，或いは裂肛などによる，局所の疼痛，出血，搔痒などを主要目標とする。この場合，便秘を伴うこともある。

(2)鑑別を要する処方に，桂枝茯苓丸，大黄牡丹皮湯，当帰建中湯，芎帰膠艾湯などがある。①比較的体力がある人で，本方と同様の症状を訴え，のぼせの傾向があり，下腹部に抵抗・圧痛を認める場合には桂枝茯苓丸を用い，②更に症状が激しく，体力が充実した人の場合には大黄牡丹皮湯を用いる。③体力のやや低下した人で，脱肛の傾向があり，局所の疼痛が激しい場合には当帰建中湯を用い，④比較的体力の低下した人で，出血する場合には芎帰膠艾湯を用いる。

適応症　痔核，脱肛，裂肛。その他，便秘，肛門周囲炎，陰部搔痒症などに用いられることがある。

注　意　(1)腹壁に力がなく下痢の傾向のある人には慎重に使用する。(2)服用後，浮腫が現れた時には，ただちに使用を中止する。

〔小児科医の眼〕本方を小児に使うことはあまりない。しかし，便秘がちで外痔核があれば投与するのも一つの方法である。成人では桂枝茯苓丸などの駆瘀血剤などと合方するとよく効くが，小児ではその必要はない。痔疾患に投与する以外にはあまり適応のない処方と考えてよいのではなかろうか。

葛根湯 <small>かっこんとう</small>　出典：傷寒論

構　成　葛根・大棗・麻黄・桂皮・芍薬・甘草・生姜。

目　標　(1)比較的強壮の体質の人が感冒などの熱性病に罹り，主として体表部及び隣接部位において熱性闘病反応が現れる病態を呈した場合に用いられる。この場合，悪寒・発熱・頭痛・項背部の強ばりを訴えるが，自然に発汗することはない。一般に脈は浮いて力がある。このような場合に本方服用により発汗して病状は軽快する。また，これに関連する症状がある場合に，後に述べるような急性または慢性の諸疾患に適用されることがある。

(2)感冒で体質は本方と似ているが，項背部の強ばりよりも関節痛や筋肉痛が著明で，咳嗽の激しい場合は麻黄湯の適応である。虚弱体質の場合，自然にジットリと汗ばむようであれば桂枝湯を用いねばならないし，老人などで熱よりも悪寒が強く，無気力で手足が冷えれば麻黄附子細辛湯や真武湯の適用となる。その他，小柴胡湯や五苓散などの適用となる場合もある。

適応症　感冒の初期，扁桃炎・上気道炎の初期，鼻炎・副鼻腔炎の初期，鼻アレルギー，蕁麻疹，上半身の神経痛，五十肩，肩こり，リウマチ様関節炎の初期。その他，中耳炎，結膜炎，乳腺炎などに用いられることがある。

注　意　(1)胃腸虚弱者は食後に服用する。また，胃腸虚弱者にあっては，時に食欲不振，悪心などを起こすことがある。稀に軽度の神経興奮，不眠，頻脈を起こすことがある。(2)頭痛の激しい副鼻腔炎の場合，時に本方の服用によって痛みが増強されることがある。この場合はただちに服薬を中止し，麻黄を含まない薬剤に転方する。(3)心疾患の場合は，動悸が起こることがある。(4)急性病に使用する場合は，服用後2～3日で症状が改善しないものは使用目標記載の他の処方を考慮する。また亜急性・慢性疾患に用いる時，1～3週間を経ても症状の改善をみないものは使用目標記載の他の処方を考慮する。(5)浮腫が現れた時は，ただちに投与を中止する。

〔小児科医の眼〕葛根湯は小児では軽いかぜによく使う。また，夜尿症，鼻アレルギー（アレルギー性鼻炎），副鼻腔炎，頭痛にも応用出来る。しかし，麻黄剤であることに変わりはないので，小児といえども麻黄に過敏な反応（食欲不振，便秘，下痢，薬疹，湿疹の増悪など）が現れれば，中止することをお勧めし，非麻黄剤の投与を考えるべきである。葛根湯服用のコツは「熱めに，多めに，早めに」という原則の元にスピーディな効果を期待すべきだ。

葛根湯加川芎辛夷 <small>かっこんとうかせんきゅうしんい</small>　出典：本朝経験方

構　成　葛根・大棗・麻黄・桂皮・芍薬・川芎・辛夷・甘草・生姜。

目　標　(1)体力中等度以上の人で，鼻閉，鼻漏，後鼻漏などの鼻症状が特に慢性化した場合に用いられる。この際，しばしば項背部の強ばり，肩こり，頭痛，前額痛などの症状が認められる。

(2)鑑別を要する処方に，葛根湯，小青竜湯，荊芥連翹湯などがある。①本方と同様の症状を呈するが，発病の初期或いは慢性症の急性増悪期には，通常，葛根湯を，②本方に比してやや体力の低下した人で，水様性の鼻汁が多い場合には小青竜湯を，③体力中等度の人で，体質的に副鼻腔，外耳，中耳，扁桃などに炎症を起こしやすく，分泌液が一層膿性の場合には荊芥連翹湯を用いる。

適応症　慢性副鼻腔炎，急・慢性鼻炎，肥厚性鼻炎。その他，鼻アレルギーなどに用いられることがある。

注　意　(1)平常発汗しやすい人，または虚弱な人には長期使用をしない。(2)使用後，浮腫が現れた時は，ただちに使用を中止する。(3)服用後，1〜2ヶ月を経ても症状の改善をみないものは使用目標記載のた処方を考慮する。

〔小児科医の眼〕本方は急・慢性副鼻腔炎の第一選択剤である。また，これらの疾患が障害となって，慢性（習慣性）頭痛，夜尿症，肩こりが改善しない時，本方の投与で多くの症状が改善することも多い。著者は小柴胡湯と本方を合方して長期間投与することが多い。滲出性中耳炎で副鼻腔炎がベースにあると，本方や柴苓湯合葛根湯加川芎辛夷もよい。気管支喘息や喘息性気管支炎が本方の投与でよくなることがあるが，潜在的に副鼻腔炎が隠れていることが多い。

加味帰脾湯　出典：済生全書
かみきひとう

構　成　柴胡・人参・黄耆・酸棗仁・蒼朮（白朮）・茯苓・竜眼肉・遠志・山梔子・大棗・当帰・甘草・木香・生姜。

目　標　(1)帰脾湯の使用目標に準じ，更に身体が衰弱し，微熱や熱感或いは胸苦しさが加わったものを目標に用いる処方である。即ち，体力の低下した人が顔色が悪く，時に貧血があり，精神不安，とりこし苦労，心悸亢進，健忘，不眠を伴う場合に用いられる。しばしば下血・吐血などの出血があり，発熱，盗汗，食欲不振を訴えることもある。腹部は触診上，一般に軟弱であり，時に季肋下部の抵抗・圧痛を認めることがある。

(2)鑑別を要する処方に，帰脾湯，十全大補湯，桂枝加竜骨牡蠣湯，芎帰膠艾湯，黄連解毒湯などがある。①本方の症状に準じ，身体が衰弱して微熱や熱感あるいは胸苦しさが軽度の場合には帰脾湯を，②体力が衰えて顔色が悪く，疲労倦怠感を訴えるが，本方よりも神経症状が軽度の場合は十全大補湯を用いる。③貧血はあまりないが，精神不安，不眠，陰萎などを訴える場合は桂枝加竜骨牡蠣湯を用いる。④消化機能には異常なく，出血を主症状とするものには芎帰膠艾湯を，⑤体力のある人が，興奮，のぼせの傾向を伴い，比較的急性に起こる出血の場合は黄連解毒湯を用いる。

適応症　胃神経症，不安神経症，不眠症，諸種出血性疾患。その他，再生不良性貧血，鬱状態，健忘症などに用いられることもある。

注　意　(1)服用後，浮腫が現れた時は，ただちに使用を中止する。

〔小児科医の眼〕本方を小児に使う場合は，特発性血小板減少性紫斑病の病初期から各種治療と併用することが望ましいが，現実の医療の現場で病初期から本方を使うことはなかなか難しい。実際には現代小児医療が効果のない時に本方を併用することが多い。しかし病初期から本方を使うと明らかに改善率は高まる。その他，各種の貧血など血液一般疾患に使ってもよい。成人のような不

眠症などに使う例は小児ではまずない。

加味逍遙散 <small>かみしょうようさん</small> 出典：和剤局方

構　成　当帰・芍薬・柴胡・蒼朮（白朮）・茯苓・山梔子・牡丹皮・甘草・薄荷・生姜。

目　標　(1)比較的虚弱な人の，自律神経・内分泌などの機能失調により現れた諸症状，特に婦人の神経症状を伴う諸症に用いられる。このような場合，疲労しやすく，肩こり・頭痛・めまい・不安・不眠・多怒・突然に現れる上半身の灼熱感など神経症状が強い。これらの症状は，月経異常・閉経期と関連して現れることが多い。腹部所見は，心下部・季肋部・下腹部に軽度の抵抗・圧痛がある。脈は沈んで細く，舌には白苔を生ずる。

(2)鑑別を要する処方に，補中益気湯，抑肝散，当帰芍薬散，小柴胡湯などがある。①体力消耗が著しく，下肢倦怠感・下痢・盗汗があり，神経不安のないものには補中益気湯，②神経興奮症状が強く，臍の左側で動悸のひどいものには抑肝散，③顔色が優れず，下腹部に抵抗・圧痛があるが季肋部にはそれらがない場合は当帰芍薬散，④神経症状が乏しく右季肋部の抵抗・圧痛がより明らかな場合は小柴胡湯を用いる。

適応症　血の道症，更年期障害，月経不順。その他，冷え症，月経困難，慢性肝炎，慢性便秘，虚弱体質に適用されることがある。

注　意　(1)胃腸虚弱者に対しては食後に経口投与する。(2)服用後，浮腫が現れた時は，ただちに投与を中止する。

副作用：著しく胃腸が虚弱な者に投与すると，下痢に伴って腹痛を呈することがある。ただし，服用を中止すれば自然に回復する。

〔小児科医の眼〕本方を小児に使うとすれば，中学生以上の神経痛，鬱病，月経不順，不定愁訴などで，幼児や学童には向いていない。著者は不登校に応用したことがあるが，一般には中・高校生の自律神経疾患に応用すればよいのではないだろうか。

甘麦大棗湯 <small>かんばくたいそうとう</small> 出典：金匱要略

構　成　小麦・大棗・甘草。

目　標　(1)体力中等度あるいはそれ以下の人で，神経過敏，全身または局所の筋肉の硬直或いは痙攣のある場合に用いられる。この時，あくびをし，不眠を訴え，悲観的になり，または興奮する傾向がある。腹部には腹直筋の緊張が認められることがある。

(2)鑑別を要する処方に，抑肝散，抑肝散加陳皮半夏，桂枝加竜骨牡蠣湯などがある。①体力中等度の人で，神経過敏で興奮しやすいが，本方に比して症状が余り急迫的でない場合には抑肝散を，②抑肝散の症状が慢性化し，体力がやや低下し，腹部大動脈の拍動亢進が認められる場合は抑肝散加陳皮半夏を，③体質虚弱な人が，冷え症で疲れやすく，臍傍で大動脈の拍動が触知される場合は桂枝加竜骨牡蠣湯を用いる。

適応症　小児夜啼症，ヒステリー，神経症，不眠症，チック。その他，更年期障害，自律神経失調症，引きつけなどに用いられることがある。

第Ⅳ章　漢方処方解説　　229

　注　意　浮腫が現れた時は，ただちに使用を中止する。

　〔小児科医の眼〕夜泣き・疳の虫などに多用するが，疾患で言えば小児神経症，憤怒痙攣（息止め発作），アトピー性皮膚炎（ストレス反応型），虚弱児（神経症型）などに適している。大変甘い味なので，著者は「漢方薬が飲めない」という患児に証を無視して本方や小建中湯を投与し，まず漢方に慣れ親しんでもらうこともテクニックと考えてその方法をとっている。本方と抑肝散とをどのように鑑別するかは実際のところ難しい。著者は，服用してくれるかどうかの点を第一義とすれば本方を，目標である症状の軽減を第一義とすれば抑肝散（加陳皮半夏）の投与を考えている。また，不安症状が強ければ本方を，イライラ感が強ければ抑肝散を使うのもよい。抑肝散と同様に小児針を併用すると大変よく効くことが多い。

桔梗湯（ききょうとう）　出典：傷寒論，金匱要略

　構　成　甘草・桔梗。

　目　標　(1)咽・咽頭部の疼痛，腫脹，発赤に用いられる。この時，軽度の発熱，咳嗽，喀痰，胸苦しさ，嗄声，嚥下困難などが認められることが多い。なお，炎症症状が強く，発熱，頭痛，肩こりなどを伴う場合には葛根湯と同時に服用する。

　(2)鑑別を要する処方に，小柴胡湯加桔梗石膏，葛根湯，荊芥連翹湯などがある。①咽・咽頭痛は本方より軽度で，微熱があり，季肋部の苦満感を訴え，肋骨弓下部に抵抗・圧痛（胸脇苦満）を認める体力中等度の人には小柴胡湯加桔梗石膏を，②比較的体力のある人で，咽・咽頭部の炎症症状はあるが，疼痛は比較的軽度で，頭痛，項背部の強ばりなどを訴える場合には葛根湯，③咽・咽頭部の炎症が慢性化した体力中等度の人で，皮膚の色が浅黒く，手足の裏に汗をかきやすく，腹直筋が全体に緊張している場合には荊芥連翹湯を用いる。

　適応症　咽・咽頭炎，扁桃炎，扁桃周囲炎，咽・咽頭部違和感。

　注　意　(1)浮腫が現れた時には，ただちに使用を中止する。(2)服用後，2〜3日を経ても症状の改善をみないものは，使用目標記載の他の処方を考慮する。

　〔小児科医の眼〕本方は桔梗と甘草の2味なので，甘くて大変飲みやすい。しかも，甘草の作用で痛みを早く和らげる作用が強いので，アフタ性口内炎，ヘルパンギーナ，ヘルペス性口内炎，歯肉炎などの炎症性のものにうがいを兼ねた服用が効果的だ。痛みが消失しない時は，この作業（エキス剤を水や湯に溶いて口に含んでからゆっくり服用）を繰り返すとよい。また，咽が痛い以外にこれといった症状がない時は，本方のみを服用してもよい。柴胡桂枝湯や小柴胡湯に本方を合方すると，炎症を取り去る作用が増強して効果が高まる。

芎帰膠艾湯（きゅうききょうがいとう）　出典：金匱要略

　構　成　地黄・芍薬・当帰・阿膠・艾葉・川芎・甘草。

　目　標　(1)比較的体力が低下しているが，胃腸障害が少ない人の出血，主として痔出血，性器出血，腎並びに尿路出血，下血を目標に用いる。時に出血による貧血や顔面蒼白，めまい，四肢の脱力感などを伴うこともある。婦人では過多月経，不正性器出血などにも用いられる。腹壁は比較的

薄くて緊張が弱く，時に腹直筋の緊張や下腹部の疼痛，或いは臍傍で腹部大動脈の拍動亢進などが認められることがある。

(2)鑑別を要する処方に，当帰芍薬散，温清飲，帰脾湯などがある。①比較的体力の低下した人で，出血（性器出血）は軽度であり，冷え症の傾向のある場合には当帰芍薬散を，②体力中等度の人で，のぼせ，神経過敏，皮膚の栄養低下・乾燥傾向があって，出血傾向のある場合は温清飲を，③比較的体力の低下した人で，出血傾向があり，更に精神不安，心悸亢進，不眠などの精神神経症状を伴う場合は帰脾湯を用いる。

適応症　諸種の出血（痔出血，性器出血，腎並びに尿路出血，下血など）。その他，月経過多症，子宮内膜症などに用いられることがある。

注　意　(1)胃腸虚弱な人には慎重に使用する。(2)浮腫が現れた時は，ただちに使用を中止する。

〔小児科医の眼〕本方はまず，初潮期からの不正出血がファーストチョイスである。虚実に関係なくダラダラと出血したり，止血がうまくいかなかった時に，本方を単独で使うとかなり効くことが多い。虚証の微小血尿を伴う腎炎には，小柴胡湯合芎帰膠艾湯のような組み合わせも可能である。不正出血以外の鼻出血や皮下出血にも使ってもよいが，それほどの効果は期待出来ない。

荊芥連翹湯　<ruby>荊芥連翹湯<rt>けいがいれんぎょうとう</rt></ruby>　出典：一貫堂創方

構　成　柴胡・白芷・桔梗・黄芩・黄柏・黄連・枳殻・荊芥・山梔子・地黄・芍薬・川芎・当帰・薄荷・防風・連翹・甘草。

目　標　(1)体力中等度の人を中心に幅広く用いられ，顔面・耳・咽頭・上気道などに発する炎症性諸疾患，特に慢性化したものに好んで使用される。一般に皮膚の色が浅黒くて，手足の裏に汗をかきやすく，副鼻腔，外耳，中耳，扁桃などに炎症を起こしやすい場合に用いる。腹部は腹直筋が全体に緊張していることが多い。

(2)鑑別を要する処方に，葛根湯，葛根湯加川芎辛夷，小柴胡湯加桔梗石膏，柴胡清肝湯などがある。①比較的体力のある人で，顔面・耳・上気道などに急性の炎症があり，項背部のこりを訴える場合は葛根湯を，②葛根湯を用いるべき症状が慢性に移行した場合には葛根湯加川芎辛夷を，③体力中等度の人で，心窩部に抵抗・圧痛（胸脇苦満）を訴え，扁桃などに炎症のある場合は小柴胡湯加桔梗石膏を用い，④比較的虚弱な小児で，神経質でイライラして怒りっぽく，リンパ節や扁桃などが腫れやすい場合には柴胡清肝湯を用いる。

適応症　慢性副鼻腔炎，慢性鼻炎，慢性扁桃炎，急性・慢性中耳炎，慢性頚部・顎下部リンパ節炎。その他，にきび，湿疹などに用いられることがある。

〔小児科医の眼〕本方は小児のアトピー性皮膚炎と副鼻腔炎に使うが，実際には柴胡清肝湯との鑑別は殆ど不可能だ。著者は小児には習慣的に柴胡清肝湯を使い，柴胡清肝湯と補中益気湯を合方して長期にみることも多い。副鼻腔炎では，本方を使う機会は多くない。学童でアトピー性皮膚炎がある場合，本方と葛根湯加川芎辛夷などと併用することはあるが，それまでの治療に反応しない場合に本方を加えることもある。

第Ⅳ章　漢方処方解説　231

けいしとう
桂枝湯　出典：傷寒論，金匱要略

構　成　桂皮・芍薬・大棗・甘草・生姜。

目　標　(1)比較的体質虚弱な人が感冒などの熱性病に罹り，悪寒，発熱，頭痛，のぼせ，身体痛などを訴える場合に用いる。この時，自然に発汗することが多く，脈は一般に浮いて弱い。また，上記症状に関連した症状を呈する場合の慢性の疾患にも適用されることがある。

(2)鑑別を要する処方に，麻黄湯，葛根湯，桂枝麻黄各半湯，香蘇散，麻黄附子細辛湯などがある。①比較的体力の充実している人で，悪寒，発熱，頭痛はあるが，自然発汗がなく，腰痛，関節痛，筋肉痛などを訴える場合には麻黄湯を，②比較的体力のある人で，麻黄湯の場合と似ているが，首筋から項背部が強ばる場合には葛根湯を，③麻黄湯の場合と症状は似ているが，体力がやや低下した人には桂枝麻黄各半湯を，④体質虚弱な人で，胃腸が弱く，気鬱の傾向にある場合には香蘇散を，⑤老人など比較的体力のない人で，熱感が少なくて悪寒が強く，手足が冷える場合には麻黄附子細辛湯を用いる。

適応症　感冒，頭痛・寒冷による腹痛。その他，神経痛，筋肉痛，のぼせ，虚弱児童の体質改善などに用いられることがある。

注　意　(1)浮腫が現れた時には，ただちに使用を中止する。(2)急性病に使用する場合は，本方服用後2～3日で症状が改善しないものは使用目標記載のたの処方を考慮する。

〔小児科医の眼〕本方を単独に使用することは，かぜで麻黄剤（葛根湯など）が適さない患児位で，一般疾患には殆どないが，麻黄附子細辛湯と合方して鼻アレルギーに使うと効果的だ。ただ，本方の持つ大きな作用（表虚など）をよく考えておくと，小建中湯，黄耆建中湯，桂枝加朮附湯などの理解に十分役立つので，じっくりと桂枝湯の持つ意味を考えることも大切だ。

けいしかしゃくやくとう
桂枝加芍薬湯　出典：傷寒論

構　成　芍薬・桂皮・大棗・甘草・生姜。

目　標　(1)比較的体力が低下した人で，腹痛，排便異常がある場合に用いる。即ち，裏急後重を伴う下痢（軟便あるいは水様便）あるいは大便が快通しない場合などに用いられる。一般に，冷え症で，胃腸虚弱のことが多い。腹部膨満感を訴え，腹直筋の緊張が認められ，時に心窩部振水音を呈することもある。

(2)鑑別を要する処方に，桂枝加芍薬大黄湯，小建中湯，大建中湯などがある。①本方と同様の症状を呈するが，裏急後重或いは便秘が更に強い場合には桂枝加芍薬大黄湯を用い，②本方より体力が低下した人で，腹痛が持続的で更に強い場合には小建中湯を，③体力の低下した人が腹痛を訴えるが，腹壁の緊張が弱く，鼓腸の程度が強く，時に腸管の蠕動亢進がみおめられる場合には大建中湯を用いる。

適応症　大腸炎，直腸炎，急・慢性腸炎，過敏性大腸症候群。その他，常習性便秘，尿路結石，開腹術後の腸管通過障害，臍疝痛などに用いられることがある。

注　意　浮腫が現れた時は，ただちに使用を中止する。

〔小児科医の眼〕反復性臍疝痛や過敏性腸症候群のファーストチョイスである。小建中湯との違

いは，あまり厳密に考えなくてもよい。小建中湯は補養というか，元気をつける意味での処方，本方は痛み（腹痛）を取る意味での処方として考えるとよい。

桂枝加芍薬大黄湯　出典：傷寒論
けいしかしゃくやくだいおうとう

構　成　芍薬・桂皮・大棗・甘草・大黄・生姜。

目　標　(1)比較的体力の低下した人で，腹痛，排便異常がある場合に用いる。即ち裏急後重を伴う下痢あるいは大便が快通しない場合に用いられる。腹部は膨満し，腹直筋の緊張が認められ，特に心窩部振水音を呈することもある。

(2)鑑別を要する処方に，桂枝加芍薬湯，小建中湯，大建中湯，潤腸湯などがある。①本方と同様の症状を呈する裏急後重或いは便秘の程度が強くない場合には桂枝加芍薬湯を，②本方より体力の低下した人で，腹痛が持続的で更に強い場合には小建中湯を，③体力の低下した人が，腹痛を訴えるが，腹壁の緊張が弱く鼓腸の程度が強く，時に腸管の蠕動亢進が認められる場合には大建中湯を，④主として老人や体力の低下した人で，弛緩性または痙攣性の便秘があるが，腹直筋の緊張のない場合には潤腸湯を用いる。

適応症　大腸炎，直腸炎，急・慢性腸炎，常習性便秘，過敏性大腸症候群。その他，開腹術後の腸管通過障害などに用いられることがある。

注　意　浮腫が現れた時には，ただちに使用を中止する。

〔**小児科医の眼**〕小児の軽い便秘に使うのが最もポピュラーな方法だ。便秘には，乳幼児ではまず小建中湯を使い，効果のない時は本方を使うのがよい。投与の目標は，虚証でやや神経症的なタイプがよいが，証にこだわらず，病名投与でも十分に効果がある。ただ，一般の便秘薬にも共通しているように，服用しているうちに徐々に効きが悪くなることもしばしばみられる。その場合は少量ずつ増量するが，一方で生活指導を小まめにすることも大切だ。小児の場合，便秘以外に適応は少ない。下痢が激しく，炎症が強い時に抗生物質と併用しながら使うのもよいが，効果は期待するほど強くない。

桂枝加朮附湯　出典：方機（吉益東洞経験方）
けいしかじゅつぶとう

構　成　桂皮・芍薬・大棗・蒼朮・甘草・生姜・附子。

目　標　(1)冷え症の人で，盗汗をかきやすく，四肢関節の疼痛・腫脹，筋肉痛，四肢の運動障害などを目標に使用する。症状としては，しばしば微熱，盗汗，朝ての強ばりなどがあり，寒冷により関節痛，筋肉痛などが増悪する。

(2)鑑別を要する処方に，薏苡仁湯，越婢加朮湯，防已黄耆湯などがある。①比較的体力があり，局所の熱感・腫脹・疼痛を伴う軽症の関節諸疾患には薏苡仁湯を用い，②前方に比して更に体力のある人で，同様の関節症状があるが冷え症の傾向がなく，口渇，自然発汗などの症状のある場合は越婢加朮湯を，③皮膚は概して色白で，筋肉軟弱，水太りの人で疲れやすく，多汗，尿量減少，下肢の浮腫などのある場合は防已黄耆湯を用いる。

適応症　慢性関節リウマチ，肋間神経痛，上腕神経痛，三叉神経痛，肩甲関節周囲炎。その他，

諸種の関節痛並びに筋肉痛，腰痛症，変形性膝関節症，脳卒中後遺症などに用いられることもある。

注　意　浮腫をみた場合には，ただちに投与を中止する。

〔小児科医の眼〕本方を小児に使う時は，冷えた環境下（プール，冬季など）で関節痛を起こした時，または原因不明の関節痛や頭痛があり，入浴などで体を温めるとこれらの症状が緩和するような場合によく奏効する。普段から寒証傾向の小児をよく観察しておくことが大切である。

桂枝加竜骨牡蠣湯　けいしかりゅうこつぼれいとう　出典：金匱要略

構　成　桂皮・芍薬・大棗・牡蠣・竜骨・甘草・生姜。

目　標　(1)体質虚弱な人が，痩せて顔色が悪く，神経過敏あるいは精神不安などの状態を呈した場合に用いられる。一般症状としては，疲れやすく，盗汗があり，手足が冷える，驚きやすい，不眠，陰萎などがある。腹部症状としては，腹部の筋肉や皮下脂肪が薄く，腹直筋が緊張しており，また臍傍で大動脈の拍動を触知されやすい。

(2)鑑別を要する処方として，柴胡加竜骨牡蠣湯，小建中湯などがある。①精神神経症状は本方と似ているが，体力が充実し，季肋部の抵抗・圧痛，便秘の傾向がある場合は柴胡加竜骨牡蠣湯を，②体質が虚弱で疲れやすく，動悸がするなどの症状は本方に似ているが，腹痛の強い場合には小建中湯を用いる。

適応症　神経症，夜啼症，夜尿症，性的神経症，遺精，陰萎。その他，虚弱児童の体質改善，不眠症，円形脱毛症，チック病などに用いられることがある。

注　意　服用後，浮腫をみた場合は，ただちに投与を中止する。

〔小児科医の眼〕柴胡加竜骨牡蠣湯を陽証，実証の薬とすれば，本方は陰証，寒証の処方となる。夜尿症，（円形）脱毛症，寝ぼけ，小児の神経症などでやや元気のない，比較的寒証傾向の体質を持つ小児に適応する。

桂枝茯苓丸　けいしぶくりょうがん　出典：金匱要略

構　成　桂皮・芍薬・桃仁・茯苓・牡丹皮。

目　標　(1)いわゆる瘀血に対する代表的な処方の一つである。瘀血とは漢方の一概念で，主として婦人科疾患，出血性疾患などに起こり，静脈系の鬱血，出血などに関連した症候群である。本方は体力中等度の人で，左右の下腹部に抵抗・圧痛があり，多くは肌がやや黒みを帯びた人を目標とする。主な症状として，肩こり，頭痛，めまい，のぼせ，下腹部の膨満感，婦人では月経異常，性器出血を訴えることが多い。

(2)鑑別を要する処方として，桃核承気湯，大黄牡丹皮湯，当帰芍薬散，加味逍遙散などがある。①本方より一層体力が充実した人で，症状が激しく，のぼせや種々の精神神経症状，便秘があり，左下腹部に抵抗・圧痛が著明な場合には桃核承気湯を用い，②体力が充実した人で，便秘し，右下腹部に自発痛，圧痛・抵抗を伴う場合には大黄牡丹皮湯を，③比較的体力の虚弱な人で，顔色が優れず，冷え症の傾向があり，下腹部に軽度の抵抗・圧痛を認める場合は当帰芍薬散を用い，④比較的体力の低下した人で，季肋部及び下腹部に軽度の抵抗・圧痛を認め，不安，不眠などの精神神経

症状をより強く訴える場合には加味逍遙散を用いる。

適応症 月経不順，月経困難症，更年期障害，子宮及びその附属器の炎症，打撲傷，痔核，高血圧症，慢性肝炎。その他，不妊症，冷え症，肝斑，骨盤腹膜炎，湿疹，蕁麻疹などに用いられることがある。

注 意 著しく体力の衰えている人には使用しない。

〔**小児科医の眼**〕本方はアレルギー性紫斑病や紫斑病性腎炎に使うことができる。また，腎炎の遷延した場合は，瘀血病態もあると考えて本方を投与することもある。小柴胡湯合桂枝茯苓丸，桂枝茯苓丸合黄連解毒湯などでフォローすると，再発を予防することもできる。一般には，小〜中学生のニキビに本方と清上防風湯や小柴胡湯と合方することもよい。しかし，アトピー性皮膚炎には，小児ではまだ瘀血病態が未完成のため，十分応用ができないのではないかと思っている。

五積散 <small>ごしゃくさん</small> 出典：和剤局方

構 成 蒼朮（白朮）・陳皮・当帰・半夏・茯苓・甘草・桔梗・枳殻・桂皮・厚朴・芍薬・生姜・川芎・大棗・白芷・麻黄。

目 標 (1)体力中等度の人を中心に比較的幅広く用いられる。寒冷や湿気に侵されて，下腹部痛，腰痛，四肢の筋肉あるいは関節の痛みなどを訴える場合に用いる。この場合，しばしば下半身の冷えと上半身ののぼせ，頭痛，項背のこり，悪寒，悪心，嘔吐などを伴うこともある。婦人では，月経不順，月経困難などを伴うことが多い。

(2)鑑別を要する処方に，当帰四逆加呉茱萸生姜湯，当帰芍薬散，桂枝加朮附湯，八味地黄丸などがある。①本方に比して体力が一層低下した人で，下腹部，腰部，下肢の痛みや四肢末端の冷えが顕著な場合には当帰四逆加呉茱萸生姜湯を，②体力の低下した冷え症の人で，月経異常や下腹部痛があり，四肢の痛みを伴わない場合は当帰芍薬散を，③本方に比して体力が一層低下した人で，盗汗をかきやすく，四肢関節の腫脹，疼痛を訴える場合は桂枝加朮附湯を，④中年以降，特に老齢者で，下半身の脱力感，痛み，痺れや腰痛があり，排尿異常，特に夜間の頻尿を訴える場合は八味地黄丸を用いる。

適応症 腰痛，下腹部痛，神経痛（特に坐骨神経痛），筋肉痛，関節痛。その他，慢性関節リウマチ，月経困難症，月経不順，感冒，胃腸炎，更年期障害などに用いられることがある。

注 意 体力の衰えている人には慎重に使用する。

〔**小児科医の眼**〕本方は小児では，ウイルス性胃腸炎で水様型，軟便型で，出血を伴わない下痢症に使える。また，止痢剤の効果がみられない時にも，抗生物質と併用してもよい。胃腸薬として本方を考えると応用範囲が広がるが，小児ではそれ以外には適応が少ない。

五苓散 <small>ごれいさん</small> 出典：傷寒論，金匱要略

構 成 沢瀉・蒼朮（白朮）・猪苓・茯苓・桂皮。

目 標 (1)口渇，排尿の量と回数の減少を主目標として用いられ，浮腫，悪心，嘔吐，頭痛，めまい，下痢，腹痛，発熱などを伴うこともある。腹部は心窩部に振水音を認められることが多い。

第Ⅳ章　漢方処方解説　235

(2)鑑別を要する処方に，猪苓湯，八味地黄丸，呉茱萸湯，小半夏加茯苓湯，苓桂朮甘湯などがある。①尿量減少，口渇という共通症状があって，更に排尿痛，尿の淋瀝，排尿後不快感などがある場合には猪苓湯を，②口渇並びに頻尿，多尿，乏尿，排尿痛，夜間尿などの排尿異常や，倦怠感，腰部の冷え・痛みなどを訴え，腹診上，下腹部の軟弱無力が認められる場合は八味地黄丸を用いる。なお，八味地黄丸は中年以降の老齢者に用いることが多い。③冷え症の人で，発作性に強い頭痛が起こり，それに伴って嘔吐がある場合は呉茱萸湯を，④悪心，嘔吐が特に激しい場合は小半夏加茯苓湯を，⑤のぼせ，めまい，身体動揺感などの症状があって，尿量減少，口渇，嘔吐の症状が顕著でない場合は苓桂朮甘湯を用いる。

適応症　腎炎，ネフローゼ，その他種々の原因による浮腫，偏頭痛，習慣性頭痛，急・慢性胃腸炎，胃腸型感冒，二日酔い，めまい。その他，胃アトニー症，胃下垂症，乗り物酔い，膀胱炎，仮性近視，三叉神経痛，帯状疱疹，小児ストロフルス，唾液分泌過多症，メニエール症候群，暑気当たりなどに用いられることがある。

〔小児科医の眼〕感冒性嘔吐症のファーストチョイスである。口渇が前提条件で，水分を欲しがらない場合は他の方剤の適応することが多い。先述したように，本方は注腸療法も可能である。しかし，嘔吐を止める効果は強力だが，下痢に対しては弱い。下痢が治らない時は人参湯合五苓散とすると比較的早く止痢効果が現れる。

さいかんとう
柴陥湯　出典：本朝経験方（勿誤薬室方函口訣），傷寒論，金匱要略（小柴胡湯＋小陥胸湯）

構　成　柴胡・半夏・黄芩・瓜呂仁・大棗・人参・黄連・甘草・生姜。

目　標　(1)体力中等度の人で，強い咳が出て痰が切れにくく，咳嗽時や深呼吸時に胸痛を訴える場合に用いる。多くは季肋部の抵抗・圧痛（胸脇苦満）を認める。一般症状としては，食欲不振，微熱などを伴うこともある。

(2)鑑別を要する処方に，小柴胡湯，麦門冬湯，麻杏甘石湯，清肺湯などがある。①本方と同様の症状を訴えるが，咳嗽や胸痛の程度が軽い場合は小柴胡湯を，②本方と同様に咳嗽が強く，痰が切れにくく，咽喉部の乾燥感があり，胸痛を伴わない場合は麦門冬湯を，③比較的体力のある人で，咳嗽は強いが胸痛はなく，喘鳴を伴い，口渇，熱感などを訴える場合は麻杏甘石湯を，④体力の低下した人で，痰が多く咳嗽が長く続き，且つ胸痛を伴わない場合には清肺湯を用いる。

適応症　急・慢性気管支炎，感冒，肺炎。その他，胸膜炎，気管支喘息，気管支拡張症などに用いられることがある。

〔小児科医の眼〕本方は，かぜ，気管支炎によく，少し胸が痛くなるような咳をする場合で，痰の切れが悪い時によい。本方を単独で使うよりも，麦門冬湯や桔梗湯などと合方するとより効果的だ。抗生物質と併用すれば，小柴胡湯による抗生物質の副作用を予防することにもなるので，かぜ一般にも使うことができる。

さいこかりゅうこつぼれいとう
柴胡加竜骨牡蠣湯　出典：傷寒論

構　成　柴胡・半夏・桂皮・茯苓・黄芩・大棗・人参・牡蠣・竜骨・生姜・大黄（大黄はエキス

剤には含まれない）。

目標 (1)体格がよく，体力が中等度以上の人が，精神不安，不眠，煩悶，イライラなどの精神神経症状があり，季肋部の苦満感を訴え，肋骨弓下部に抵抗・圧痛（胸脇苦満）が認められる症状を呈した時に用いられる。この時，便秘の傾向があり，腹部は力があり，臍傍に腹部大動脈の拍動亢進を認める。また，尿利減少を伴う場合もある。

(2)鑑別を要する処方に，桂枝加竜骨牡蠣湯，抑肝散，大柴胡湯などがある。①本方と神経症状が似ていて，動悸はあるが胸脇苦満がなく，比較的体力の衰えた人の場合は桂枝加竜骨牡蠣湯を，②同様に神経症状があり，腹直筋の緊張や腹痛などがあり，胸脇苦満のない場合は抑肝散を，③胸脇苦満の程度が同じ位で，便秘があり，神経症状と動悸のない場合は大柴胡湯を用いる。

適応症 高血圧症，神経症，心臓神経症，狭心症，心筋梗塞後遺症，バセドウ病。その他，脳卒中後遺症，癲癇，ヒステリー，自律神経失調症，円形脱毛症，小児夜啼症，陰萎に用いられることがある。

この他，著者の経験では①虚弱児の体質改善，②小児の自律神経性疾患（周期性嘔吐症，反復性臍疝痛，自律神経発作症，帯状の肩こりを伴う筋緊張性頭痛，起立性調節障害，③心身症（チック，夜尿症，登校拒否の初期症状：頭痛，腹痛など，④無症候性腎炎，⑤癲癇，熱性痙攣，⑥若年性関節リウマチ，リウマチ熱など。

注意 著しく体力の衰えている人には投与を避ける。

〔小児科医の眼〕本方は小児の神経症にかなり応用できると考えている。寝ぼけ，疳の虫，イライラタイプのアトピー性皮膚炎，自閉症，不登校の一部，小児の鬱病などだが，特に寝ぼけには特効的に作用する。江戸時代後期の水戸の名医，本間棗軒の『内科秘録』には，「小児13〜4歳の間，睡中卒然として起き，或いは起り発狂の如く，或いは邪宗（つきもの）の如くに見ゆるものあり，俗に寝ぼけるという。甚だしき者は毎夜発して始末に困る者なり。是も難病にて癇に属す。柴胡加竜骨牡蠣湯奇談あり」と記されているが，これは現代にも十分応用ができる。本方に甘麦大棗湯や半夏厚朴湯，黄連解毒湯などを合方することも，臨床上達の大きなコツの一つである。

<ruby>柴胡桂枝湯<rt>さいこけいしとう</rt></ruby> 出典：傷寒論，金匱要略

構成 柴胡・半夏・黄芩・桂皮・芍薬・大棗・人参・甘草・生姜。

目標 (1)有熱疾患に使用する場合には，発熱が始まって，数日（3〜4日）経て後の悪寒と発熱とが交互に起こる（往来寒熱）症状を呈し，また悪心，嘔吐などがあり，両側の腹直筋が緊張している状態を目標とする。また，慢性病に用いる場合は，季肋部の苦満感を訴え，肋骨弓下部に抵抗・圧痛（胸脇苦満）が認められる症状を目標に使用する。また，不安，不眠，のぼせ，腹痛などを伴う場合もある。

(2)小柴胡湯と同様，胸脇苦満を主目標とする柴胡剤の一つである。鑑別を要する処方に，小柴胡湯，大柴胡湯，柴胡加竜骨牡蠣湯などがある。①胸脇苦満があって自汗，不安，不眠，のぼせ，腹痛などがない場合には小柴胡湯を，②体力が充実し，胸脇苦満の程度が強く，便秘を伴うものには大柴胡湯を，③不安，不眠，動悸などが一層顕著なものには柴胡加竜骨牡蠣湯を用いる。

適応症 感冒，流感，肺炎などの熱性疾患，胃炎，胃潰瘍，十二指腸潰瘍，胆囊炎，胆石症，肝炎，膵炎。その他，自律神経失調症，夜尿症などに用いることがある。

注　意 浮腫が現れた時には，ただちに投与を中止する。

〔小児科医の眼〕本方は小柴胡湯と桂枝湯の各半量を合わせたもので，急性疾患としてはかぜ症候群に使用するが，小児ではむしろ慢性疾患に多く用いる。本方に芍薬を加えると小柴胡湯と桂枝加芍薬湯を合方した形となり，痙攣体質傾向がより強ければむしろ本方が適していると考えられる。柴胡桂枝湯は小児の場合，次の条件を満たす場合に適応することが多い。①小柴胡湯と比較するとやや神経過敏で，虚弱傾向も強い。小柴胡湯タイプよりはやや消化器症状の訴えが多い。②小児では，腹診上軽度のくすぐり（一種の過敏傾向）を感じる例が多い（これは必ずしも必要条件ではない）。③本方の適応する小児には，いわゆる微症状（微熱，関節痛，鼻出血，頭痛，肩こり，易疲労，咽頭痛，胸痛，腹痛，下痢，便秘など）を訴えて来院する例がしばしば見られる。④軽い性格変化がみられる。

柴胡清肝湯 <small>さいこせいかんとう</small>　出典：一貫堂創方

構　成 柴胡・黄芩・黄柏・黄連・瓜呂根・甘草・桔梗・牛蒡子・山梔子・地黄・芍薬・川芎・当帰・薄荷・連翹。

目　標 (1)上気道炎を繰り返し，あるいは慢性化した人に好んで使用される。特に小児に多く用いられる。即ち，一般に皮膚の色が浅黒くて，扁桃，頚部や顎下部リンパ腺に炎症・腫脹を起こしやすい場合に用いる。腹部は，両腹直筋の緊張や季肋下部の抵抗・圧痛（胸脇苦満）がある。

(2)鑑別を要する処方に，小柴胡湯，柴胡桂枝湯，小建中湯などがある。いずれの処方も虚弱な小児の体質を改善させる効果があるが，①一般に胸脇苦満が著明な場合には小柴胡湯を，②身体が虚弱で腹壁の筋肉が薄く，腹直筋の緊張が顕著で，腹が痛むような場合には小建中湯を，③腹直筋の緊張が強く，且つ胸脇苦満があり，しばしば腹痛を訴える場合には柴胡桂枝湯を用いる。

適応症 慢性および再発性扁桃炎，頚部顎下部リンパ腺炎，アデノイド，咽頭炎，喉頭炎。その他，虚弱児童の体質改善，湿疹などに用いられる。

〔小児科医の眼〕荊芥連翹湯，温清飲の項でも述べたが，実際にこれらの処方を鑑別することは大変難しい。一般の使用目標からすれば，虚弱児傾向があり，頭部や頚部のリンパ節の腫れ，腹診上のくすぐったがり，アレルギー体質傾向（アトピー性皮膚炎，鼻アレルギー，滲出性中耳炎など）があれば，それを目標とする。しかし，この状態は極めて小柴胡湯証と類似している。著者は頑固な滲出性中耳炎に小柴胡湯，小柴胡湯加桔梗石膏，柴苓湯に本方を合方することが多い。また，慢性副鼻腔炎があれば，それに葛根湯加川芎辛夷，辛夷清肺湯と合方して3方合方の処方を作ることもある。アトピー性皮膚炎を長期にフォローする場合には，補中益気湯と本方を合方するのも一つの方法である。発熱を繰り返す虚弱児に小柴胡湯と合方すると改善率が高まる。

柴朴湯 <small>さいぼくとう</small>　出典：本朝経験方，傷寒論，金匱要略（小柴胡湯＋半夏厚朴湯）

構　成 柴胡・半夏・茯苓・黄芩・厚朴・大棗・人参・甘草・蘇葉・生姜。

目　標 (1)体力中等度の人で，肋骨弓下部に抵抗・圧痛があり，心窩部に膨満感があり，精神不

安，抑鬱傾向のある場合に用いられる。一般に，食欲不振，全身倦怠感，咽喉・食道部の異物感，喘鳴，咳嗽，動悸，めまいなどの症状を伴うことが多い。

(2)鑑別を要する処方に，神秘湯，小青竜湯，麻杏甘石湯，五虎湯，大柴胡湯合半夏厚朴湯などがある。①体力中等度の人で，咳嗽，喘鳴，呼吸困難などがあり，泡沫水様性の痰，水様鼻汁，くしゃみなどを伴う場合には小青竜湯を，②比較的体力のある人で，咳嗽が強く，口渇，発汗傾向が認められる場合は麻杏甘石湯を，③麻杏甘石湯に似ているが，咳嗽がより強く，慢性化している場合は五虎湯を，④体力が充実した人で，季肋部の苦満感，肋骨弓下部の抵抗・圧痛がより顕著な場合には大柴胡湯合半夏厚朴湯を用いる。

適応症 気管支炎，気管支喘息，小児喘息，感冒，慢性胃炎，不安神経症，咽・喉頭神経症，食道神経症。その他，胃神経症，過敏性大腸症候群，胸膜炎・肺結核などの補助療法，慢性リンパ腺炎，虚弱児の体質改善などに用いられることもある。

注　意 浮腫が現れた時には，ただちに使用を中止する。

〔小児科医の眼〕本方は別項に詳しく述べてあるが，小柴胡湯と半夏厚朴湯の合方処方であることを銘記することが大切だ。小柴胡湯のかわりに，状況に応じて柴胡桂枝湯や小青竜湯なども合わせて使うことが出来る。心因咳，チック，咳喘息，気管支喘息，喘息性気管支炎に使うことが出来る。麻杏甘石湯や小青竜湯などの麻黄剤と合方して，より効果を示すことも出来る。

さいれいとう
柴苓湯　出典：世医得効方．（小柴胡湯＋五苓散）

構　成 柴胡・沢瀉・半夏・黄芩・蒼朮（白朮）・大棗・猪苓・人参・茯苓・甘草・桂皮・生姜。

目　標 (1)体力中等度の人で，季肋下部の苦満感および肋骨弓下部に抵抗・圧痛（胸脇苦満）があり，口渇，尿量の減少，浮腫などの認められる場合に用いられる。その他，食欲不振，悪心，嘔吐，下痢，腹痛，頭痛，めまい，微熱などを伴うことがある。腹部は，振水音を認めることが多い。

(2)鑑別を要する処方に，小柴胡湯，五苓散，茵蔯五苓散，胃苓湯，半夏瀉心湯などがある。①体力中等度の人で，胸脇苦満，食欲不振，悪心，嘔吐，微熱などはあるが，口渇，尿量減少，浮腫などがない場合は小柴胡湯を，②逆に，口渇，尿量減少，浮腫などはあるが，胸脇苦満などのない場合は茵蔯五苓散を，③体力中等度の人で，下痢，口渇，尿量減少などに加え，心窩部の不快感，腹部膨満感などを伴うが，胸脇苦満のない場合は胃苓湯を，④体力中等度以上の人で，胸脇苦満はないが，心窩部の膨満感，抵抗・圧痛があり，腹中雷鳴，時に悪心，嘔吐，下痢，食欲不振などのある場合は半夏瀉心湯を用いる。

適応症 腎炎，ネフローゼ，その他種々の原因による浮腫，慢性肝炎，肝硬変，水様性下痢，急・慢性胃腸炎，胃腸型感冒。その他，胃アトニー症，胃下垂症，腎盂腎炎，メニエール症候群，暑気当たりなどに用いられることがある。

〔小児科医の眼〕本方は小柴胡湯合五苓散であることを忘れてはならない。元々は感染症に使っていたのが原方の方意なので，少し熱を伴う胃腸かぜに使うが，現代ではネフローゼ症候群のファーストチョイスになっている。水滞徴候がなければ，腎疾患には小柴胡湯でもよい。しかし，肝機能障害一般，腎障害一般には，小柴胡湯よりも本方の方がよく効く印象を持っている。成人で

第IV章　漢方処方解説　　239

も副作用は少ないが，小児では殆どなく，せいぜい便秘程度のものだ。慢性蕁麻疹には，本方と茵陳蒿湯を合方するのも一つの方法だ。滲出性中耳炎では，本方単独よりも本方と柴胡清肝湯を合方するか，副鼻腔炎の徴候があれば，必ず葛根湯加川芎辛夷などを加えるのがよい方法だ。ステロイド剤を内服しなければならない難治性の小児疾患には，証に関係なく本方を併用することをお勧めする。

酸棗仁湯　出典：金匱要略
さんそうにんとう

構　成　酸棗仁・茯苓・川芎・知母・甘草。

目　標　(1)体力の低下した人で，心身が疲労して眠ることの出来ない場合に用いる。その時，めまい，精神不安，神経過敏などが認められる。また逆に，嗜眠，多夢，盗汗にも用いられる。

(2)鑑別を要する処方に，帰脾湯及び加味帰脾湯，抑肝散及び抑肝散加陳皮半夏，竹筎温胆湯などがある。①体力が低下した人の不眠で，顔色が悪く，不安，抑鬱などの精神症状を伴う場合には帰脾湯を用い，より一層体力が低下し，熱感，胸苦しさなどを伴う場合には加味帰脾湯を用いる。②体力中等度の不眠で，神経過敏で興奮しやすく，腹部は左腹直筋が緊張し，特に筋肉の痙攣などを訴える場合には抑肝散を用い，また，上記症状が慢性化している場合には抑肝散加陳皮半夏を用いる。③比較的体力が低下した人の不眠で，季肋下部の苦満感及び肋骨弓下部に抵抗・圧痛（胸脇苦満）が軽度に認められ，精神不安，心悸亢進，神経過敏，時に咳嗽などを伴う場合には竹筎温胆湯を用いる。

適応症　不眠症，神経症，嗜眠，自律神経失調症。

注　意　胃腸虚弱な人は，稀に下痢を起こすことがある。

〔小児科医の眼〕本方を小児に使った経験は殆どないが，最近多い小児の鬱病や，神経症に伴う不眠に使うのも一つの方法かもしれない。一般に本方は就寝前に服用することが多いが，神経過敏な状態が昼夜を問わず続けば，日中の服用もよい。本方は心身の不安定を安定させる作用がある。

紫雲膏　出典：華岡青洲，瘍科秘録
しうんこう

構　成　胡麻油・黄蠟・豚脂・当帰・紫根。

目　標　(1)皮膚の外傷及び疾患に用いる外用剤。切傷，挫傷，熱傷，凍瘡，褥瘡の他，肌の乾燥・荒れ，潰瘍，角化性の皮膚疾患を目標とし，化膿が顕著でなく，分泌物の少ないものに用いる。

(2)鑑別を要する処方に，中黄膏，白雲膏などがある。①局所が乾燥しているが，搔痒感があり，発赤，熱感のあるもの（化膿性疾患の初期）の場合は，多くは中黄膏が用いられる。②患部の搔痒感が強いものには白雲膏が用いられる。

適応症　熱傷（火傷，湯傷），凍傷，凍瘡，褥瘡，皸裂（ひび，あかぎれ），痔，脱肛，水虫，外傷，鶏眼（うおのめ），疣贅，胼胝腫（たこ）。その他，湿疹，尋常性乾癬，角皮症，皮膚潰瘍などに用いることがある。

注　意　(1)熱傷・外傷が広範囲もしくは重症の時，また化膿していたり，湿潤や爛れのひどい場合は使用しない。(2)皮膚の外用以外には使用しないこと。(3)衣類に付着すると，赤紫色に着色し，

脱色しにくいので注意すること（ただし，数回洗えばほぼ脱色する）。

　〔小児科医の眼〕本方は痛みを瞬時に取り去る作用があるので，熱傷，外傷時の疼痛には即効性がある。また，オムツかぶれで火がついたように泣いているベビーにこれを塗ると，すぐに泣き止むこともある。オムツかぶれで皮膚が糜爛している時は，本方を先に塗った後，亜鉛華軟膏とステロイド外用剤を混合したものをタップリと被うと大変回復が早い。鶏眼（うおのめ）の痛みにはあまり効かないが，数ミリ程度のものでは，これを毎日塗っていると知らないうちに底から取れることもある。アトピー性皮膚炎の乾燥にもよいが，臭いに閉口する子供も多い。著者はラベンダーの香りをつけたアロマ紫雲膏を使っているが，口唇の乾く人には好評だ。保湿剤として使うなら，紫雲膏とヒルドイド，またはヒルドイドソフトを１：１に混合して使うと，有効なドライスキン対策にもなる。一般に言えることだが，熱傷以外で炎症性病変の強いアトピー性皮膚炎や虫刺症に本方を塗布すると，却って発赤が強くなることもあるし，ゴマアレルギーのある小児も同様の反応をみることがあるので，もしそのような反応があれば速やかに中止してステロイド外用剤を塗れば，発赤はすぐに消失する。

四逆散　出典：傷寒論
（しぎゃくさん）

　構　成　柴胡・芍薬・枳実・甘草。

　目　標　(1)体力中等度の人で，季肋部の苦満感を訴え，肋骨弓下部に抵抗・圧痛（胸脇苦満）が認められ，時に不安，不眠などの精神神経症状を認める場合に用いる。また腹部では心窩部の膨満感，腹直筋の緊張を呈することが多い。

　(2)鑑別を要する処方に，大柴胡湯，小柴胡湯，柴胡桂枝湯，柴胡加竜骨牡蠣湯などがある。①本方に比してより体力のある人で，胸脇苦満の程度が強く，便秘する場合には大柴胡湯を用い，②体力が中等度の人で，胸脇苦満はあるが精神神経症状はなく，口中不快感，悪心など伴う場合には小柴胡湯を，③本方と同様に胸脇苦満，精神神経症状，腹直筋の緊張などがあり，悪心，呑酸などを伴う場合には柴胡桂枝湯を，④本方と同様に胸脇苦満はあるが精神神経症状はより顕著で，腹部大動脈の拍動亢進が認められ，腹痛を伴わない場合には柴胡加竜骨牡蠣湯を用いる。

　適応症　胆嚢炎，胆嚢症，胆石症，急・慢性胃炎，神経性胃炎，慢性肝炎。その他，不安神経症，胃・十二指腸潰瘍，慢性膵炎などに用いられることがある。

　注　意　(1)著しく体力の衰えている人には慎重に使用する。(2)服用後，浮腫が現れた時には，ただちに使用を中止する。

　〔小児科医の眼〕本方は，中学生の過敏性腸症候群で，桂枝加芍薬湯タイプよりもやや体格がよく，腹壁が厚く，季肋部が広いタイプによく適応する。軽い鬱的な傾向があれば更によい。小児のその他の疾患や年齢層には適応しないことが多い。

四君子湯　出典：和剤局方
（しくんしとう）

　構　成　人参・蒼朮（白朮）・茯苓・甘草・大棗・生姜。

　目　標　(1)体力低下，顔色不良，胃腸機能の低下を目標に使用する。この場合，全身倦怠感，食欲

第Ⅳ章　漢方処方解説　　241

不振，胃部の不快感・膨満感，時に悪心，嘔吐，下痢，腹鳴がある。また，腹壁の緊張の著しい低下と，心窩部の振水音を認めることが多い。

(2)鑑別を要する処方に，六君子湯，人参湯，茯苓飲，半夏瀉心湯などがある。①胃腸虚弱があり，諸症状も本方と似ており，本方よりやや体力のある場合には六君子湯を，②体力的には本方と似て冷え症で，胃腸虚弱で，時に心窩部が痛み，口中に薄い唾が溜まる場合は人参湯を，③本方より体力があって，腹部膨満感，溜飲のある場合には茯苓飲を，④心窩部膨満感，腹中雷鳴を主訴とし，嘔吐，下痢，食欲不振などがあり，体力が一層充実している場合は半夏瀉心湯を用いる。

適応症　胃炎，胃・十二指腸潰瘍，慢性胃腸炎，胃アトニー症，胃下垂症，慢性消耗性疾患，術後の胃腸障害。

注　意　浮腫が現れた時は，ただちに使用を中止する。

〔小児科医の眼〕本方は，一般に胃腸が普段から弱く，気虚タイプの例に使うが，本方を単独で使う機会は比較的少ない。しかし，本方の特徴を知っておくことは必要である。著者は，小児の場合でも臨床的には圧倒的に六君子湯を使う機会が多い。

しゃかんぞうとう
炙甘草湯　　出典：傷寒論，金匱要略

構　成　地黄・麦門冬・炙甘草・大棗・人参・桂皮・麻子仁・阿膠・生姜。

目　標　(1)比較的体力の低下した人で，動悸，息切れを訴える場合に用いる。この場合脈は頻数，不整，結滞などを呈することが多い。一般症状としては，皮膚の栄養が低下して，疲労感，手足のほてり，口渇，便秘などを伴うことが多い。

(2)鑑別を要する処方に，苓桂朮甘湯，木防已湯，柴胡加竜骨牡蠣湯などがある。①比較的体力の低下した人で，立ちくらみ，めまい，身体動揺感があり，軽度の心悸亢進を伴う場合は苓桂朮甘湯を，②同じく体力のやや低下した人で，呼吸促迫して，腹部は心窩部が膨満して硬く，特に尿量減少，浮腫などを伴う場合は木防已湯を，③比較的体力のある人で，動悸，息切れを訴えるが，季肋部の抵抗・圧痛（胸脇苦満）を認め，不安，不眠などの精神神経症状を伴う場合には柴胡加竜骨牡蠣湯を用いる。

適応症　甲状腺機能亢進症，発作性頻拍，心臓神経症，不整脈（ある種の），心不全（軽症時）。その他，肺気腫，気管支拡張症，気管支喘息，慢性気管支炎などに用いられることがある。

注　意　浮腫が現れた時には，ただちに使用を中止する。

〔小児科医の眼〕本方を小児に使った経験は甲状腺機能亢進症でその他には経験がない。メルカゾールを少量ないし殆どゼロの状態で本方単独で奏効したことがあったが，一般には抗甲状腺剤と併用するのも効果的な方法の一つと考える。また心室性期外収縮によいとされるが，著者には経験が殆どない。感染症にももう少し応用が効くのではないかと考えているが，使う機会に恵まれない。

しゃくやくかんぞうとう
芍薬甘草湯　　出典：傷寒論

構　成　芍薬・甘草。

目　標　(1)骨格および平滑筋（消化管，胆道，尿路など）の急激な痙攣性疼痛を目標として，体

質の強弱に関わりなく用いられる。ただし，連用されることは比較的少なく，頓服，あるいは他の処方と併用されることが多い。

(2)鑑別を要する処方に，桂枝加芍薬湯，小建中湯，大建中湯，大柴胡湯，桂枝加朮附湯などがある。①比較的体力がない人が，腹部が張り，腹直筋が緊張し腹痛する場合には桂枝加芍薬湯を，②桂枝加芍薬湯とよく似た症状で，より虚弱の傾向にある場合には小建中湯を，③体力が低下し，腹壁の緊張が弱い人で，鼓腸を呈し，時に腸管の蠕動亢進が認められ，腹痛を訴える場合には大建中湯を，④比較的体力のある人で，季肋部の圧迫感を訴え，肋骨弓下部に抵抗・圧痛（胸脇苦満）が強く，腹痛を訴え，便秘の傾向がある場合は大柴胡湯を，⑤比較的体力が低下した人が，各所の筋肉・関節などの持続性疼痛を訴える場合には桂枝加朮附湯を用いる。

適応症 疝痛（尿路，胆道，消化管など），過労性筋肉痛，急性腰痛，腓腹筋痙攣。その他，坐骨神経痛，項部痛，捻挫などに用いられることがある。

注　意 浮腫が現れた時は，ただちに使用を中止する。

〔小児科医の眼〕本方を小児に単独で使うとすれば，腹痛の頓服である。浣腸をして排便しても痛みが残る場合には，本方を五苓散の要領で注腸する。内服が可能な上，下腹痛の場合には頻回に服用させる。月経痛の場合にはあまり効果がみられないが，月経が始まる1週間前から服用させると予防的治療効果がみられる。一般には，柴胡桂枝湯や桂枝加芍薬湯に本方を加えて（合方して），より強い効果を期待して処方する。

十全大補湯 <small>じゅうぜんたいほとう</small>　出典：和剤局方

構　成 当帰・地黄・白朮（蒼朮）・茯苓・黄耆・桂皮・芍薬・川芎・人参・甘草。

目　標 (1)諸種の病後，術後或いは慢性病などで，体力・気力共に衰弱した場合に用いられる。一般症状としては，疲労倦怠感が著しく，顔色が悪く，食欲不振の傾向がある。皮膚の栄養が悪く乾燥していることが多く，盗汗，口内乾燥感などを訴えることもある。腹部は一般に軟弱である。

(2)鑑別を要する処方に，補中益気湯，真武湯，小建中湯，六君子湯などがある。①本方と同様に体力が衰え，四肢倦怠感，食欲不振などを訴えるが，貧血症状や皮膚乾燥のない場合は補中益気湯を，②疲労倦怠感は本方ほどではないが，気力が衰えて，下痢，手足の冷え，めまい，身体動揺感などを訴える場合は真武湯を，③体質虚弱者，特に小児で，疲れやすく血色が優れず，腹痛，鼻出血などを訴え，腹直筋の緊張を認める場合には小建中湯を，④体質虚弱の人で，心窩部の膨満感，食欲不振，疲労倦怠感などがあり，心窩部振水音を認める場合には六君子湯を用いる。

適応症 慢性疾患及び諸種感染症の体力低下（急性増悪期及び急性期を除く）。

注　意 浮腫が現れた時には，ただちに使用を中止する。

〔小児科医の眼〕易疲労，アトピー性皮膚炎に使うのが最も適している。但し，小児の易疲労には，本方よりも補中益気湯がなぜかよく合っている。小児ではきちんとした目安が少ない。補中益気湯が効かない時の選択肢の一つと考えてもよい。

十味敗毒湯 <small>じゅうみはいどくとう</small>　出典：華岡青洲（荊防敗毒散より創方）

構　成　桔梗・柴胡・川芎・茯苓・樸樕・甘草・荊芥・独活・防風・生姜。

目　標　体力中等度の人の諸種の皮膚疾患に頻用される処方である。患部は散発性あるいはび漫性の発疹で覆われる。発赤は比較的顕著であるが，滲出液は乏しい。また化膿を伴う，或いは化膿を繰り返す場合にも用いる。季肋部は苦満感があり，軽度の抵抗・圧痛（胸脇苦満）を認める。上記のような目標に従って，化膿性疾患や湿疹，蕁麻疹などの皮膚疾患の初期に用いる。また湿疹，蕁麻疹，化膿などを起こしやすい体質者に連用して体質改善をはかる。

(2)鑑別を要する処方に，消風散，温清飲，加味逍遙散合四物湯，葛根湯などがある。①比較的体力のある人で，患部の湿潤と掻痒感が顕著で，痂皮の形成と苔癬化があり，口渇を伴う場合には消風散を，②体力中等度の人で患部は赤味を帯び，熱感があり，掻痒感がひどい場合には温清飲を用い，③体質が虚弱で手足が冷えて疲れやすく，めまい，動悸，不眠など訴えのある人の慢性の皮膚疾患には加味逍遙散合四物湯を，④多くは上半身の急性発疹で，発赤，腫脹，掻痒感の強い場合には葛根湯を用いる。

適応症　蕁麻疹，湿疹，接触性皮膚炎，中毒性皮膚炎。その他，癰，癤，フルンクロージス，尋常性痤瘡，麦粒腫，慢性中耳炎，水虫，リンパ腺炎などに用いることがある。

注　意　(1)体力のない虚弱な人（却って皮膚の発疹が増強することもある）には慎重に投与する。(2)浮腫が現れた時には，ただちに使用を中止する。

〔小児科医の眼〕本方は何といってもアトピー性皮膚炎に多用する。また，ニキビ，虫刺アレルギー，固定蕁麻疹，痒疹（結節），慢性蕁麻疹などにも積極的に使ってよい。しかし，多用すると必ず発疹がひどくなったり，一時的に伝染性膿痂疹（とびひ）になったりして，なかなか使いづらい処方でもある。少し趣は違うが，慢性副鼻腔炎に葛根湯加川芎辛夷や辛夷清肺湯などと，本方を加えるとよく改善することがある。化膿体質の改善には，本方や十全大補湯，補中益気湯もよいし，また，本方とこれらの処方を合方すると効果がみられることも多い。アトピー性皮膚炎では，ジクジクタイプ，痂皮型，または全く反対の冬の乾燥型にもよいことがある。肌の色は浅黒いタイプで，柴胡清肝湯や荊芥連翹湯との鑑別がつきにくい。実際の治療では温清飲と本方を合方すると長期投薬の効果が現れてくる。

しょうけんちゅうとう
小建中湯　　出典：傷寒論，金匱要略

構　成　芍薬・桂皮・大棗・甘草・生姜。

目　標　(1)体質虚弱な人が，疲労倦怠感，腹痛などのある場合に用いられる。その他，軽度であるが，皮膚の栄養低下，冷え症，動悸，盗汗，鼻出血，手足のほてり，尿意頻数，神経過敏などの症状を認める。腹部は腹壁が薄く，両側の腹直筋が緊張していることが多い。

(2)鑑別を要するものに，桂枝加芍薬湯，大建中湯，柴胡桂枝湯，桂枝加竜骨牡蠣湯，六味丸などがある。①本方と比してやや体力が充実した人で，腹痛は同様であるが，排便異常がある場合には桂枝加芍薬湯を，②本方に比して体力のやや低下した人で，腹直筋の緊張はなく，鼓腸を呈し，時に腸管の蠕動亢進を認める場合には大建中湯を，③体力中等度の人で，しばしば腹痛を伴い，腹直筋の緊張は同様であるが，肋骨弓下部に抵抗・圧痛（胸脇苦満）及び季肋部の苦満感を呈する場合

には柴胡桂枝湯を，④体質が虚弱で，腹直筋の緊張は軽度で，腹部大動脈の拍動が亢進し，神経過敏，精神不安などが顕著な場合には桂枝加竜骨牡蠣湯を，⑤体力中等度で軽度の口渇，頻尿などの排尿異常を伴い，胃腸症状が無く，腹直筋の緊張を認めない場合には六味丸を用いる。

適応症　反復性臍疝痛，虚弱児童の体質改善，慢性胃腸炎，起立性調節障害，夜尿症。その他，病後の体力低下，開腹術後症候群，小児夜啼症，幼児のヘルニア（臍部・鼠径部），慢性扁桃炎，アデノイド，神経症，気管支喘息，慢性肝炎などに用いられることがある。

　小児の適応疾患としては，特に次のようなものが挙げられる。乳児期＝特発性嘔吐症（食道噴門痙攣症なども含む），乳児疝痛，遷延性下痢，原因不明の軟便，体重増加不良，喘息性気管支炎，気管支喘息。幼児期＝反復性臍疝痛，周期性嘔吐症の予防，過敏性大腸症候群，反復性鼻出血，虚弱児，夜尿症，アレルギー性鼻炎，気管支喘息。学童期＝過敏性大腸症候群，起立性調節障害（ＯＤ：腹痛，頭痛型）などである。

注　意　浮腫が現れた時は，ただちに使用を中止する。

〔**小児科医の眼**〕小児における小建中湯の証としては，①体型＝乳児期（痩せ型または，皮膚はパステースでやや肥満傾向），幼児期（痩せ型），学童期（痩せ型，ＯＤ型）。②顔色＝蒼白または蒼黒い，顔色がさえない。眼のクマドリが時々みられる。マツゲは長く粗い。③舌＝地図状舌がしばしば見られる。④皮膚＝きめが細かい。⑤症状＝食が細い，間食が多い，甘い物を好む，食べても肥れない，下痢しやすい，便秘がち，便秘しても苦痛を訴えない，汗をかきやすい，寝入りばなの頭汗，頻尿の傾向。⑥腹証＝腹壁は薄く全体に厚みのない柔らかいお腹で，時には左下腹部に兎糞状の便塊を触れることもある。普段は腹直筋の拘攣がみられないが，腹痛が強い時にはみられることもある。腹直筋の拘攣状態は学童期から思春期あるいはそれ以降にみられる。本方は第Ⅲ章のアレルギー疾患・総論の項でも述べてある。

しょうさいことう
小柴胡湯　出典：傷寒論，金匱要略

構　成　柴胡・半夏・黄芩・大棗・人参・甘草・生姜。

目　標　(1)季肋部の苦満感を訴え，肋骨弓下部に抵抗・圧痛（胸脇苦満）が認められる症状を目標に使用する。この場合，しばしば食欲不振があり，口が苦く不快感があり，舌に白苔を生ずるなどの症状を伴い，また悪心・嘔吐或いは発熱と悪寒が交互に起こる（往来寒熱）こともある。

　(2)本方や大柴胡湯，柴胡加竜骨牡蠣湯，柴胡桂枝湯など柴胡を主薬とする薬方を柴胡剤と言い，胸脇苦満をその使用目標とするが，鑑別方法として，①体格がよくて体力が充実し，胸脇苦満の程度が強く，便秘する場合は大柴胡湯を，②胸脇苦満があって，不眠，頭痛，肩こりなどの症状及び臍傍に動悸を触れる場合は柴胡加竜骨牡蠣湯を，③胸脇苦満と同時に両側の腹直筋の緊張がある場合は柴胡桂枝湯を，④小柴胡湯の適用より体質が虚弱で体がやや消耗し，臍傍動悸が認められる場合は柴胡桂枝乾姜湯をそれぞれ用いる。また，全身衰弱し，体力が消耗した場合は補中益気湯を用いる。

適応症　肺炎，気管支炎，感冒，その他の急性熱性病が遷延した時，胸膜炎・肺結核などの結核性諸疾患の補助療法，慢性胃腸障害，肝炎。その他，胆道疾患，気管支喘息，腎炎，腎盂腎炎，リンパ腺炎，虚弱児の体質改善に用いられることがある。

注　意　(1)著しく体力の衰えている人には使用を避ける。(2)浮腫が現れた時には，ただちに使用を中止する。

〔小児科医の眼〕くすぐりに過敏で，腹診時に患児が笑う例が多い。これは漢方で言う胸脇苦満の小児型と考えてよい。下痢，腹痛などの消化器症状は比較的少ないが，食欲不振はしばしば見られる。皮膚は浅黒く，眼の下のクマドリが時々見られる。頚部リンパ腺もよく触れる。

しょうさいことうかききょうせっこう
小柴胡湯加桔梗石膏　出典：本朝経験方，（小柴胡湯＋桔梗・石膏）

構　成　小柴胡湯＋桔梗・石膏。

目　標　(1)体力中等度の人で，咽喉，鼻，耳などの亜急性ないし慢性の炎症性諸疾患に用いられる。一般に季肋部の苦満感を訴え，肋骨弓下部に抵抗・圧痛（胸脇苦満）を認めると共に微熱があることが多い。この時，食欲不振，悪心・嘔吐，口中の不快感，舌の白苔などを伴うことがある。

(2)鑑別を要する処方に，小柴胡湯，桔梗湯，荊芥連翹湯，柴胡清肝湯などがある。①本方の適応と似ているが，咽喉，鼻，耳の症状が余り顕著でない場合には小柴胡湯を，②咽頭炎，扁桃炎で疼痛が激しく，胸脇苦満の認められない場合には桔梗湯を，③体力中等度の人で，皮膚の色が浅黒いことが多く，副鼻腔，外耳，中耳，扁桃などの比較的慢性の炎症性諸疾患で，胸脇苦満のない場合には荊芥連翹湯を，④比較的虚弱な小児で，神経質でイライラして怒りやすく，リンパ節，扁桃などが腫れやすく，胸脇苦満が軽微に認められる場合は柴胡清肝湯をそれぞれ用いる。

適応症　咽頭炎，扁桃炎，扁桃周囲炎，喉頭炎，耳下腺炎，顎下腺炎，頚部リンパ節炎，中耳炎，外耳炎，鼻炎，副鼻腔炎。その他，感冒，インフルエンザ，気管支炎，甲状腺炎などに用いられることもある。

注　意　浮腫が現れた時には，ただちに使用を中止する。

〔小児科医の眼〕小柴胡湯よりも炎症の強い時の処方なので，かぜ，扁桃炎，気管支炎などに応用ができる。単方であれば，咽頭痛がなかなか取れない時に使うが，一般の扁桃炎に抗生物質と併用するとよい。咳の激しい時は，本方や柴陥湯と麦門冬湯を合方すると胸の痛みや激しい咳が比較的早く治まる。

しょうせいりゅうとう
小青竜湯　出典：傷寒論，金匱要略

構　成　半夏・桂皮・五味子・細辛・芍薬・麻黄・甘草・乾姜。

目　標　(1)体力が中等度の人で，喘鳴，咳嗽，呼吸困難・鼻症状などがある場合に用いられる。この場合，泡沫水様の痰や，水様鼻汁，くしゃみを伴うことが多い。呼吸困難のない時は，腹部は比較的軟らかく，上腹部の腹直筋の軽度の緊張と心窩部の振水音を認めることがある。気管支喘息では，発作時ばかりではなく発作のない時にも用いられる。但し，痩せて顔色が悪く，胃腸の弱い人には麻黄が主薬となっている本方は用いない方がよい。

(2)鑑別を要する処方に，苓甘姜味辛夏仁湯，麻杏甘石湯，麻黄附子細辛湯，麦門冬湯などがある。①咳嗽，喘息，呼吸困難があり，痩せて顔色が悪く，胃腸の弱い人には苓甘姜味辛夏仁湯を，②口渇があり自然に発汗する場合は麻杏甘石湯を，③冷え症で悪寒がある場合は麻黄附子細辛湯を，④

激しい乾咳で顔を赤くして苦しむような場合には麦門冬湯をそれぞれ用いる。

適応症 気管支炎，喘息性気管支炎，気管支喘息，感冒，鼻炎，鼻アレルギー。

注　意 (1)浮腫が現れた時には，直ちに使用を中止する。(2)著しく胃腸の弱い人には使用を避ける（食欲不振，悪心などを起こすことがある）。(3)稀に動悸を起こすことがある。

〔小児科医の眼〕気管支喘息，喘息性気管支炎，鼻アレルギーのファーストチョイスである。小児は体質的に水滞傾向があるので，本方がよく効くと思われる。本方に麻杏甘石湯や五虎湯を加えて炎症性病変に使うと，より効果が早く現れる。ただ，本方も麻黄剤の代表処方なので，小児といえども麻黄の過敏反応が現れれば非麻黄剤の投与を勧める。

小児における投与目標として，①体型＝乳児から幼児期にかけて浸出体質傾向があり，皮膚はパステースでふっくらとした感じを受ける。痩せ型は少ない。学童期以降は一般に痩せ型が多いが，アレルギー性鼻炎児などに時として肥満型が見られる。②皮膚・顔色＝皮膚色は全体に蒼白・蒼黒の傾向があり，赤ら顔は少ない。眼のクマドリも時々見られる。③指手掌・爪床＝一般に爪床は暗赤色，暗紫色の傾向がある。学童期以降は手掌は冷たく湿っている場合がしばしば見られる（精神性発汗との鑑別が必要）。④腹証＝胃内停水のみられる場合もあるが，ハッキリしないことも多い。腹診時のくすぐりがしばしばみられる。⑤鼻粘膜＝白色，腫脹傾向で充血型は少ない。なお，アレルギー性結膜炎に対しては，効果のある時とない時があり，結果をみないとその効果はよく分からない。本方に含まれる五味子の酸っぱさに子供が慣れていないこともあり，なかなか服用しづらいことが欠点である。

小半夏加茯苓湯　出典：金匱要略
（しょうはんげかぶくりょうとう）

構　成 半夏・茯苓・生姜。

目　標 (1)体力中等度の人を中心に，悪心，嘔吐のある場合に幅広く用いられる。この時，軽度であるが口渇，尿量減少，めまい，動悸，心窩部振水音を伴うことが多い。本方は，特に悪心が持続して嘔吐を繰り返す場合に用いられる。

(2)鑑別を要する処方に，五苓散，二陳湯，六君子湯，半夏瀉心湯，呉茱萸湯などがある。①尿量減少，めまいなどの症状は似ているが，悪心の程度は軽く，口渇がより強く，一度に多量に吐く場合には五苓散を，②体力中等度の人で，口渇は余りなく，心窩部不快感を訴える場合は二陳湯を，③同様に比較的体力の低下した人で，心窩部の膨満感，食欲不振，倦怠感などを訴える場合には六君子湯を，④体力中等度以上の人で，心窩部の膨満感，抵抗・圧痛，腹中雷鳴，下痢，食欲不振などを認める場合には半夏瀉心湯を，⑤冷え症の人で，頭痛，頚や肩のこりなどを訴える場合には呉茱萸湯をそれぞれ用いる。

適応症 悪阻，各種疾患にみられる悪心・嘔吐，急性胃炎。その他，慢性胃炎，胃アトニー症，乗り物酔いなどに用いられることがある。

〔小児科医の眼〕一般の嘔気止めとして使うとよい。葛根湯やその他の麻黄剤などを服用すると，嘔気が出るなどの胃腸障害の予防にもよい。適応病態に口渇などがなく，五苓散とやや対極的なので自家中毒（周期性嘔吐症）によく使ったが，思った通りの効果が得られなかった。

消風散 （しょうふうさん）　出典：外科正宗

構　成　石膏・当帰・地黄・牛蒡子・蒼朮・防風・荊芥・木通・胡麻・知母・苦参・蟬退・甘草。

目　標　(1)局所の熱感があって，多くは湿潤し，掻痒の甚だしい皮膚病に用いる。即ち，頑固な皮疹で，分泌物があって痂皮を形成し，その外見が汚穢で，地肌に赤味を帯び，痒みが強く，口渇を訴えるものを目標とする。体質的には，体力が比較的充実しているものに用いられる。

(2)鑑別を要する処方に，十味敗毒湯，温清飲，白虎加人参湯，葛根湯などがある。①皮膚の湿潤することは殆どなく，化膿を伴う炎症の場合は十味敗毒湯を，②のぼせやすく，痒みが強く，皮膚は枯燥し，乾燥落屑の傾向が強い場合は温清飲を，③皮膚が湿潤することなく，痒みが著しく，口渇が強い場合は白虎加人参湯を，急性期で炎症症状の強い場合は葛根湯をそれぞれ用いる。

適応症　湿疹，慢性皮膚炎，アトピー性皮膚炎。その他，蕁麻疹，水虫，あせも，皮膚掻痒症，小児ストロフルス，頑癬（たむし），乾癬などに用いられることがある。

注　意　著しく体力の衰えている人，あるいは胃腸虚弱な人には投与を避ける。

〔小児科医の眼〕アトピー性皮膚炎か，ごく一部の蕁麻疹に使う処方だが，本方は標治方として考えて対応することが大切だ。清熱作用のある石膏や知母が入っており，本方単独でアトピー病態は改善するが，やがて再燃してくることが多いので，この場合には小建中湯，黄耆建中湯，補中益気湯などの本治方を合方することが必要となってくる。夏型（必ずしも夏型に限らないが）の急性増悪には，本方や白虎加人参湯，黄連解毒湯，越婢加朮湯などと合方すると比較的即効性が期待できる。また，体質傾向がはっきり把握できない例や，虚弱傾向のない小児には意外と良い方向に向かうことが多い。

升麻葛根湯 （しょうまかっこんとう）　出典：万病回春

構　成　葛根・芍薬・甘草・升麻・生姜。

目　標　(1)体力のいかんに関わらず，熱性疾患の初期で，頭痛，発熱，悪寒，身体痛などがある場合に用いる。麻疹の初期に発疹の出現を促進し，経過を順調にする目的で用いられることもある。

(2)鑑別を要する処方に，香蘇散，葛根湯，桂枝湯，麻黄湯などがある。①比較的体力の低下した人の感冒の初期で，不安，不眠，頭痛，抑鬱気分などの精神神経症状，食欲不振などの胃腸症状を伴う場合には香蘇散を，②比較的体力のある人で，熱性疾患の初期に悪寒・発熱・頭痛は本方に似ているが，より激しく，更に項背部の強ばり，身体痛などを訴え，自然発汗の少ない場合には葛根湯を，③比較的体力の低下した人の熱性疾患で，悪寒・発熱・頭痛と共に，のぼせ，身体痛などを訴え，この時に自然に発汗することが多い場合には桂枝湯を，④体力中等度以上の人で，悪寒・発熱・頭痛・腰痛・四肢の関節痛，筋肉痛などが一層顕著で，時に咳嗽，喘鳴を伴う場合には麻黄湯をそれぞれ用いる。

適応症　感冒，麻疹（初期）。その他，水痘，インフルエンザ，扁桃炎，蕁麻疹，皮膚炎などに用いられることもある。

〔小児科医の眼〕本方は麻疹の項目でも述べたが，発疹を発表する方剤と考えてよい。皮膚疾患にも応用できるとあるものの，著者は使用した経験はないが，蕁麻疹などで葛根湯を使う場合，更に効果を増やす方剤として使うのもよいかもしれない。

突発性発疹症，風疹，その他の発疹性疾患の予後をよくするための方剤かもしれないが，小児科医にとって果たしてそれが本当に必要であるかどうか，疑問を呈す人もいる。

辛夷清肺湯　出典：外科正宗
しんいせいはいとう

構　成　石膏・麦門冬・黄芩・山梔子・知母・百合・辛夷・枇杷葉・升麻。

目　標　(1)体力中等度或いはそれ以上の人で，鼻閉塞，膿性鼻漏，後鼻漏などの鼻症状のある場合に用いる。局所の熱感及び疼痛を伴うことがある。

(2)鑑別を要する処方に，葛根湯加川芎辛夷，荊芥連翹湯などがある。①体力中等度或いはそれ以上の人で，鼻閉，鼻漏は似ているが，鼻汁が本方ほど膿性でなく，頭痛，頭重，項背部の強ばりなどがある場合は葛根湯加川芎辛夷を，②体力中等度の人を中心に，副鼻腔，外耳，中耳，扁桃などの炎症が慢性化したものには幅広く荊芥連翹湯を用いる。この時，一般に皮膚は浅黒く，腹部は腹直筋が緊張していることが多い。

適応症　副鼻腔炎，肥厚性鼻炎，慢性鼻炎，鼻ポリープ。

〔小児科医の眼〕何といっても，急・慢性の副鼻腔炎のファーストチョイスである。一般に，葛根湯加川芎辛夷よりも副鼻腔炎の程度が強い。本方を服用すると，一時的に痰の絡んだ咳が多くなったり，後鼻漏が増えたりすることもあるが，これは漢方の持つ独自の発表・排膿作用で，却って好ましい現象である。特に抗生物質を長期間服用している例で，抗生物質を中止して本方に切り換えると，いきなり上記の症状が出ることがあるが，そのまま続けているとやがて治まることが多い。「出来物が潰れたようなものだ」と言うと，患者（児）や患者の両親も安心する。乳幼児で気管支喘息，喘息性気管支炎を繰り返すタイプは，案外，副鼻腔炎が潜んでいる例が多いので，必ず既往歴や聴診，副鼻腔のレントゲンで確かめる必要がある。本方は，小柴胡湯，柴苓湯，時に排膿散及湯などと合方すると，より強化療法となって効果が増すことが多い。食欲不振などの副作用は少ない。

神秘湯　出典：浅田家方
しんぴとう

構　成　麻黄・杏仁・厚朴・陳皮・甘草・柴胡・蘇葉。

目　標　(1)体力中等度或いはそれ以上の人が，咳嗽，喘鳴，呼吸困難を訴え，喀痰の少ない場合に用いる。この時，抑鬱気分などの精神神経症状を伴うことが多いが，胃腸は比較的丈夫である。一般に，肋骨弓下部に軽度の抵抗・圧痛を認める。本方は小児にも適用されることが多い。

(2)鑑別を要する処方に，柴朴湯，小青竜湯，麻杏甘石湯，五虎湯などがある。①本方に似ているが，体力中等度の人で，肋骨弓下部の抵抗・圧痛がより顕著で，咳嗽，呼吸困難が比較的軽度な場合には柴朴湯を，②体力中等度の人で，泡沫水様性の痰，水様鼻汁，くしゃみなどを伴う場合には小青竜湯を，③比較的体力がある人で，咳嗽が強く，口渇，発汗傾向が認められる場合には麻杏甘石湯を用い，④麻杏甘石湯に似ているが，咳嗽がより強く，慢性化している場合には五虎湯をそれぞれ用いる。

適応症　気管支喘息，小児喘息，気管支炎。その他，感冒，肺気腫などに用いられることもある。

注　意　浮腫が現れた時には，ただちに使用を中止する。

〔小児科医の眼〕気管支喘息で呼吸困難型，運動誘発発作タイプの予防薬などに使うとよい。本方は麻黄剤と柴苓湯の合方をした方意があるので，視点をそこに置いて処方するとよい。一般に幼児期以降で，麻杏甘石湯のようなゼイゼイ型ではなく，また，柴朴湯のような咳型でもない。やはり呼吸困難型として捉えた方がよさそうだ。食欲は普通かそれ以上，際立った胃腸障害や脾胃（消化機能の低下）の虚がなければ適応する。

真武湯　<ruby>しんぶとう</ruby>　出典：傷寒論

構　成　茯苓・芍薬・蒼朮・生姜・附子。

目　標　(1)代謝が低下して生気に乏しく，全身倦怠感や四肢の冷感があり，胃腸に水分が停滞して下痢・腹痛を来たし，しばしばめまい・心悸亢進などの症状を呈する場合に用いる。尿の色は薄く，大便は泥状ないし水様で，一般には裏急後重を伴わない。腹部は軟弱で心窩部に振水音がある。

(2)鑑別を要する処方に，人参湯，小建中湯，大建中湯などがある。①下痢は激しくなく，胃部の停滞感や痛みがあり，食欲不振で，口中に薄い唾が溜まる時は人参湯を，②下痢は余りなく，腹痛の強い場合は小建中湯を，③ガスによる膨満や腸管の蠕動不安が認められる時は大建中湯を用いる。

適応症　慢性胃腸炎，胃アトニー症，体質的胃腸虚弱，低血圧症。その他，冷え症，慢性腎炎，ネフローゼ，老人性掻痒症，神経性不食症，脳卒中後遺症，老人・虚弱者の衰弱時のかぜなどに用いることもある。

注　意　自覚的に熱感のある人，または肥満体質の人には投与を避ける。

〔小児科医の眼〕本方が小児の治療で最も効果を現すのは下痢症で（原因は色々あっても），なかなかそれまでの治療に反応しないものによい。乳児の単一症候性下痢，ウイルス性下痢症（いわゆる胃腸かぜ）などで止痢剤が効果のない時によく効く。また人参湯を合方するとより速やかに下痢が改善することも多い。本方は五苓散と共に注腸可能な処方の一つだが実際にはなかなかそういう機会は少ない。下痢が激しくて補液をしている時に本方を注腸すると全身状態の改善が早くなる。高齢者などでは，めまい，陰証のかぜなどによく使うが，小児の場合，いつまでも元気の出ない陰病に使うのも面白い。しかし，そういう機会は大変少ない。

清上防風湯　<ruby>せいじょうぼうふうとう</ruby>　出典：万病回春

構　成　黄芩・桔梗・山梔子・川芎・白芷・防風・連翹・甘草・枳殻・荊芥・薄荷・黄連。

目　標　(1)比較的体力が充実した人の，特に顔面，頭部の発疹で，発赤のあるもの，あるいは化膿しやすい場合に用いる。一般にのぼせて，赤ら顔の傾向にあり，頭痛，めまい，眼球結膜の充血などの症状を伴うことが多い。本方は上記症状を呈する青年男女に多く用いられる。

(2)鑑別を要する処方に，十味敗毒湯，消風散，葛根湯，荊芥連翹湯などがある。①体力中等度の人で，身体各部に発症する散発性の掻痒感の強い皮膚疾患の場合は十味敗毒湯を，②比較的体力の充実した人で，患部の湿潤と掻痒感が顕著で，痂皮の形成と苔癬化があり，口渇を伴う場合には消風散を，③比較的体力の充実した人で，多くは上半身に発し，発赤，腫脹，熱感，掻痒感の強い急

性発疹の場合には葛根湯を，④体力中等度の人で，副鼻腔，外耳，扁桃などに炎症を起こしやすく，慢性化した皮膚疾患には荊芥連翹湯をそれぞれ用いる。

適応症　尋常性痤瘡，頭部・顔面湿疹，酒皶性痤瘡。その他，慢性中耳炎，慢性副鼻腔炎，慢性結膜炎，頭部・顔面の癤・疔などに用いられることがある。

注　意　体力の低下した人には慎重に使用する。

〔小児科医の眼〕小児に使うとすれば学童のニキビだが，男女どちらでもよい。ただ，最近多く見かけるようになった小学高学年から中学生にかけてのニキビには，あまり効果がみられない。一般に，桂枝茯苓丸や桂枝茯苓丸加薏苡仁などと併用した方がよく効くが，先ほどの年齢層にはあまり大きな効果はみられない。

清暑益気湯（せいしょえっきとう）　出典：医学六要

構　成　人参・蒼朮（白朮）・麦門冬・黄耆・当帰・黄柏・甘草・五味子・陳皮。

目　標　(1)比較的体力の低下した人が，全身倦怠感，食欲不振，軟便などを呈する場合に用いる。この時，尿量減少し，自然発汗傾向があり，手足の熱感を訴えることが多い。本方は元来，上記症状が夏季に起こる場合に多用された薬方である。

(2)鑑別を要する処方に，補中益気湯，十全大補湯，人参養栄湯，六君子湯などがある。①比較的体力の低下した人で，全身倦怠感，食欲不振などは同様であるが，季肋部の軽度の抵抗・圧痛を認めたり，微熱のある場合は補中益気湯を用い，②同様に比較的体力が低下した人で，全身倦怠感が著しく，食欲不振はあるが，皮膚の栄養低下や乾燥傾向が認められる場合は十全大補湯を，③比較的体力の低下した人で，全身倦怠感，食欲不振，皮膚の栄養低下や乾燥傾向と共に呼吸器症状を伴う場合は人参養栄湯を，④体質虚弱な人で，心窩部の膨満感，食欲不振，疲労倦怠感などがあり，心窩部振水音を認める場合には六君子湯をそれぞれ用いる。

適応症　慢性疾患による体力低下・食欲不振，いわゆる夏負け，不定愁訴症候群。その他，慢性肝炎などに用いられることがある。

〔小児科医の眼〕本方の使い方は，補中益気湯とほぼ同じである。成人にはよくあるが，小児には少ない夏バテは，補中益気湯でもよいし，本方でもよい。易疲労感の強い時は，季節に関わらず本方でも十分な効果が望める。

川芎茶調散（せんきゅうちゃちょうさん）　出典：和剤局方

構　成　川芎・香附子・薄荷・荊芥・羌活・白芷・防風・甘草・茶葉。

目　標　(1)体力の強弱に関係なく，感冒及び頭痛に用いられる。かぜでは頭痛を伴う初期に用いられ，その際，めまい，鼻閉，鼻声，四肢関節痛または筋肉痛などを伴うことがある。また，血の道症の頭痛，筋緊張性頭痛，常習性頭痛などに用いられる。

(2)鑑別を要する処方に，葛根湯，桂枝湯，加味逍遙散，釣藤散，五苓散，桂枝人参湯，半夏白朮天麻湯などがある。①体力中等度の人を中心に，かぜなどで急に頭痛を訴え，発汗のない場合は葛根湯を，②比較的体力が低下した人が，かぜなどで急に頭痛を訴えた場合で，自然発汗しているも

のは桂枝湯を，③更年期または月経不順のある虚弱体質の女性で，頭痛の他，肩こり，めまい，不眠，不安など不定愁訴の多い場合は加味逍遙散を，④中年以降の慢性の頭痛で，動脈硬化や高血圧の傾向のある場合は釣藤散を，⑤口渇，尿量減少のみられる頭痛には五苓散を，⑥比較的体力の低下した人の頭痛で，胃アトニーなどの胃腸症状のある場合は桂枝人参湯を，⑦更に体力が低下した人には半夏白朮天麻湯をそれぞれ用いる。

適応症　かぜ，インフルエンザなどの頭痛，偏頭痛，血の道症，筋緊張性頭痛。その他，鼻炎・副鼻腔炎などの頭痛に用いることがある。

注　意　浮腫が現れた時には，ただちに使用を中止する。

〔小児科医の眼〕小児の頭痛にはあまり効果がないが，年長児，学童で，習慣性頭痛，心因性の頭痛などに本方を使うことはある。一般に，小児の頭痛は感染症を除けば，上記のような原因を特定できない頭痛が多い。このような時に，本方単独か小建中湯や柴胡桂枝湯などと合方するとよい。

大黄甘草湯　出典：金匱要略

構　成　大黄・甘草。

目　標　(1)体力中等度の人を中心に習慣性に便秘傾向の強い場合に広く用いられる。

(2)鑑別を要する処方に，調胃承気湯，桃核承気湯，潤腸湯，麻子仁丸などがある。①体力が充実した人で，便秘し，いわゆる瘀血の症状があり，月経不順，月経困難を伴い，のぼせ，頭痛，不眠などの精神神経症状を呈する場合は桃核承気湯を，②体力中等度ないしやや低下した人，特に老人の便秘で，皮膚の乾燥傾向があり，腹壁が弛緩し，時に硬い糞塊が触知される場合には潤腸湯を，③潤腸湯に似ているが，大便秘結の程度がより軽度な場合には麻子仁丸を用いる。

適応症　常習性便秘，急性便秘。

注　意　浮腫が現れた時には，ただちに使用を中止する。

〔小児科医の眼〕小児の便秘症に本方を単独，または合方して使うことは多い。小建中湯，桂枝加芍薬大黄湯などで十分な効果が得られない場合，就寝前に単方を服用するか，普段の処方（小建中湯など）に少量本方を組み込んで使用するとよい。

大建中湯　出典：金匱要略

構　成　人参・乾姜・山椒・膠飴。

目　標　(1)体力が低下した人で，手足，腹部が冷え，比較的強い腹痛を訴え，腹部膨満・鼓腸を呈している場合に用いられる。また，腹壁が軟弱で，蠕動不安が認められることがある。

(2)鑑別を要する処方に，桂枝加芍薬湯，小建中湯，当帰四逆加呉茱萸生姜湯，真武湯などがある。①比較的体力が低下した人で，腹部膨満感，腹痛，冷え症などは似ているが，排便異常，腹直筋の緊張がある場合には桂枝加芍薬湯を，②桂枝加芍薬湯の使用時の目標と似ているが，体力が一層低下した人で，疲労倦怠感，動悸，神経過敏などを伴う場合には小建中湯を，③体力が低下した人で，手足の冷えが一層激しく，下腹部痛，腰痛，頭痛などを伴う場合には当帰四逆加呉茱萸生姜湯を，④体力の低下した人で，全身倦怠感，四肢の冷感，腹痛，下痢，めまい，心窩部振水音などがある

場合には真武湯をそれぞれ用いる。

適応症 過敏性大腸症候群，鼓腸，腹膜癒着による腸管通過障害，尿路結石症。その他，胆石症，慢性腸炎，腹膜炎，慢性膵炎などに用いられることがある。

〔小児科医の眼〕最近，小児科領域で小児の便秘に使用して多くの有効な例が報告されているが，漢方的な使用目標（いわゆる証）はやや不明確だ。著者は専ら小建中湯や桂枝加芍薬大黄湯を使っているので，本方が便秘薬としてクローズアップした時はさすがに驚いた。しかし，実際の例で便秘がよくなったものが数多く報告されているので，もう少し証の検討をしてもよいと考えているが一般に本方の効果は遅効性のようだ。また，鼓腸を伴う便秘によいのかもしれないが，ファーストチョイスにはなりにくいと考えている。

大柴胡湯 （だいさいことう）　出典：傷寒論，金匱要略

構　成　柴胡・半夏・黄芩・芍薬・大棗・枳実・生姜・大黄。

目　標　(1)各種柴胡剤の中で，体力の充実したものに用いられる薬方である。季肋部の苦満感を訴え，肋骨弓下部に抵抗・圧痛（胸脇苦満）が認められる症状，上腹部の痛みなどの症状が本方を使用する上での重要な目標である。その他，悪心，嘔吐，食欲不振，肩こり，息切れなどのあることがある。また，体質的には肥満或いは筋骨たくましく，脈は沈んで力があり，腹部は堅く緊張しているのが常である。舌はやや乾いて白苔または黄苔を生ずる。

(2)鑑別を要する処方に，小柴胡湯，柴胡加竜骨牡蠣湯，柴胡桂枝湯などがある。①胸脇苦満が本方ほど強くなく，体力がやや劣り，便秘を伴わないものには小柴胡湯を，②胸脇苦満があり，腹部の動悸，精神神経症状の強いものには柴胡加竜骨牡蠣湯を，③体力がやや劣り，便秘を伴わず，腹直筋の緊張があるものは柴胡桂枝湯を用いる。

適応症　胆石症，胆嚢炎，肝炎，高血圧症，胃炎，常習性便秘，糖尿病，気管支喘息，不眠症。その他，脳卒中後遺症，蕁麻疹，痔疾，ノイローゼに用いられることがある。

注　意　腹部触診上，腹部が軟弱で腹壁に力がない人，及び著しく体力の衰えている人には投与を避ける。

〔小児科医の眼〕大柴胡湯を小児に使う場合，肥満，便秘，またはこれらの症状を伴った神経症，自閉症などである。本方は神経興奮作用を鎮める作用があるので，抑肝散ともよく似た作用を示すこともある。自閉症で陽証，実証，やや便秘傾向のあるものに，本方や柴胡加竜骨牡蠣湯なども適していると言われている。また，抑肝散と合方するとより効果が増強することもある。肥満，過食には本方もよいが，効果のない時に防風通聖散の投与もよい。

竹筎温胆湯 （ちくじょうんたんとう）　出典：万病回春

構　成　半夏・柴胡・竹筎・麦門冬・茯苓・桔梗・枳実・香附子・陳皮・黄連・甘草・人参・生姜。

目　標　(1)比較的体力の低下した人で，感冒，流感などの呼吸器症状を伴う疾患に罹患後，咳，痰，微熱などの症状が遷延した場合に用いられる。この時，軽度の季肋部の苦満感と抵抗・圧痛

（胸脇苦満），不眠，精神不安，軽度の心悸亢進，神経過敏などを伴うことがある。

（2）鑑別を要する処方に，柴陥湯，麦門冬湯，小青竜湯，滋陰至宝湯，参蘇飲などがある。①体力が中等度の人で，強い咳が出て，痰が切れにくく，咳のたびに胸が痛み，胸脇苦満の認められる場合には柴陥湯を，②体力中等度もしくはそれ以下の人の激しい咳嗽で，粘稠で切れにくい痰を伴い，嗄声のある場合には麦門冬湯を，③体力中等度の人で，喘鳴，咳嗽，呼吸困難，鼻症状などを訴え，泡沫水様性の痰，水様性鼻汁，くしゃみなどを伴う場合には小青竜湯を，④体力の低下した人で，全身倦怠感，食欲不振，咳嗽，喀痰などがあるが，不眠，不安などの精神神経症状を伴わない場合には滋陰至宝湯を，⑤比較的体力の低下した胃腸虚弱の人の感冒で，頭痛，発熱，心窩部膨満感などと共に，軽度の咳嗽，喀痰などを伴う場合には参蘇飲をそれぞれ用いる。

　適応症　かぜ，インフルエンザ，上気道炎，気管支炎，肺炎，気管支喘息。その他，不眠症，神経症，心臓神経症に用いられることがある。

　〔小児科医の眼〕比較的慢性の経過をたどる咳を伴う疾患によいが，小児では，少しこじれた気管支炎に一度試みてもよいかもしれない。

治打撲一方　出典：香川修庵（経験方）
ちだぼくいっぽう

　構　成　桂皮・川芎・川骨・樸樕・甘草・丁子・大黄。

　目　標　（1）打撲，捻挫などによる患部の腫脹，疼痛に幅広く用いられる。一般に打撲直後よりも，数日以上経たものに用いることが多い。

　（2）鑑別を要する処方に，桃核承気湯，通導散，桂枝茯苓丸などがある。①体力がある人の打撲で，皮下出血，便秘傾向があり，のぼせ，頭痛，また精神神経症状と共に下腹部に抵抗・圧痛が認められる場合には桃核承気湯を，②同様に体力のある人の打撲で，皮下出血，便秘傾向があり，心窩部の苦満感・圧痛などを伴う場合には通導散を，③体力中等度の人で，打撲は比較的軽度で，下腹部の抵抗・圧痛を認める場合には桂枝茯苓丸をそれぞれ用いる。上記3方は，打撲直後に用いられることが多いが，その後にも用いられることがある。

　適応症　打撲，捻挫，打撲後遺症，慢性腱鞘炎。

　注　意　浮腫が現れた時には，ただちに使用を中止する。

　〔小児科医の眼〕本方は外傷後の調理薬だが，著者は小児には使用経験がない。しかし，整形外科や外科領域では，外傷（骨折も含めて）後の経過をよくするためや，経過の思わしくない例などに一度使用してみたら面白い効果が出るのではないかと考えている。

治頭瘡一方　出典：本朝経験方
ちづそういっぽう

　構　成　川芎・蒼朮・連翹・忍冬・防風・甘草・荊芥・紅花・大黄。

　目　標　（1）比較的体力のある人の，特に頭部・顔面の皮膚疾患に用いられる。患部は発赤，丘疹，水疱，結痂，滲出液などが認められ，掻痒感があり，化膿を伴うことが多い。

　（2）鑑別を要する処方に，消風散，十味敗毒湯，清上防風湯，温清飲などがある。①比較的体力のある人の皮膚疾患で，頭部・顔面以外にも認められ，患部の滲出液，結痂，苔癬化などがあり，そ

の症状は似ているが，発赤，痒み，口渇が顕著な場合には消風散を，②体力中等度の人の皮膚疾患で，患部は散発性あるいはびまん性の発疹で覆われ，化膿を認めることもあるが，滲出液は少なく，季肋下部に軽度の抵抗・圧痛を認める場合には十味敗毒湯を，③比較的体力が充実した人で，本方と同様に，頭部・顔面の皮膚疾患で，発赤，化膿を認め，一般に，のぼせ，頭痛，めまい，眼球結膜の充血などの症状を伴う場合には清上防風湯を，④体力中等度の人で，皮膚の乾燥傾向があり，発赤・熱感があって，搔痒感が強く，のぼせ，手足のほてり，神経過敏，出血傾向などの症状を伴う場合には温清飲をそれぞれ用いる。

　適応症　乳幼児の湿疹，脂漏性湿疹，湿疹，アトピー性皮膚炎，癤，癰。

　注　意　体力の著しく低下した人には慎重に投与する。

　〔小児科医の眼〕乳幼児のアトピー性皮膚炎によい。必ずしも顔には限らず，体全体のものにもよい。コイン型の湿疹の場合，痂皮を伴う場合のいずれもよいが，本方はかなり飲みづらいので，この点が厄介だ。補中益気湯と合方すると長期的にはかなり有効である。

ちょういじょうきとう
調胃承気湯　出典：傷寒論

　構　成　大黄・芒硝・甘草。

　目　標　(1)体力中等度の人を中心に，便秘するものに用いられる。この場合，腹壁は比較的厚くて緊張がよく，時に腹痛，腹部の膨満感を伴うこともある。また，熱性疾患の経過中，口中乾燥感を呈する場合の便秘に頓服されることがある。

　(2)鑑別を要する処方に，大黄甘草湯，桃核承気湯，桂枝加芍薬大黄湯，潤腸湯，麻子仁丸などがある。①体力中等度の人を中心に，軽症ないし中等症の便秘には，大黄甘草湯を，②体力が充実した人で，便秘し，いわゆる瘀血の症状があり，月経不順，月経困難を伴い，のぼせ，頭痛，不眠などの精神神経症状を呈する場合には桃核承気湯を，③体力がやや低下した人で，他の下剤を用いるとしばしば腹痛訴え，気持ち良い便通がない場合には桂枝加芍薬大黄湯を，④体力中等度或いはやや低下した人で，特に老人の便秘には潤腸湯を，⑤潤腸湯に似ているが，大便秘結の程度がより軽い場合には麻子仁丸をそれぞれ用いる。

　適応症　常習性便秘，急性便秘。その他，慢性胃腸炎（他剤と併用）に用いられることがある。

　注　意　(1)体力の低下した人には慎重に使用する。(2)本方服用後，4～5日経ても症状の改善をみないものは，服用量を増加するか，あるいは使用目標記載の他の処方を考慮する。

　〔小児科医の眼〕一般に便秘調整薬として考えてもよい。芒硝が入っていることからも，大黄甘草湯よりもより内熱を取り去る作用が強いと考え，アトピー性皮膚炎などに他の方剤と合方するのも一つの方法だが，著者はそういった視点からの使用経験はない。

ちょれいとう
猪苓湯　出典：傷寒論，金匱要略

　構　成　阿膠・滑石・沢瀉・猪苓・茯苓。

　目　標　(1)泌尿器疾患に広く応用される代表的な処方の一つで，体質にこだわらず応用範囲は広く，頻尿，残尿感，排尿痛，不快感，血・膿尿などがある場合に用いられる。また，その際，口渇

第Ⅳ章　漢方処方解説　255

や胸苦しさ，不安感を訴えることが多い。

(2)鑑別を要する処方に，五苓散，八味地黄丸，五淋散，竜胆瀉肝湯などがある。①口渇，尿量減少などがあるが，排尿痛，血尿などがなく，寧ろ頭痛，めまいなどの症状を呈する場合には五苓散を，②口渇，軽度の排尿痛の他，全身倦怠感，足腰の冷えや痛みを訴え，下腹部が触診上軟弱無力な場合には八味地黄丸を，③局所症状は猪苓湯のそれに似ているが，体質的にはやや虚弱で，冷え症の場合には五淋散を，④体力が中等度以上で，膀胱，尿道，生殖器に急性または亜急性の炎症症状がより顕著である場合は竜胆瀉肝湯をそれぞれ用いる。

適応症　尿道炎，膀胱炎，尿路結石，腎盂腎炎，腎炎，ネフローゼ，特発性腎出血，膀胱神経症。その他，前立腺肥大，前立腺炎などに用いられることがある。

〔小児科医の眼〕本方は，軽い膀胱炎の時は単独で，中等度以上の時には抗生物質や抗菌剤と併用する。しかし，単独の場合は効果を考えて，常用量の2～3倍を服用することがコツである。尿路感染以外には，使用する機会は少ない。

通導散　出典：万病回春
（つうどうさん）

構　成　枳殻・大黄・当帰・甘草・紅花・厚朴・蘇木・陳皮・木通・芒硝。

目　標　(1)いわゆる瘀血に対する処方の一つである。体力の充実した人で，心窩部の苦満感，圧痛及び頭痛，のぼせ，不眠，不安などの精神神経症状，月経不順，月経困難，便秘などのある場合に用いられる。また，腹部は心窩部を中心に強い緊張が認められ，下腹部に強い抵抗・圧痛がみられることが多い。

(2)鑑別を要する処方に，桃核承気湯，大黄牡丹皮湯，桂枝茯苓丸，防風通聖散などがある。①体力が充実した人で，下腹部の抵抗・圧痛を認め，精神神経症状が激しい場合には桃核承気湯を，②比較的体力の充実した人で，下腹部は緊張し，特にその一部に自発痛，抵抗・圧痛などの症状が激しく，精神神経症状があまり認められない場合には大黄牡丹皮湯を，③体力中等度の人で，症状がより緩和で，便秘がなく，下腹部の抵抗・圧痛が比較的軽度の場合には桂枝茯苓丸を，④体力が充実している，いわゆる卒中体質者で，肥満し，便秘があり，臍を中心に膨満かつ充実している場合には防風通聖散を用いる。この場合，時に本方と合方されることもある。

適応症　月経不順，月経困難症，腰痛，便秘，更年期障害，高血圧症とその随伴症状（頭痛，めまい，肩こりなど），打撲。その他，不妊症，子宮及び附属器の炎症，子宮筋腫，ヒステリー，不安神経症，痔核などに用いられることがある。

注　意　浮腫が現れた時には，ただちに使用を中止する。

〔小児科医の眼〕本方は駆瘀血剤の代表処方だが，小児で本方を使うとすれば，アトピー性皮膚炎，卵巣機能不全症（月経不順，月経痛）などで，陽証，実証傾向があり，便秘がちの小児がよいが，桂枝茯苓丸を使いたくなる症例で便秘がちなものでもよい。桃核承気湯よりは効き方がマイルドなので，決して怖い処方ではないが，小児では適応が限られる。

当帰飲子　出典：済生方
（とうきいんし）

構　成　当帰・地黄・疾藜子・芍薬・川芎・防風・何首烏・黄耆・荊芥・甘草。

目　標　(1)比較的体力の低下した人の皮膚疾患で，滲出液はなく，発赤が淡く，皮膚掻痒感を主訴とするものに用いる。この時，皮膚の乾燥傾向があり，軽度の貧血を認めることがある。一般に，老人に用いられることが多い。

(2)鑑別を要する処方に，温清飲，十味敗毒湯，消風散，八味地黄丸などがある。①体力中等度の人の皮膚疾患で，皮膚の乾燥傾向などは本方と似ているが，患部は時として僅かながら滲出液があり，掻痒感が強く，発赤，熱感を伴う場合には温清飲を，②体力中等度の人の皮膚疾患で，患部は散発性或いはびまん性の発疹で覆われ，掻痒感が強く，発赤を伴い，季肋部の抵抗・圧痛を認める場合には十味敗毒湯を，③比較的体力のある人の皮膚疾患で，患部が湿潤し，掻痒感が顕著で，結痂，苔癬化があり，口渇を伴う場合には消風散を，④本方と同じく老人性掻痒症などで，皮膚病変の性状は似ているが，腰部及び下肢の脱力感，冷え，痺れなどがあり，夜間尿の増加がある場合には八味地黄丸を用いる。

適応症　湿疹，皮膚掻痒症，慢性蕁麻疹，尋常性痒疹。その他，皮膚炎，尋常性乾癬などに用いられることがある。

注　意　胃腸虚弱者には慎重に使用する。

〔小児科医の眼〕本方は主として高齢者に適応することが多いが，小児のアトピー性皮膚炎に使う場合，温清飲の病態に類似していて，なお乾燥や痒みが強い時など，黄連解毒湯と合方して本方の量や比率を増やすなどの工夫をすることができる。

とうきけんちゅうとう
当帰建中湯　出典：金匱要略

構　成　芍薬・桂皮・大棗・当帰・甘草・生姜。

目　標　(1)体力の低下した人で，疲労しやすく，顔色が悪く，手足が冷え，下腹部や腰が痛み，時に性器出血，痔出血などのあるものに用いる。特に上記症状を持つ婦人の腹痛並びに疼痛の激しい痔・脱肛に用いる。腹部は全体に軟弱で，両側の腹直筋が緊張し，時に下腹部の軽度の抵抗・圧痛を認める。

(2)鑑別を要する処方に，当帰芍薬散，当帰四逆加呉茱萸生姜湯，小建中湯，大建中湯などがある。①比較的体力の低下した人で，冷え症，貧血傾向があり，性周期に伴って軽度の浮腫，腹痛などを呈する場合には当帰芍薬散を，②本方の使用目標と似ているが，冷えの程度および下腹部の抵抗・圧痛が一層顕著な場合には当帰四逆加呉茱萸生姜湯を，③体質虚弱な人で，腹部所見，症状とも本方に似ているが，動悸，頻尿または多尿，手足のほてり，小児では鼻出血を訴える場合には小建中湯を，④体力が低下した人で，腹部が冷えて痛み，鼓腸や腹部膨満，時として腸の蠕動不定の認められるものには，大建中湯を用いる。

適応症　慢性胃腸炎，反復性臍疝痛，痔・脱肛，産後の腹痛，月経困難症，開腹術後症候群，病後の体力低下，腰痛。その他，骨盤腹膜炎，坐骨神経痛，遊走腎，潰瘍性大腸炎，性器出血，不妊症，鼻出血などに用いられることがある。

注　意　浮腫が現れた時には，ただちに使用を中止する。

〔小児科医の眼〕小児では，思春期の月経痛に試みるとよい。桂枝加芍薬湯が基本で，当帰を加えてある処方なので，そのことを銘記しておけば，手足の冷えを伴う一般の腹痛に応用できる。芍薬甘草湯を合方すると更に効果が高まる。

当帰四逆加呉茱萸生姜湯　出典：傷寒論
とうきしぎゃくかごしゅゆしょうきょうとう

構　成　大棗・桂皮・芍薬・当帰・木通・甘草・呉茱萸・細辛・生姜。

目　標　(1)平素冷え症で体質虚弱の人が，寒冷に伴って血行障害を起こし，下腹部，腰部，四肢末端などの痛み・冷感などを訴える場合に用いる。症状としては，手足の冷え，下腹部痛，下痢などを伴うことが多く，頭痛，冷感，頻尿などのあることもある。一般に女性に用いることが多く，また下腹部や腰部に外科的手術の既往があって，上記の症状を呈する場合にも多く用いられる。

(2)鑑別を要する処方に，当帰四逆湯，当帰芍薬散，大建中湯などがある。①本方の使用目標に似ているが，本方に比して冷えの傾向が軽い場合には当帰四逆湯を，②体力のやや低下した人で，本方に比して冷えや下腹部痛は軽度で，月経異常やめまいを伴う場合には当帰芍薬散を，③体力が低下し，腹壁の緊張が弱い人で，鼓腸を呈し，時に腸管の蠕動亢進が認められ，腹痛を訴える場合には大建中湯を用いる。

適応症　冷え症，坐骨神経痛，腰痛，凍瘡，腹部疝痛，術後症候群（腹痛など）。その他，常習性頭痛，月経困難症，レイノー症候群，骨盤腹膜炎などに用いられることがある。

注　意　浮腫が現れた時は，ただちに使用を中止する。

〔小児科医の眼〕本方は，手足の冷えを伴う疾患の中では，原因不明の関節・筋肉の痛み，凍瘡（しもやけ），夜尿症によい。凍瘡には，予防投薬する場合，秋から本方と桂枝茯苓丸を合方して服用させてもよい。凍瘡は，寒冷と瘀血病態とのマッチングにより発症すると考えての処方だが，小児には本方の単独処方でも十分に予防的な治療効果が得られる。

二陳湯　出典：和剤局方
にちんとう

構　成　半夏・茯苓・陳皮・甘草・生姜。

目　標　(1)体力中等度の人を中心に，胃部不快感及び重圧感のある場合に用いられる。この時，めまい，動悸，悪心，嘔吐，頭痛などを伴うことがある。心窩部に振水音を認めることが多い。本方は単独でも用いられるが，また，胃腸症状を除く目的でしばしば他の処方と併用される。

(2)鑑別を要する処方に，小半夏加茯苓湯，五苓散，半夏瀉心湯，六君子湯などがある。①体力中等度の人で，悪心が強く，口渇，尿量減少を認める場合には小半夏加茯苓湯を，②口渇が強く尿量減少はあるが，胃部不快感が軽度の場合には五苓散を，③体力の比較的低下した人で，食欲不振，心窩部の膨満感，倦怠感などを訴える場合には六君子湯を，④体力中等度以上の人で，心窩部の抵抗・圧痛・膨満感，腹中雷鳴，下痢，食欲不振などを認める場合には半夏瀉心湯をそれぞれ用いる。

適応症　急性胃炎，慢性胃炎。その他，悪阻，胃下垂症，胃アトニー症などに用いられることがある。

〔小児科医の眼〕本方を単独で使う場合には，感染症，心因，周期性嘔吐症などの嘔気，嘔吐に

使うことができる。鎮吐剤として使う場合，五苓散が口渇を伴うのに対して，本方は口渇がないので，いわゆる吐き気止めとして使ってもよい。

人参湯 _{にんじんとう} 出典：傷寒論，金匱要略

構　成　人参・白朮・甘草・乾姜。

目　標　(1)比較的体力の衰えた人の食欲不振，胃部停滞感，心窩部痛，下痢など胃腸機能が低下していることを目標に使用する。一般的には，胃腸が弱く，冷え症で，顔色が悪く疲れやすい。尿は希薄で量が多く，大便は軟らかい。また，口に薄い唾液の溜まる場合が多く，めまい，頭重，嘔吐などを訴えることもある。腹部は一体に軟弱無力で振水音を証明する場合が多いが，薄い腹壁が却って緊張して，堅く触れる場合もある。

(2)鑑別を要する処方に，安中散，真武湯，桂枝人参湯，茯苓飲などがある。①比較的体力の衰えた人の腹痛で，胸焼け，痛みの強いものには安中散を，②人参湯の使用目標に似ているが，一層体力が低下した人で下痢が顕著であり，手足の冷える場合には真武湯を，③同じく人参湯の使用目標に似ていて，心悸亢進や頭痛のある場合には桂枝人参湯を，④やや体力が充実して，胃部膨満感の強い場合には茯苓飲を用いる。　適応症　胃腸炎，胃アトニー症，胃潰瘍。その他，胃酸過多症，小児周期性嘔吐症，病後の体力低下，悪阻などに用いられることもある。

注　意　服用し，数日後に浮腫の発現をみることがある。浮腫を早く除く場合は，五苓散を服用する。

〔小児科医の眼〕本方のファーストチョイスはやはり真武湯と同じく，遷延する下痢症である。真武湯との鑑別では，本方は主として上部消化管に作用し，真武湯は下部消化管に作用すると考えてよい。また，やや寒証で涎が多いのも適応している。いわゆる涎かぶれを起こしやすい小児にも選択肢の一つとして投与してもよい。

排膿散及湯 _{はいのうさんきゅうとう} 出典：吉益東洞経験方（金匱要略，排膿散＋排膿湯）

構　成　桔梗・甘草・枳実・芍薬・大棗・生姜。

目　標　(1)体力中等度の人を中心に，主として皮膚，粘膜の化膿性疾患に用いる。発症の初期，中期，及び化膿の遷延，再燃時，いずれの場合にも消炎，排膿の効果がある。

(2)鑑別を要する処方に，葛根湯，十味敗毒湯，清上防風湯，大黄牡丹皮湯，十全大補湯などがある。①体力中等度以上の人の化膿の初期で，項背が強ばり，時に悪寒・発熱を伴う場合には葛根湯を，②体力中等度の人の皮膚疾患で，滲出膿が少なく，化膿巣が小さく，散発性で，時に軽度の季肋部の苦満感及び抵抗・圧痛（胸脇苦満）を呈する場合には十味敗毒湯を，③比較的体力のある人で，赤ら顔でのぼせの傾向があり，特に頭痛，顔面に散発性の発赤，腫脹或いは化膿巣を生ずる場合には清上防風湯を，④体力が充実し，便秘する人の下部尿路，或いは肛門周囲の化膿性・炎症性疾患で，患部が腫脹・疼痛し，熱のある場合には大黄牡丹皮湯を，⑤体力の低下した人，特に化膿が慢性化し，衰弱した人で，羸痩，貧血，食欲不振などを呈し，皮膚の艶が悪い場合には十全大補湯をそれぞれ用いる。

適応症　副鼻腔炎，鼻炎，中耳炎，歯槽膿漏，歯齦炎，麦粒腫，瘤・癰。その他，化膿性リンパ腺炎，ひょう疽，乳腺炎，肛門周囲潰瘍，創傷の化膿などに用いることがある。

注　意　(1)微温湯にて服用する。但し，年齢，症状に応じ適宜増減する。(2)浮腫が現れた時には，ただちに使用を中止する。

〔小児科医の眼〕ニキビ，アトピー性皮膚炎，伝染性膿痂疹，慢性副鼻腔炎に応用できる。ニキビでは化膿型に，他の処方（清上防風湯，桂枝茯苓丸など）に本方を合方する。アトピー性皮膚炎では，痒疹結節型や痂皮の多いものに他の処方と合方する。伝染性膿痂疹には，本方を単独か，十味敗毒湯と合方すると漢方単独でも効果を現すが，抗生物質を併用した方が更によい。いずれも，本方単独よりも合方，或いは加味方としても存在感がある。

麦門冬湯　出典：金匱要略
（ばくもんどうとう）

構　成　麦門冬・粳米・半夏・大棗・甘草・人参。

目　標　(1)体力中等度，ないしはやや低下した人の激しい咳に用いられる。この場合，咽喉が乾燥して違和感を生じ，発作性に咳嗽が頻発して声が嗄れ，顔面が紅潮する。多くは粘稠で切れにくい痰を伴うが，いわゆる乾咳の場合もある。妊娠時或いは高齢者の咳嗽に用いられることが多く，また，単なる口腔・咽喉内の乾燥感にも用いられることがある。

(2)鑑別を要する処方に，半夏厚朴湯，麻杏甘石湯，柴陥湯，竹葉石膏湯などがある。①体質的には似ているが，胃腸が弱く，不安感を伴い，咽喉部に物が詰まったような感じ（いわゆるヒステリー球）を訴える場合には半夏厚朴湯を，②体力中等度以上で，口渇，発汗傾向があり，時に熱感を訴え，喘鳴・咳嗽が強い場合には麻杏甘石湯を，③体力中等度以上で，季肋部の充満感，圧迫感を訴え，痰が切れにくく，咳が出る時や深く呼吸した時に胸が痛む場合には柴陥湯を，④本方の場合に似て痰が多く，咳が激しいが，体力がやや勝り，微熱，激しい口渇，時に不眠を訴える場合には竹葉石膏湯を用いる。

適応症　上気道炎，咽頭炎，喉頭炎，気管支炎，気管支喘息。その他，肺炎，糖尿病などに用いられることがある。

注　意　浮腫が現れた時には，ただちに使用を中止する。

〔小児科医の眼〕著者は小児の領域で本方を使うのは，疾患をほぼ限定している。百日咳，マイコプラズマ感染症，咳を伴う一般感染症，気管支喘息などのアレルギー疾患が大半を占めているが，本方に半夏厚朴湯を加えたり，麻杏甘石湯を加える方法により，多少幅の広い使い方もしている。また，本方に石膏や桔梗・石膏を加えるとより効果的である。アレルギー素因のある小児（この場合は学童以上）が喘息発作といかないまでも，季節の変り目を中心に，痰の絡まない乾性の咳をし，頑固に１ヶ月以上続くこともある。この状態では抗アレルギー薬が効く場合もあるが，漢方が奏効することが多い。先ず麦門冬湯合半夏厚朴湯で１〜２週間経過をみるが，それでも効果のない時は柴朴湯合麦門冬湯とすると良い結果が得られる。柴朴湯は喘息の薬として有名だが，これは心因性の咳や先程の咳喘息によく似た病態にも大変よく効く。

半夏厚朴湯 はんげこうぼくとう 出典：金匱要略

構 成 半夏・茯苓・厚朴・蘇葉・生姜。

目 標 (1)咽喉が塞がる感じ，または古人が梅核気と呼んだ症状（ヒステリー球）で，咽喉に何か球状の物が引っ掛かっていてそれが気になるというものを目標とする。多くは顔色が優れないアトニー型で，冷え症で疲れやすい虚弱体質のもの，また性格が女性的で神経質なものに現れる症候群に用いられる。本方に特有な症状は，咽喉異物感の他，動悸，浮腫，呼吸困難，咳嗽，胸痛，抑鬱，めまい，嘔気，排尿減少などがある。腹壁は一般的に軟弱で，心窩部に振水音を証明するものが多い。

(2)鑑別を要する処方に，加味逍遙散，半夏瀉心湯，苓桂朮甘湯，柴胡桂枝乾姜湯，桂枝加竜骨牡蠣湯などがある。①咽頭異物感はなく，不安感，月経不順，疲労感，頻尿などはあるが，下腹部に圧痛のあるものに加味逍遙散を，②心窩部につかえ感があるものには半夏瀉心湯を，③脈が緊張していて気の塞がりがそれほどなく，めまいを主とするものには苓桂朮甘湯を，④頭部発汗，盗汗，四肢倦怠感，動悸があって，微熱を伴うものに柴胡桂枝乾姜湯を，⑤神経不安はあるが，咽喉の異物感がなく，性的神経症状を伴うものには桂枝加竜骨牡蠣湯を用いる。

適応症 不安神経症，心臓神経症，食道神経症，咽頭神経症，胃神経症。その他，悪阻，咳嗽，嗄声，気管支喘息に適用されることがある。

〔小児科医の眼〕本方を単独で小児に使う例は少ない。使うとすれば，小学校高学年から中学生などの，比較的高年齢の心因性疾患には使うことができる。また，本方と小柴胡湯を合方すると柴朴湯になるように，本方の病態をよく理解していると応用範囲を広めることができる。チックや心因咳は柴胡桂枝湯や小柴胡湯と合方すると十分な効果が得られることが多い。

半夏瀉心湯 はんげしゃしんとう 出典：傷寒論，金匱要略

構 成 半夏・黄芩・大棗・人参・甘草・黄連・乾姜。

目 標 (1)体力が中等度以上の人で心窩部の膨満感，腹中雷鳴があり，時に悪心，嘔吐，下痢，食欲不振，軽い上腹部痛などのあることを目標に使用する。腹部は他覚的に心窩部に抵抗・圧痛があり，時に振水音を認める。

(2)鑑別を要する処方に，黄連解毒湯，安中散，平胃散，人参湯，六君子湯，茯苓飲などがある。①体格，体力が中等度以上の人が，のぼせて神経不安，不眠などイライラする傾向があり，心窩部につかえ感のある場合には黄連解毒湯を，②比較的体力の衰えている人で，慢性に経過した心窩部痛があり，胸焼けなどがある場合には安中散を，③体力がやや衰え，上腹部が膨満し，心窩部に振水音を認め，時に下痢する場合には平胃散を，④痩せて生気に乏しい人が手足が冷えて，口に生唾が溜まりやすく，心窩部痛があり，腹部は全体に軟弱無力で振水音を呈する場合には人参湯を，⑤元来，胃腸虚弱な体質の人で，心窩部の振水音を認め，心窩部の膨満感，食欲不振，全身倦怠感，手足の冷えなどのある場合には六君子湯を，⑥同じく胃腸虚弱ではあるが，体力が中等度で胃部が膨満し噯気を伴い，胃液を吐くことが多い場合には茯苓飲を用いる。

第Ⅳ章　漢方処方解説　261

　適応症　急性・慢性胃腸炎，醱酵性下痢，神経性胃炎，口内炎。その他，神経症，陳旧性胃・十二指腸潰瘍，二日酔いなどに用いられることがある。

　注　意　浮腫が現れた時には，ただちに使用を中止する。

　〔小児科医の眼〕本方は，胃薬であると同時に，胃腸を整えながら皮膚疾患にも効果を示すことがある。成人のアトピー性皮膚炎に本方を応用すると，思わぬ効果が現れることがあるが，小児ではなかなかそういった応用が効きにくい。しかし，時として中学生の過敏性腸症候群に効果を示すことはある。

半夏白朮天麻湯　出典：脾胃論
はんげびゃくじつてんまとう

　構　成　蒼朮・陳皮・半夏・白朮・茯苓・神麴・天麻・麦芽・黄耆・沢瀉・人参・黄柏・乾姜・生姜。

　目　標　(1)平素，胃腸虚弱で冷え症の人が，持続性であまり激しくない頭痛，頭重感，めまいなどを訴える場合に用いる。この時，悪心，嘔吐，食欲不振，全身倦怠感，手足の冷えなどを伴うこともある。腹部は腹壁の緊張が弱く，心窩部に振水音を認めることが多い。

　(2)鑑別を要する処方に，呉茱萸湯，五苓散，釣藤散，葛根湯などがある。①冷え症の人で項や肩がこり，反復性の激しい頭痛が起こり，悪心，嘔吐を伴う場合には呉茱萸湯を，②頭痛の性状は呉茱萸湯と似ているが，冷え症ではなく項や肩のこりも少なく，口渇，尿量減少の傾向のある場合には五苓散を，③中年以降の人で高血圧の傾向があって，特に早朝時に頭痛を訴えることが多く，めまい，耳鳴り，のぼせなどの症状を伴う場合には釣藤散を，④体力中等度以上の人で胃腸症状がなく，項や肩がこり，頭痛を訴える場合には葛根湯を用いる。

　適応症　常習性頭痛，胃アトニー症，胃下垂症，慢性胃腸炎，慢性副鼻腔炎。その他，低血圧症，高血圧症，自律神経失調症，メニエール症候群などに用いられることがある。

　〔小児科医の眼〕本方は，何といっても小児では起立性調節障害に応用できる。詳細は第Ⅲ章の各論に記載してある。また，同様の疾患を持ち，習慣性頭痛を持った小・中学生にもよい。いずれも，少し手足が冷える，ふだんからそれほど胃腸は強くないなどの症状があれば更によい。

白虎加人参湯　出典：傷寒論，金匱要略
びゃっこにんじんとう

　構　成　石膏・粳米・知母・甘草・人参。

　目　標　(1)比較的体力のある人で，急性症では激しい口渇や発汗，身体の灼熱感などを伴って高熱を発する場合に用いる。慢性症では口渇，局所的灼熱感，のぼせ，発疹，皮膚搔痒感，時として尿量の増加，発汗などを呈する場合に用いる。

　(2)鑑別を要する処方に，八味地黄丸，牛車腎気丸，麦門冬飲子，消風散，温清飲などがある。①一般に軽度の口渇，頻尿などの排尿異常を認め，全身倦怠感，腰脚の冷えや痛みを訴える場合は八味地黄丸を，②尿量減少，浮腫が一層顕著で，全身倦怠感，腰脚の冷えや痛みをやや強く訴える場合は牛車腎気丸を，③体質虚弱者で，皮膚の栄養低下や乾燥傾向があり，口渇，多尿，咳嗽を認める場合は麦門冬飲子を，④比較的体力が充実した人で，口渇があり，患部の湿潤と搔痒感が顕著で，

痂皮の形成と苔癬化がある場合は消風散を，⑤体力中等度の人で，皮膚の発赤，熱感，搔痒感は強いが，患部は乾燥して，口渇を伴わない場合は温清飲を用いる。

適応症 糖尿病，皮膚炎，湿疹，蕁麻疹。その他，感冒，流行性感冒，尋常性乾癬，バセドウ病，口内乾燥感などに用いられる。

注　意 浮腫が現れた時は，ただちに使用を中止する。

〔小児科医の眼〕本方は，陽証で口渇を伴う病態に適応する。小児では感染症（特に感冒，急性扁桃炎など）のある時期，アトピー性皮膚炎，夜尿症などに応用ができる。また，本方と黄連解毒湯を合方すると，皮膚の発赤や痒みがより速く改善することもある。詳しくは第Ⅲ章の各疾患の項にも記載してある。

ぶくりょういんごうはんげこうぼくとう
茯苓飲合半夏厚朴湯　出典：本朝経験方（金匱要略，茯苓飲＋半夏厚朴湯）

構　成 茯苓・白朮・陳皮・人参・枳実・生姜・半夏・厚朴・蘇葉。

目　標 (1)体力中等度或いはやや低下した人で，抑鬱症状を呈し，咽喉部の異物感，胃部膨満感を訴え，心窩部振水音を認める場合に用いられる。この時，めまい，動悸，悪心，胸焼けなどを伴うことがある。

(2)鑑別を要する処方に，茯苓飲，半夏厚朴湯，半夏瀉心湯などがある。①体力中等度またはやや低下した人で，胃部膨満感，心窩部振水音，胸焼け，悪心などは似ているが，咽喉部異物感，精神不安などのない場合には茯苓飲を，②体力のやや低下した人で，咽喉部異物感，動悸，咳，精神不安，抑鬱などの症状は似ているが，消化器症状のない場合は半夏厚朴湯を，③体力中等度以上の人で，心窩部の膨満感，悪心，嘔吐などは似ているが，咽喉部異物感がなく，心窩部に抵抗を認める場合には半夏瀉心湯を用いる。

適応症 咽・咽頭神経症，神経性胃炎，急・慢性胃炎，胃アトニー症，胃下垂症，食道神経症，不安神経症。その他，悪阻，嗄声などに用いられることがある。

〔小児科医の眼〕学童で神経症傾向か，少し鬱的で噯気（ゲップ），嘔気，食欲不振を伴っていれば，一度投与してみるのもよい。

へいいさん
平胃散　出典：和剤局方

構　成 蒼朮・厚朴・陳皮・大棗・甘草・生姜。

目　標 (1)体力中等度の人が，心窩部不快感，腹部膨満感などの消化器症状を訴える場合に用いる。一般に，食欲不振，食後の腹鳴，下痢などを伴い，心窩部振水音を認めることが多い。

(2)鑑別を要する処方に，半夏瀉心湯，茯苓飲，安中散，人参湯，六君子湯，胃苓湯などがある。①体力中等度以上の人で，心窩部膨満感，下痢，食欲不振などは本方と同様であるが，心窩部の抵抗・圧痛を認める場合には半夏瀉心湯を，②体力中等度の人で，心窩部膨満感および振水音共に著明で，下痢を伴わない場合には茯苓飲を，③比較的体力の低下した人で，慢性に経過した心窩部痛があり，胸焼けなどを伴う場合には安中散を，④体力が低下した冷え症の人が腹壁の緊張が弱く，心窩部痛がある場合は人参湯を，⑤体力の低下した人で，胃腸虚弱で，腹壁の緊張が弱く，心窩部

第Ⅳ章　漢方処方解説　　263

に著明な振水音を認め，全身倦怠感，手足の冷えなどがある場合には六君子湯を，⑥本方の使用目標に似ているが，口渇，尿量減少のある場合には胃苓湯を用いる。

　適応症　急・慢性胃炎，胃アトニー症，胃下垂症，急性腸炎。

　注　意　浮腫が現れた時には，ただちに使用を中止する。

　〔小児科医の眼〕本方は一般の胃薬として使うが，小児の場合，食欲不振，軽い消化不良などに使ってもよい。その場合は，胃苓湯の方が適している。また，著者はしばしば抗生物質と併用したり，食欲不振を来しそうな地黄剤や麻黄剤に本方を併用することも多い。また，原因不明の口臭にも良く効く。

ぼうふうつうしょうさん
防風通聖散　出典：宣明論

　構　成　滑石・黄芩・甘草・桔梗・石膏・白朮・荊芥・山梔子・芍薬・川芎・当帰・薄荷・防風・麻黄・連翹・生姜・大黄・芒硝。

　目　標　(1)体力が充実しているいわゆる卒中体質者で，症状としては便秘がちで，肥満し，腹は臍を中心に膨満且つ充実しており，俗に言う太鼓腹を目標とする。

　(2)鑑別を要する処方に，大柴胡湯，桃核承気湯などがある。①体格，体力共に充実した人で，便秘の傾向があり，腹部は季肋下部の抵抗・圧痛（胸脇苦満）が認められる場合には大柴胡湯を，②同様に，体格体力共に充実した人で，便秘の傾向があり，のぼせて，下腹部に抵抗・圧痛が認められる場合は桃核承気湯を用いる。なお，女性では月経異常や月経時の精神神経症状を訴えることが多い。

　適応症　高血圧症とその随伴症状（動悸，肩こり，のぼせなど），肥満症，常習性便秘。その他，脳出血後遺症，糖尿病，湿疹，痔核，浮腫などに用いることもある。

　注　意　大量服用により，食欲減退，下痢などを起こすことがある。

　〔小児科医の眼〕本方は小児では，肥満，便秘，過食症などに応用できる。学童，思春期にはこれらの疾患に一度使ってもよい。アトピー性皮膚炎で過食型（栄養過多型）であれば，他の方剤と合方して使うことも一つの方法だが，小児ではまだ少ないタイプなので，著者は小児のアトピー性皮膚炎に使用した経験はない。

ほちゅうえっきとう
補中益気湯　出典：内外傷弁惑論，脾胃論. 別名・医王湯

　構　成　黄耆・白朮・人参・当帰・柴胡・大棗・陳皮・甘草・升麻・生姜。

　目　標　(1)諸種の原因（虚弱体質，結核症などの慢性疾患，貧血症，外科手術後など）によって全身倦怠感，食欲不振，咳嗽，微熱，盗汗，動悸，不安などの症状が持続的に存在する場合に用いられる。この場合しばしば言語，眼勢に力がないことがある。

　(2)鑑別を要する処方に，小柴胡湯，十全大補湯，帰脾湯などがある。①小柴胡湯の適応（小柴胡湯証）と似ているが，これより一段と衰弱が進んだ状態が目標となる。季肋部の重苦しい感じ（胸脇苦満）はあっても，小柴胡湯証ほど顕著ではない。②全身衰弱を目標とする点では十全大補湯，帰脾湯などと似ているが，十全大補湯は顔色の悪さが顕著で，慢性の化膿巣（痔瘻，カリエス，慢

性副鼻腔炎，慢性中耳炎）などの存在する場合に好んで使われ，あまり食欲のない患者に対しては使用が制限される。③帰脾湯の場合は，貧血が顕著で，これに不安・不眠などの精神神経症状が強いことが目標となる。これらに対し，補中益気湯はどちらかと言うと，咳嗽などが遷延する場合に好適とされる。

適応症　病後の体力低下，食欲不振，夏瘦せ，感冒・慢性気管支炎（こじれて症状の長引くもの），結核症（陳旧性・老人性）。その他，内臓下垂症，脳卒中後遺症，陰萎，痔核，脱肛に適用されることがある。

注　意　(1)適用を誤ると，服用後不快感を訴えることがある。(2)浮腫が現れた時は，ただちに使用を中止する。

〔小児科医の眼〕乳（幼）児のアトピー性皮膚炎のファーストチョイスである。乳幼児のポイントは，免疫調製，肝機能改善，腸管内環境整備の観点からの処方が必要なので，本方や小建中湯，黄耆建中湯が適していると考えられるが，効果が現れるのにいささか時間がかかる。治頭瘡一方や黄連解毒湯と併用するのも効果的だが，炎症が治まれば本方単独とする。虚弱児，周期性嘔吐症，ＯＤなどにも適応するが，これは各論で述べてある。

まおうとう
麻黄湯　出典：傷寒論

構　成　麻黄・杏仁・桂皮・甘草。

目　標　(1)感冒などの熱性疾患の初期に用いられる処方で，代表的な発汗解熱剤である。平素，丈夫な体質の人が，悪寒，発熱，頭痛し，汗が自然に出ないことを目標に使用する。この場合，腰痛，四肢の関節痛，筋肉痛，時により咳及び喘鳴を伴うこともある。脈は表在的で触れやすく力がある。本方は小児には以上の他，上気道の軽い炎症に割合多く用いられる。また，胃腸の弱い虚弱な体質の人に用いる場合は，短期間の使用に限られる。

(2)鑑別を要する処方に，葛根湯，桂枝湯，小青竜湯，麻杏甘石湯，麻杏薏甘湯，桂枝麻黄各半湯などがある。①本方と同様に感冒の初期で，悪寒，頭痛，発熱があり，腰痛，四肢痛を伴わない場合で，自然に汗が出ないで，首筋から背筋にかけてこる場合は葛根湯を，②体力がなく，自然に発汗する場合は桂枝湯を，③微熱，薄い鼻水，くしゃみの出る場合は小青竜湯を，④発熱がなく喘鳴・咳嗽が強く，口渇，発汗傾向のある場合は麻杏甘石湯を，⑤熱がなく，関節痛，筋肉痛のみの場合は麻杏薏甘湯を，⑥体力中等度の人で自然発汗がない感冒には本方と桂枝湯を各半量ずつ合方した桂枝麻黄各半湯が用いられる。

適応症　感冒，インフルエンザ，気管支炎，乳幼児の鼻閉塞。その他，関節炎，喘息，鼻炎，小児の夜尿症などに用いられることがある。

注　意　(1)発汗傾向が著しく，あるいは既に強く発汗して脈の弱い人，著しく体力の衰えている人には投与を避ける。(2)甲状腺機能亢進症，心臓病，老人には使用を避ける。(3)服用後，浮腫が現れた時は，ただちに使用を中止する。

〔小児科医の眼〕本方は熱性疾患，それも高熱で無汗の時にかなり有効である。悪寒が強く寒がっている時にも，高熱であれば服用させてよい。それによって却って体温上昇があるが，体調も

第Ⅳ章　漢方処方解説　　265

顔色も良くなる。本方服用のコツは，葛根湯と同じく，「熱めに，多めに，早めに」だが，発汗（皮膚が少しでもシットリとしていればそれだけでも発汗である）があればそれで服用を中止し，後は柴胡桂枝湯などで調理する。本方を服用すると，却って一時的に熱が上がることも多いが，前もって家族にはそのことをきちんと話しておいて，心配ない現象であることを伝えておくとよい。桂麻各半湯は熱性疾患に使うが，本方と桂枝湯と合方しても，桂枝麻黄各半湯とほぼ同じものができることも知っておく必要がある。

麻黄附子細辛湯 （まおうぶしさいしんとう）　出典：傷寒論

構　成　麻黄・細辛・附子。

目　標　(1)体力の低下した人の悪寒を伴う発熱に用いる。この場合，発熱は顕著ではないが，全身倦怠，無気力などがあり，脈は沈んで細く力がないのが特徴である。また，頭痛，咳嗽，水様鼻漏，手足の冷え・痛みなどを呈することもある。従って老人や虚弱者の感冒にしばしば応用される。

(2)鑑別を要する処方に，小青竜湯，真武湯，桂枝湯などがある。①体力中等度で，咳嗽，喘鳴を呈するが，無気力，冷え，悪寒が著明でない場合には小青竜湯を，②体力の低下した人で，手足の冷え，悪寒，頭痛などは本方に似ているが，心窩部振水音，下痢，めまいなどが顕著である場合は真武湯を，③同じく体力が低下した人で，頭痛，身体痛は似ているが，悪寒が軽く，発熱は比較的強く，しばしば自然発汗を伴い，脈が浮いて弱い場合には桂枝湯を用いる。

適応症　かぜ，インフルエンザ，気管支炎，気管支喘息。その他，アレルギー性鼻炎，慢性鼻炎，副鼻腔炎，三叉神経痛，肋間神経痛などに用いられることがある。

注　意　(1)暑がりの人，のぼせやすい人には慎重に使用する。(2)胃腸の弱い人には使用しない。服用後，急性症の場合は1〜3日，慢性症の場合は2〜3週間を経ても症状の改善をみないものは，使用目標記載の他の処方を考慮する。

〔小児科医の眼〕かぜの初期，鼻アレルギーの処方と考えてよい。鼻汁は水様性で，時にポタポタと落ちる位のものだ。味に難点があり，時に胃腸を傷めつける可能性もあるので，総合的に考えて桂枝湯と合方するのがよい。効果は即効性がある。ただ，その場合，「早めに，多めに，熱めに」が鉄則だが，特に「熱めに」がポイントで，決して冷たい水や氷水でで本方を服用しないことが大切だ。これだけで即効性は半減してしまう。

麻杏甘石湯 （まきょうかんせきとう）　出典：傷寒論

構　成　石膏・杏仁・麻黄・甘草。

目　標　(1)比較的体力のある人で，咳嗽が強く，口渇や自然発汗があり，熱感，喘鳴，呼吸困難などを訴える場合に用いられる。痰は粘稠でやや切れにくいことが多い。発作時の頓服の他，長期間の服用も行われる。また小児には特によく用いられる。(2)鑑別を要する処方に，麻黄湯，小青竜湯，麦門冬湯などがある。①咳が激しく，喘鳴を伴うが，自然発汗がなく，発熱，悪寒，頭痛，関節痛などがある場合には麻黄湯を，②本方の場合に比して，体力のやや低下した人で，喘鳴，咳嗽，呼吸困難があるが，泡沫水様性の痰や水様性鼻汁，くしゃみを伴う場合には小青竜湯を，③体力が

やや低下した人が，顔を赤くして激しく咳き込み，痰の切れにくい場合には麦門冬湯を用いる。

適応症　気管支喘息，喘息性気管支炎。その他，かぜ，気管支炎，肺炎，百日咳などに用いられることがある。

注　意　浮腫が現れた時には，直ちに使用を中止する。

〔小児科医の眼〕熱証の咳，気管支喘息に良く合う方剤で，特に乳幼児のように水滞傾向（滲出性体質）があると良く効く。乳幼児がゼロゼロ，ゼイゼイ，ヒューヒューいっていたら，ファーストチョイスとして本方を考えても良い。

薏苡仁湯　出典：明医指掌

構　成　薏苡仁・蒼朮・当帰・麻黄・桂皮・芍薬・甘草。

目　標　(1)体力中等度以上の人で，四肢の関節・筋肉の疼痛・腫脹がある場合に用いられる。この場合，患部の熱感，腫脹，疼痛が比較的慢性に経過するものを目標とする。

(2)鑑別を要する処方に，桂枝加朮附湯，麻杏薏甘湯，越婢加朮湯，桂枝芍薬知母湯，防已黄耆湯などがある。①比較的体力がなく，冷え症の人で，四肢関節の腫脹，関節痛があるものには桂枝加朮附湯を，②筋肉痛，関節痛があって初期で軽症の場合は麻杏薏甘湯を，③体力中等度以上で発汗傾向，尿量減少，口渇などがあって関節の腫脹・疼痛のある場合には越婢加朮湯を，④四肢の関節の腫脹・疼痛が慢性に経過して体力が著明に低下している場合には桂枝芍薬知母湯を，⑤色白で，筋肉が軟らかく，水太り傾向のある人で，汗をかきやすく，四肢の浮腫，関節の腫脹・疼痛などを訴える場合には防已黄耆湯を用いる。

適応症　変形性関節症，慢性関節リウマチ。その他，種々の原因による関節痛，筋肉痛に用いられることがある。

注　意　(1)体力の衰えた人には使用しない。(2)浮腫が現れた時には，ただちに使用を中止する。

〔小児科医の眼〕本方を小児の痛みに使うことはまずない。薏苡仁湯合五苓散，薏苡仁湯合五苓散加ヨクイニンエキスは，伝染性軟属腫瘍（水イボ）の処方だが，尋常性疣贅の場合には本方はあまり効かない。水イボや尋常性疣贅が頑固な場合には，十味敗毒湯を合方すると意外な展開が開けることもある。

抑肝散　出典：保嬰撮要

構　成　蒼朮・茯苓・川芎・釣藤鈎・当帰・柴胡・甘草。

目　標　(1)体力中等度の人が，神経過敏で興奮しやすく，怒りやすい，イライラする，眠れないなどの神経興奮状態を訴える場合に用いる。その他，眼瞼・顔面・手足の痙攣などを訴えることもある。小児では，落ち着きがない，引きつけを起こす，泣きわめくなどの症状を呈する。腹部症状としては左腹直筋の緊張していることが多い。

(2)鑑別を要する処方に，抑肝散加陳皮半夏，柴胡加竜骨牡蠣湯，加味逍遙散，半夏厚朴湯，甘麦大棗湯などがある。①本方の症状が慢性化して腹壁筋が軟弱となり，腹部大動脈の拍動が強く感じられる場合には抑肝散加陳皮半夏を，②比較的体力のある人が，動悸，不眠，精神不安，神経過敏

などの精神神経症状を訴え，季肋下部の抵抗・圧痛，臍傍の動悸，便秘の傾向のある場合には柴胡加竜骨牡蠣湯を，③体質虚弱な人，特に女性が疲れやすく手足が冷えると共に，動悸，不眠，精神不安など種々の精神神経症状を訴える場合には加味逍遙散を，④神経質で同様に動悸，不眠，精神不安，咽喉異物感を訴える場合には半夏厚朴湯を，⑤より症状が急迫性で，腹直筋が緊張し，神経が甚だしく高ぶり，時に痙攣を伴う場合には甘麦大棗湯を用いる。

　適応症　神経症（いわゆる小児疳症を含む），不眠症，夜啼症。その他，ヒステリー，更年期障害，チック病，眼瞼痙攣，脳出血後遺症などに適用されることがある。

　注　意　(1)胃腸虚弱者に対しては胃腸障害などを起こすことがあるので慎重に投与する。(2)浮腫が現れた時には，ただちに使用を中止する。

　〔小児科医の眼〕本方は比較的小児に使う薬で，これまでに各論で述べてきた。夜泣き，いわゆる疳の虫などの小児神経症，自閉症，息止め発作，アトピー性皮膚炎などに応用できる点では甘麦大棗湯の方がよいが，効果はいずれも甲乙つけがたく，甘麦大棗湯が効かないなら本方，本方が効かないなら柴胡加竜骨牡蠣湯の順に処方することも多い。本方の適応する小児は，多動，僅かなことですぐ怒る（いわゆるキレる）などの少し情緒不安定な点もみられるが，全てには当てはまらない。

抑肝散加陳皮半夏
よっかんさんかちんぴはんげ

出典：本朝経験方（浅井腹診録）

　構　成　抑肝散＋陳皮・半夏。

　目　標　(1)抑肝散を用いるべき状態よりも体力が低下した場合に用いられる。即ち比較的体力のない人が，神経過敏で興奮しやすく，怒りやすい，イライラする，眠れないなどの症状を訴える場合に用いる。その他，眼瞼・顔面・手足の痙攣などを訴えることもある。小児では落ち着きがない，引きつけを起こす，泣きわめくなどの症状を呈する。腹部症状としては抑肝散の腹部所見と似て，更に腹部大動脈の拍動が強く触知されることが多い。

　(2)鑑別を要する処方に，抑肝散，柴胡加竜骨牡蠣湯，加味逍遙散，半夏厚朴湯，甘麦大棗湯などがある。①本方の使用目標に似て，体力は中等度で腹部は左腹直筋の緊張が認められるが，腹部大動脈の拍動が顕著でない場合には抑肝散を，②比較的体力がある人が動悸，不眠，精神不安，神経過敏などの精神神経症状を訴え，季肋下部の抵抗・圧痛，臍傍の動悸，便秘の傾向のある場合には柴胡加竜骨牡蠣湯を，③体質虚弱な人，特に女性が疲れやすく手足が冷えると共に，動悸，不眠，精神不安など種々の精神神経症状を訴える場合には加味逍遙散を，④神経質で，同様に動悸，不眠，精神不安，咽喉異物感を訴える場合には半夏厚朴湯を，⑤より症状が急性で激しく，腹直筋が緊張し，神経が甚だしく高ぶり，時に痙攣を伴う場合には甘麦大棗湯を用いる。

　適応症　神経症（いわゆる小児疳症を含む），不眠症，夜啼症。その他，ヒステリー，更年期障害，チック病，眼瞼痙攣，脳出血後遺症などに適用されることがある。

　注　意　浮腫が現れた時には，ただちに使用を中止する。

　〔小児科医の眼〕使用目標は抑肝散と同じだが，本方には陳皮，半夏という胃腸の水滞や吐き気を除去する生薬が配合されているので，抑肝散証で胃腸の働きが十分でない場合は，抑肝散よりも

本方の方が適している。

六君子湯　出典：万病回春
りっくんしとう

構　成　人参・白朮・半夏・茯苓・大棗・陳皮・甘草・生姜。

目　標　(1)主として慢性化した胃腸機能の低下症状に用いる処方である。目標は心窩部の膨満感，食欲不振，全身の倦怠感などである。便通は便秘のことも，軟便のこともある。腹部は軟弱無力で，心窩部や臍傍に振水音を認めることが多い。

(2)鑑別を要する処方に，四君子湯，人参湯，茯苓飲，半夏瀉心湯などがある。①胃腸虚弱で諸種の訴えも本方と似ているが，本方よりも更に体力の衰えている場合は四君子湯を，②冷え症で胃腸が弱く，時に心窩部が痛み，或いは口中に薄い唾が溜まる場合は人参湯を，③六君子湯の適応症よりは，やや体力が勝り，腹部の膨満感があり，溜飲がある場合には茯苓飲を，④心窩部の膨満感，腹中雷鳴を主訴とし，嘔吐，下痢，食欲不振などがあり，体力が一層充実している場合は半夏瀉心湯を用いる。

適応症　胃炎，胃アトニー症，胃下垂症，慢性胃腸炎，胃潰瘍，慢性消耗性疾患或いは術後の胃腸障害。

注　意　浮腫が現れた時は，ただちに使用を中止する。

〔小児科医の眼〕小児の食欲不振，食が細いなどの症状のファーストチョイスによい。感染後，心因など，小児の食欲不振の背景には様々な要因があるが，ひとまず本方を与えて様子をみる。軽いものは本方のみで徐々に食欲が回復するが，理由もないのに何となく食欲がないという場合には，あまり効果がみられない。小建中湯や補中益気湯と合方すると効果がより早くなることが多い。詳細は別の項目に記載してある。

立効散　出典：衆方規矩
りっこうさん

構　成　細辛・升麻・防風・甘草・竜胆。

目　標　(1)一般に歯痛，歯齦痛及び口腔内の腫脹・疼痛に用いられる。

(2)鑑別を要する処方に，葛根湯（加桔梗石膏），三黄瀉心湯，黄連解毒湯，調胃承気湯，桃核承気湯などがある。①比較的体力があり，胃腸障害のない人で，虫歯の初期，肩こりを伴う歯痛には葛根湯を用いるが，患部の熱感が強い時は桔梗，石膏を加えると良い。②比較的体力がある人で，患部の腫脹及び出血のある場合には三黄瀉心湯，または黄連解毒湯を，③体力中等度で，患部が腫れて痛み，便秘する場合には調胃承気湯を，④体力が充実した人で，のぼせが甚だしく，便秘して歯の痛むもので，時に左下腹部に強い抵抗・圧痛のある場合には桃核承気湯を用いる。

適応症　歯牙痛，抜歯後の疼痛，歯齦炎。その他，歯根膜炎，舌痛，口内炎，舌咽神経痛，三叉神経痛，顎関節痛などに用いることがある。

注　意　浮腫が現れた時には，ただちに使用を中止する。

〔小児科医の眼〕抜歯後の痛みによいことを応用して，各種口内炎，舌炎，咽頭炎などの疼痛を伴う口腔内疾患に，本方を湯に溶いてから冷まして口に含ませ，ゆっくり飲むと，激しい痛みが少

第Ⅳ章　漢方処方解説　　269

し和らぐ。

りょうかんきょうみしんげにんとう
苓甘姜味辛夏仁湯　　出典：金匱要略

構　成　茯苓・杏仁・半夏・五味子・細辛・甘草・乾姜。

目　標　(1)体力の低下した，冷え症で，顔色が悪い人の喘鳴，咳嗽，喀痰，水様鼻汁（漏）などに用いられる。この際，疲労感，動悸，息切れ，浮腫などを認めることがある。腹部は軟弱（腹壁の緊張力が甚だ弱く）で，振水音の認められることが多い。また，麻黄剤服用で胃腸障害などのみられるものには本方を用いると良い。

(2)鑑別を要する処方に，小青竜湯，麻杏甘石湯などがある。①本方に似て喘鳴，咳嗽，喀痰，水様鼻汁などはあるが，体力が中等度で顔色不良，冷え症，疲労などが軽度で，食欲不振がなく，時に軽度の発熱，悪寒，頭痛を伴う場合には小青竜湯を，②比較的体力のある胃腸が健全な人で，喘鳴，咳嗽，呼吸困難があり，口渇を伴い，自然に汗の出る場合には麻杏甘石湯を用いる。

適応症　気管支炎，気管支喘息，アレルギー性鼻炎。その他，肺気腫，気管支拡張症，軽度の心不全，慢性腎炎，ネフローゼ，百日咳などに用いることがある。

注　意　浮腫が現れた時には，ただちに使用を中止する。

〔小児科医の眼〕小青竜湯などの麻黄剤が適応しない小児によい。小児といえども，数は少ないが麻黄剤の合わないこともある。小青竜湯よりもキレが悪いが，次善の策として用いてよい。使い方の目標は，ほぼ小青竜湯と同じである。

りょうきょうじゅつかんとう
苓姜朮甘湯　　出典：金匱要略

構　成　茯苓・乾姜・白朮・甘草。

目　標　(1)比較的体力の低下した人で，主として腰部，時に下肢にかけて冷感が著しく，疼痛を伴い，頻尿のある場合に用いる。この時，口渇は伴わず，下半身が腫れぼったい感じがあり，腹壁は一般に軟らかく，心窩部に腹部大動脈の拍動亢進を認め，尿の色は清澄であることが多い。

(2)鑑別を要する処方に，真武湯，当帰四逆加呉茱萸生姜湯，当帰芍薬散，八味地黄丸などがある。①体力の低下した人で，冷え症，全身倦怠感などが一層顕著で，下痢，軽度の腹痛，めまいなどの症状を伴う場合には真武湯を，②比較的体力の低下した冷え症の人が，寒冷に伴い，下腹部，腰部，四肢末端などの痛み，下痢，頭痛などを伴う場合には当帰四逆加呉茱萸生姜湯を，③比較的体力の低下した人，特に女子で，冷え症，下腹部痛，月経異常の他，腰痛，貧血傾向などが認められる場合には当帰芍薬散を，④体力の低下した人，或いは老人で，下半身の冷え，痛み，痺れなどは似ているが，軽度の口渇があり，下腹部が上腹部に比べて明らかに緊張が弱い場合には八味地黄丸を用いる。

適応症　腰痛，腰部冷感，神経痛（特に坐骨神経痛），夜尿症，膀胱神経症，頻尿。

〔小児科医の眼〕冷え症型の夜尿症には，本方と当帰四逆加呉茱萸生姜湯が適している。本方は下半身型，後者は四肢厥冷型によいが，臨床効果はそれほど強くはない。

苓桂朮甘湯　　出典：傷寒論，金匱要略

構　成　茯苓・桂皮・白朮・甘草。

目　標　(1)比較的体力がない人が，心窩部の振水音，立ちくらみ，めまい，身体動揺感を訴える場合に用いられる。その他，息切れ，心悸亢進，頭痛，のぼせ，尿量減少，足の冷えを伴うことが多い。腹部は全体に軟弱で，心窩部に振水音を認め，また臍傍で腹部大動脈の拍動が亢進するものも多い。

(2)鑑別を要する処方に，炙甘草湯，半夏白朮天麻湯，五苓散，真武湯などがある。①比較的体力の衰えているもので，動悸を主目標とし，息切れ，頻脈，足蹠のほてり，口渇などがある場合には炙甘草湯を，②胃腸症状が著明で，冷え症で，頭痛，頭重感と共にめまいを訴える場合には半夏白朮天麻湯を，③口渇，尿量減少があって，めまい，頭痛，嘔吐などのある場合には五苓散を，④立ちくらみ，身体動揺感はあるが，より冷え症で，下痢しやすい場合には真武湯を用いる。

適応症　自律神経失調症，低血圧症，胃下垂症，胃アトニー症。その他，メニエール症候群，不安神経症，心臓神経症，仮性近視などに用いられることがある。

注　意　浮腫が現れた時には，ただちに使用を中止する。

〔小児科医の眼〕起立性調節障害（ＯＤ）のみならず，原因不明のめまいや動悸にもよい。神経症が背景にある場合には，半夏厚朴湯や柴胡桂枝湯などと合方してもよい。また，変わった例では，心室性期外収縮に応用できる。著者は数例に処方したが，確かに効果がみられた。車酔い，船酔いの予防内服としても有用だ。五苓散も同様の効果があるので，虚証でやや神経症の場合は本方で，それ以外には五苓散を投与したらどうであろうか。

六味丸　出典：小児薬証直訣

構　成　地黄・山茱萸・山薬・沢瀉・茯苓・牡丹皮。

目　標　(1)比較的体力が低下した人で，腎虚の症状に用いられる。その症状は，即ち疲労感，下半身の痺れ感，尿量減少または多尿，夜間尿，遺尿，残尿感，陰萎，遺精，腰痛などの幾つかが複合した場合である。一般に上腹部に比べて下腹部が軟弱である。但し，この場合，冷え及び浮腫は比較的軽度である。小児においては上記の他に喘息症状を呈することがある。

(2)鑑別を要する処方に，八味地黄丸，五苓散，猪苓湯，清心蓮子飲，桂枝加竜骨牡蛎湯などがある。①体力の低下した人で，本方に似ているが，下半身の脱力感・冷え・痛み・痺れ・浮腫などが一層強い場合には八味地黄丸を，②口渇，尿量減少などの症状が著明で，時に悪心，嘔吐，下痢などを伴う場合には五苓散を，③口渇，頻尿，残尿感はあるが，排尿痛の著しい場合には猪苓湯を，④比較的体力の低下した人で，軽度の排尿痛，残尿感などがより慢性に経過し，神経過敏症状を伴う場合には清心蓮子飲を，⑤精力減退，遺尿などの症状があり，不安・不眠などの精神神経症状が強く，臍傍に腹部大動脈の拍動亢進を認める場合には桂枝加竜骨牡蛎湯を用いる。

適応症　腎炎，ネフローゼ，腰痛，膀胱炎，膀胱神経症，気管支喘息，小児喘息，高血圧症，脳卒中後遺症，白内障，糖尿病。その他，夜尿症，陰萎，前立腺肥大，皮膚掻痒症に用いられること

がある。

　注　意　胃腸虚弱者には慎重に使用する。

　〔小児科医の眼〕本方は、「発育の遅れ」の項でも述べているが，小児に使う場合は難治性喘息，難治性ネフローゼ症候群，知的発育障害，運動発達障害，身体発育障害などの一般的な発育の遅れに使ってみるとよい。いわゆる証の目安となるものはないが，過敏性体質傾向があれば，それも一つの目安になる。一般には，脾，腎の虚ということで，小建中湯や補中益気湯と合方するとより効果が増すようだ。

〔著者略歴〕

広瀬滋之（ひろせ・しげゆき）

1970年　名古屋大学医学部卒業
1970年　名古屋掖済会病院で研修
　　　　名古屋大学小児科学教室
1972年　社会保険中京病院小児科
1976年　京都聖光園細野診療所で，故・細野史郎先生，故・坂口弘
　　　　先生，細野八郎先生に師事し，漢方の手ほどきを受ける
1978年　刈谷総合病院小児科部長
　　　　この間，学位を取得
1989年　医療法人・広瀬クリニックを開設，現在に至る
　　　　浜松医大，京都大学医学部非常勤講師

〔所属学会〕日本小児科学会（小児科認定医）
　　　　　　日本東洋医学会（評議員・専門医・指導医）
　　　　　　和漢医薬学会（評議員）
　　　　　　日本小児東洋医学会（理事）

〔著　　書〕『癌！漢方併用治療で生き抜く(1)(2)』『困ったときの漢
　　　　　　方治療』『0歳児からの漢方相談室』『老化を防ぐ漢方
　　　　　　治療』（以上，光雲社）
　　　　　　『曇りのち晴れ』『続曇りのち晴れ』『アトピー性皮膚
　　　　　　炎との上手なお付き合い』（以上，エムエス出版）
　　　　　　『治る力，治す知恵』（文芸社）
　　　　　　『驚異の健康回復物質ＳＧＥで病を治す』（現代書林）
　　　　　　『漢方で治す』（海越出版）
　　　　　　『漢方薬の選び方，使い方』（医学書院）
　　　　　　その他，論文多数．

本書は2006年現代出版プランニングより発行された
『これだけは知っておきたい実践診療のコツ小児科疾患漢方治療マニュアル』
を復刻刊行したものである。

これだけは知っておきたい実践診療のコツ
新装版 小児科疾患漢方治療マニュアル

2016年10月1日：新装版 第1版 第1刷発行

著　者──広瀬　滋之©

発行者──田麦　睦宏

＊

発行所──株式会社名著出版
　　　　　〒571-0002 大阪府門真市岸和田2-21-8
　　　　　TEL：072-887-4551 FAX：072-887-4550

・本書の内容を無断で複写・複製・転載すると著作権・出版権の侵害になることがありますのでご注意ください。

ISBN978-4-626-01793-2　C3047